观窍知病

糖尿病窍病新探

主审 冯建华 郑世存 张秀荣
主编 徐灿坤 司廷林 辛 超

上海交通大学出版社
SHANGHAI JIAO TONG UNIVERSITY PRESS

内容提要

本书系统地归纳了齐鲁医派程冯内科学术流派在糖尿病窍病方面的研究与思想。对官窍的基本知识进行介绍，整理《黄帝内经》中与官窍相关的条文并进行解析；阐述了糖尿病及其并发症的相关理论知识；对本流派的传承谱系、传承人与思想摘要、流派精气神窍一体理论及其在糖尿病窍病中的应用进行一一讲解；最后结合流派思想，详细阐述治窍法与窍药窍方在糖尿病窍病中的应用。本书适合广大中医学者阅读学习。

图书在版编目（CIP）数据

观窍知病 ：糖尿病窍病新探 / 徐灿坤，司廷林，辛超主编. --上海 ：上海交通大学出版社，2023.12

ISBN 978-7-313-29634-4

Ⅰ. ①观… Ⅱ. ①徐… ②司… ③辛… Ⅲ. ①糖尿病—中医治疗法 Ⅳ. ①R259.871

中国国家版本馆CIP数据核字（2023）第195082号

观窍知病：糖尿病窍病新探

GUANQIAO ZHIBING:TANGNIAOBING QIAOBING XINTAN

主　　编：徐灿坤　司廷林　辛　超

出版发行：上海交通大学出版社

地　　址：上海市番禺路951号

邮政编码：200030

电　　话：021-64071208

印　　制：广东虎彩云印刷有限公司

经　　销：全国新华书店

开　　本：710mm × 1000mm　1/16

印　　张：15.5

字　　数：269千字

插　　页：3

版　　次：2023年12月第1版

印　　次：2023年12月第1次印刷

书　　号：ISBN 978-7-313-29634-4

定　　价：198.00元

编委会

主　审　冯建华　郑世存　张秀荣

主　编　徐灿坤　司廷林　辛　超

副主编　王小青　孙　虎　王　亮

编　委　徐鑫玉　马晓辉　房学强
杨　辉　孙　鲲　张金艳
王　赏　王天蓝　孙金花
滕　涛　桑素贞　张益琳
邱静雯　王　硕　初　馥
朱晓萌　杨　凡　孙　利
张　苗　陈一菡

主编简介

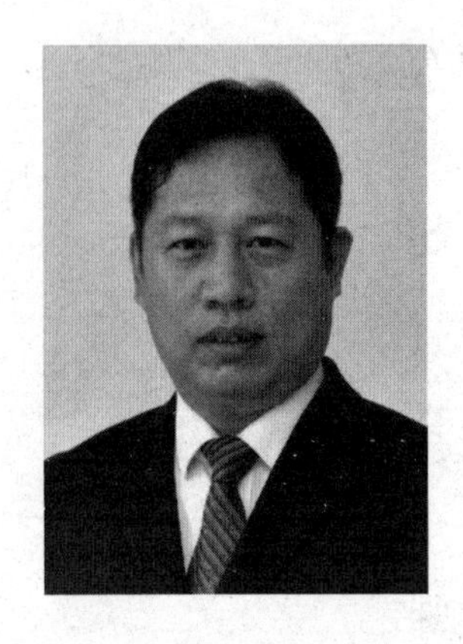

◎徐灿坤

男，山东省济宁市人。副主任医师，医学博士，中医学博士后。山东省妇幼保健院（山东省妇女儿童医院）中医内科主任，山东中医药大学副教授、硕士研究生导师。全国第五批名老中医药专家学术继承人，山东省中医临床优秀人才，山东省中医药高层次人才（学科带头人），山东省中医药文化科普巡讲专家。兼任世界中医药学会联合会糖尿病分会理事，中华中医药学会名医学术研究分会委员、糖尿病分会委员，山东中医药学会第六届理事会理事、糖尿病专业委员会副主任委员，山东医师协会内分泌科医师分会常务委员，山东中西医结合学会治未病专业委员会常务委员，山东省妇幼保健协会儿童睡眠医学专业委员会副主任委员，山东公共卫生学会中医治未病分会副主任委员。擅长糖尿病及其并发症、各种甲状腺疾病（甲状腺功能亢进症、甲状腺功能减退症、甲状腺炎、甲状腺结节等）的诊治，对肥胖症、高脂血症、痤疮、月经病、多囊卵巢综合征、不孕症、亚健康、老年病以及心脑血管病等亦有较为丰富的治疗经验。主持参与山东省中医药科技发展项目5项，参与国家自然科学基金课题2项、国家名中医药专家工作室建设项目1项。主编著作5部，参编著作3部，参编教材3部，发表各级学术论文30多篇。获得中国民族医药学会学术著作类三等奖1项，山东中医药科学技术成果奖二等奖1项、三等奖2项。

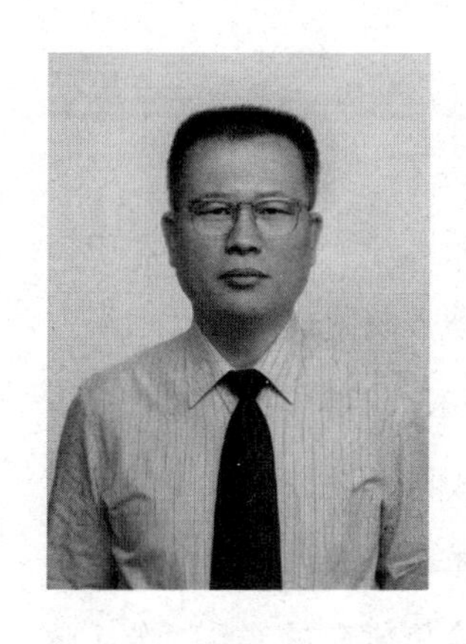

◎司廷林

男，山东省禹城市人。主任医师，山东中医药大学第二附属医院肾病诊疗中心主任，教授，硕士研究生导师。山东省名中医药专家，第五批全国中医临床优秀人才。兼任中华中医药学会补肾活血法分会委员，山东中医药学会糖尿病专业委员会委员、络病专业委员会委员，山东中西医结合学会肾脏病专业委员会委员，齐鲁程冯内科学术流派传承工作室负责人，高建东全国名中医药专家传承工作室负责人，冯建华全国名中医药专家传承工作室传承人，全国第四批名老中医药专家学术继承人。擅长中西医结合治疗急慢性肾炎、肾病综合征、慢性肾衰竭、尿路感染、泌尿系统结石、糖尿病肾病等疾病。临床坚持五运六气与方证辨证相结合的思路，善于运用经方与开阖六气针法结合的治疗手段诊治内科杂症，取得良好的临床疗效。主持完成山东省中医药管理局科研课题2项，主持参与山东省科技厅课题2项。主编或参编学术著作5部，发表学术论文20多篇。

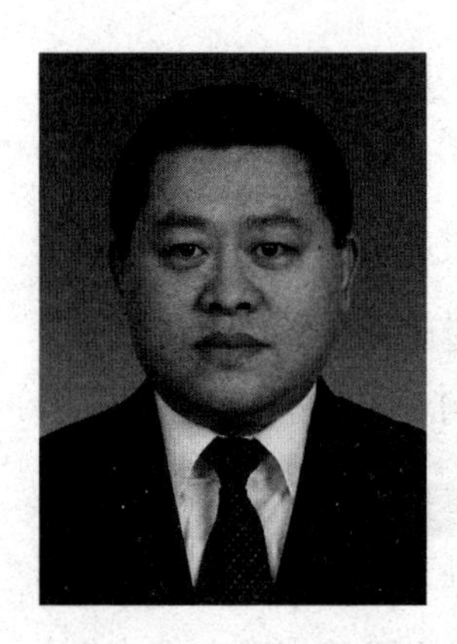

◎辛 超

男，山东省济南市人。副主任医师，医学硕士，中医学师承博士在读，山东省中医药研究院附属医院（山东省妇幼保健院北区）中医内科副主任。全国第六批老中医药专家学术经验继承人，山东省中医药高层次人才学术带头人，山东省五级中医药师承学术继承人。师承全国著名的脉学专家“金氏脉学”创始人金伟研究员，系“金氏脉学”流派传承工作室、金伟全国名老中医药专家传承工作室秘书，一直从事中医内科临床尤其是风湿免疫代谢疾病方面的诊疗以及“金氏脉学”的理论研究工作。兼任世界中医药学会联合会慢病管理专业委员会第一届理事会理事，山东省疼痛医学会第六届中医针灸镇痛专业委员会常务委员，山东中医药学会中医药特色诊疗技术专业委员会委员，山东中西医结合学会第四届临床心理学专业委员会委员、治未病专业委员会委员。

前言

齐鲁医派中医学术流派传承项目是山东省卫生健康委员会贯彻落实山东省委、山东省人民政府《关于促进中医药传承创新发展的若干措施》，大力推进齐鲁医派传承创新发展而推出的有效举措。齐鲁医派程冯内科学术流派传承工作室于2021年2月成立（山东省卫生健康委员会鲁卫函〔2021〕45号），依托于前期建设基础山东中医药大学第二附属医院冯建华全国名老中医药专家传承工作室、冯建华山东省名老中医药专家传承工作室、高建东全国名老中医药专家传承工作室等项目。

齐鲁程冯内科学术流派的创始人是国家级名老中医药专家、山东省中医院程益春教授，经第二代传承人国家级名老中医药专家、山东中医药大学第二附属医院冯建华教授以及第三代流派代表性传承人山东省名中医药专家、山东中医药大学第二附属医院司廷林主任医师和山东省妇幼保健院徐灿坤副主任医师等传承、发扬而壮大，现第四代传承人中，郑汝吏、高霞、郑新华、梁梦莹等也进入临床和教学科研岗位，延续本流派的学术传承和临床实践。历经四代传承，本学术流派在传承中创新，在创新中发展，形成了独具特色的“衷中参西”的诊疗模式。流派秉承“脾虚致消，理脾愈消”的学术观点，擅长运用理脾法治疗糖尿病及其并发症。理脾法是指运用醒脾、泄脾、运脾、补脾、助脾、健脾法，调理、鼓舞、振奋脾气的气化，使升降有序，恢复脾正常的运化功能，以适应机体新的状态，建立新的自稳平衡机制的一类治法。本流派在临证运用理脾一法时，温脾阳，不忘理湿；补脾土，注意平肝；养胃阴，须佐降泄。强调了以脾为本的中心病机地位，通过调理脾气，恢复脾脏的生理功能，使机体气血阴阳调和，达到阴平阳秘的动态平衡。

本流派在临床研究中发现，糖尿病在发生发展的过程中容易导致官窍、毛窍、汗窍等不同程度的病变，其中研究最为广泛的便是目窍、阴窍和毛窍，即糖尿病视网膜病变、糖尿病肾脏病变和糖尿病性皮肤病（泌汗异常、外周神经病变）。本书以《黄帝内经》中的脏窍理论为基础，系统探讨了糖尿病与官窍之间的病理联系，在国内首次提出“糖尿病窍病”概念，旨在进一步丰富糖尿病的中医辨证论治体系，引导医师从官窍的角度去思考糖尿病与糖尿病并发窍病的治疗。已有部分研究显示，通过某些官窍治疗可以在一定程度上缓解糖尿病或其并发症的临床症状，可见糖尿病与官窍不仅在病理上息息相关，而且在临床治疗上有所联系，值得大家重视并深入研究。

全书共分六章：第一章简单介绍了官窍基本知识；第二章对《黄帝内经》中的有关官窍理论的条文，做了简要评注和解析；第三章为糖尿病基础知识和对糖尿病窍病的初步探讨；第四章为本学术流派关于精气神窍一体理论与糖尿病窍病的独特认识，体现了本流派的学术思想；第五章探讨了治窍法在糖尿病并发症中的应用；第六章则系统总结了窍药窍方在糖尿病窍病中的应用。本书系统总结了本学术流派关于糖尿病窍病的学术研究成果，论证了糖尿病与官窍、窍病的关系，归纳出了本学术流派精气神窍一体的学术思想，主要观点概括如下：①生理方面：精气养窍，窍出神机；窍必有津液，九窍为水注之气。②病理方面：窍必出神，失精由窍；窍为双向通道，精气和邪气均可由此而进出。③治疗方面：整体调窍法，上窍病可治下，下窍病可治上；毛窍汗出可和阴阳。④养生方面：窍出欲望，宜谨慎管理欲望；精之总开关在目窍，养精藏精重在合理闭目；精气宜谨养护，慎滥用；治神的关键在于治窍。

编者作为齐鲁医派程益春教授、冯建华教授的学术经验传承人，今不揣鄙陋，将本学术流派关于糖尿病窍病诊疗的学术思想和临床经验进行整理编写，以期为中医事业的发展添砖加瓦，若能对读者有所启发，则为我等所夙愿。在整理过程中，限于自身水平有限，对流派和两位先生的学术思想和临证经验领会还不够深刻，且资料搜集难以概全，所以存在疏漏在所难免。尽管如此，本书仍是对两位先生学术思想和学术经验一次比较系统和全面的整理，本书的出版定会对发展中医学术和培养中医人才大有裨益。

书中如有不妥之处，敬请同道斧正！

徐灿坤

2023年7月

目 录

第一章

官窍基本知识

官窍，亦称脏窍，或简称为窍，是中医学重要的基本概念，其中尤以脏窍之间的内外联系所为人熟知。体表之窍既能反映内部脏腑的盛衰状态，也可作为施药部位，达到以外治内的目的。历代医家对于窍的概念与脏窍之间的关系没有做统一的阐述，本章将从窍的概念着手，整理医籍中出现的窍的相关知识，提出本学术流派总结的窍的概念与分类，总结窍的功能，概括窍的不同状态，系统地梳理官窍与脏腑的关系，阐述官窍与形体、经络，以及精气神之间的关系。

第一节　官窍的概念

《说文解字》中说："窍者，穴也，空也。"其本意表示孔洞，《中医大辞典》亦指出"窍，指孔道"。窍的繁体写作"竅"，中华人民共和国成立后简化汉字时，把声符"敫"改为"巧"。窍，空也，穴也。又如《庄子·齐物论》曰："夫大块噫气，其名为风。是唯无作，作则万窍怒呺"，也表达出窍即孔洞的含义。

中医学关于"窍"的描述，首次见于《黄帝内经》，如《素问·四气调神大论篇》中云："天明则日月不明，邪害空窍。阳气者闭塞，地气者冒明"，又如《素问·生气通天论篇》中云："夫自古通天者，生之本，本于阴阳。天地之间，六合之内，其气九州、九窍"，再如《素问·阴阳应象大论篇》中系统总结了五脏与天地之气的相应关系，明确提出"肝开窍于目，心开窍于舌，脾开窍于口，肺开窍于鼻，肾开窍于耳"的脏窍联系学说。

中医经典著作《黄帝内经》所言之窍，是指人体与外界相通的腔道。窍，即指官窍，"窍"之一字，包含了官，言其官者，均可称其窍，言其窍者，未必均能言其官，如前阴、后阴只能称其窍而不能称其官。中医学素来有七窍、九窍之说。七窍是指目、舌、口、鼻、耳，如马莳在《黄帝内经素问注证发微·脉度第十七》中对"七窍"的注解："七窍者，阳窍也。阳窍在于面部。"七窍中，目二，鼻二，耳二，口、舌各一，鼻唇沟以上者属天，为双窍，鼻唇沟以下者属地，为单窍，鼻唇沟居于天地之间，故亦名人中。《素问·生气通天论》曰："故圣人抟精神，服天气，而通神明。失之则内闭九窍，外壅肌肉，卫气解散，此谓自伤，气之削也。"在此，则提出了九窍的概念，此之九窍是指上七窍加上前后二阴，指两眼、两耳、两鼻孔、口及前后二阴窍。不论是七窍还是九窍，其解剖结构上皆具有孔洞，都位于体表。除此之外还有未提到的毛窍（汗窍）、乳窍、肚脐（神阙穴）、女子经血之窍、七冲门（飞门、户门、吸门、贲门、幽门、阑门、魄门），皆当属窍之形态结构的范畴。

中医学"窍"的概念包含多层含义，可从本义与引申义两方面对其进行阐述。窍的本义表示孔、洞，在人体用于表示外部的孔洞器官和内部的穴位；引申义常用于表示连接内外或具有关键调控作用的通道。窍作为孔、洞，是言其形态结构，此层含义反映了人体与环境之间的沟通作用；窍作为穴位，是指其位置往往位于人体深处，为精气出入或汇聚之处；窍作为通道，是指其连接内外的功能，通常反映在九窍分别对应不同的脏腑上；窍作为关键，是从其重要性而言，窍的此层含义体现在窍对人体神志的控制上具有关键作用。

概言之，窍的概念，一方面指其形态结构，即人体与外界相通的腔道以外；

另一方面是指其功能，窍的功能有三，即通道、穴位和关键。窍既可指机体实质结构，也可指关键枢机和窍门。

第二节　官窍的分类

官窍的分类方式有多种，仅在《黄帝内经》中就涉及“上窍、下窍”“清窍、浊窍”“阴窍、阳窍”“九窍、七窍、五窍”等不同的分类方式。此外，在其他医籍文献中还将其分为“外窍、内窍”“前窍、后窍”等。本节将古今文献中记载的不同种类的窍分别按照部位、数目和性质对其进行归纳总结，并结合现代研究，结合窍的概念，探索新的窍分类法。

一、上窍、下窍

《素问·阴阳应象大论篇》中云：“清阳出上窍，浊阴出下窍”“阴味出下窍，阳气出上窍”。《重广补注黄帝内经素问·阴阳应象大论篇第五》对上文的注解为“气本乎天者亲上，气本乎地者亲下，各从其类也。上窍，谓耳目鼻口。下窍，谓前阴后阴。”此外，《类经》《黄帝内经太素》《内经知要》等关于上窍和下窍的注解也皆与上文相同。

上窍一般是指在头面之官窍，即头面五官，目、舌、口、鼻、耳。特别是指口、鼻二窍，此二窍从天气中纳入清阳之气，和水谷之气生成宗气，推动气血运行。目窍为五脏六腑之精气所充，精彩内含，所谓“人身元神出入目中，五脏精华亦聚于目”“精之窠为眼”“骨之精为瞳子，筋之精为黑眼，窠气之精为白眼，心之精为血络，脾之精而成眼睑肌肉”。舌能知五味，舌能言，为言语之关键；耳能辨五音，耳能听，为反馈之关键。舌与耳，亦皆为清阳之气所充，故能言能听能反馈，可及时与外界进行信息沟通。

下窍一般是指前后二阴之窍，前阴窍即尿窍（尿道口，小便之门户），后阴窍即矢窍，或称肛窍（肛门，大便之门户，亦称为魄门、粕门、糟粕之门）。肝主魂，肺主魄，肺与大肠相表里，大肠者，传导之官，变化出焉。肺气肃降，气行于大肠，推动糟粕向下传导，故肛门也称为魄门、粕门。下窍位居人体下部，以排出代谢之废水和重浊大便臭秽之物为主。

二、清窍、浊窍

《素问·阴阳应象大论篇》中云："故清阳出上窍，浊阴出下窍；清阳发腠理，浊阴走五藏；清阳实四肢，浊阴归六府。阴味出下窍，阳气出上窍"，经文并没有明确提出清窍与浊窍之分，但其内容之中已表达出类似的含义。

明确提出"清窍"与"浊窍"者，首见于《本草问答·卷上二》："气厚者入气分，味厚者入血分。入气分者走清窍，如大蒜，气之厚者也，故入气分走清窍，上为目瞀，而下为溺臭；海椒味之厚者也，故入血分走浊窍，上为口舌糜烂，而下为大便辣痛。"此句主要论述中药的气味，也对应了《素问·阴阳应象大论》所述"阴味出下窍；阳气出上窍。味厚者为阴，薄为阴之阳；气厚者为阳，薄为阳之阴"的观点，清窍即头面五官七窍，浊窍即下部前后二阴。清阳之气上升而走气分，于头面诸窍散发而出，浊阴之气下降而走血分，与前后二阴成形化物。

清窍，清阳之窍，一般指的是上窍，分布于头面，即头面五官七窍。头为诸阳之会，清阳之府，又为髓海之所在。凡五脏精华之血，六腑清阳之气，皆可上注于头。头面部的官窍如目、舌、口、鼻、耳，充满清阳之气，所以又有清窍之称。因充满清阳之气，所以人们习用"聪明"一词，来表达一个人思维敏捷、反应灵敏、才智超群，本义即指一个人耳聪目明。

浊窍，重浊之窍，一般指的是下窍，位于人体下部，以排出重浊之废水和大便臭秽之物。《素问·灵兰秘典论》中云："大肠者，传道之官，变化出焉。小肠者，受盛之官，化物出焉。肾者，作强之官，伎巧出焉。三焦者，决渎之官，水道出焉。膀胱者，州都之官，津液藏焉，气化则能出矣。”水谷代谢后形成水谷精微和代谢糟粕，经过脾胃之泌清别浊，肝肺之疏泄宣肃，清升浊降，其清者布散至脏腑经络为人体所利用，其浊者化为代谢废水和糟粕之物，由前后二阴排出，所以前后二阴之窍亦称为浊窍。

三、阴窍、阳窍

窍分阴阳，是结合中医学阴阳学说对官窍进行分类的一种分类方法。阴阳学说认为，自然界任何事物或现象都包含着既相互对立，又互根互用的阴阳 2 个方面。任何事物均可以用阴阳来划分，凡是运动着的、外向的、上升的、温热的、明亮的都属于阳；相对静止的、内守的、下降的、寒冷的、晦暗的都属于阴。对人体具有推进、温煦、兴奋等作用的物质和功能统归于阳；对人体具有凝聚、滋润、抑制等作用的物质和功能归于阴。阴阳是相互关联的一个或一种事物的 2 个方面。

中医学之“阳窍”通常指位于人体头面的七窍，“阴窍”特指位于人体下部的前后二阴，正如《素问·阴阳应象大论篇》所云：“故清阳出上窍，浊阴出下窍；清阳发腠理，浊阴走五藏；清阳实四肢，浊阴归六腑。阴味出下窍，阳气出上窍。”结合前文所言清窍、浊窍，上窍、下窍之分，可知轻者属阳，浊者属阴，上者属阳，下者属阴，进一步可推知阳窍常指的是头面七窍、上窍、清窍，阴窍常指的是前后二阴之窍、下窍、浊窍。

明代马莳在《黄帝内经灵枢注证发微·脉度第十七》对阳窍和阴窍做出的注解为“七窍者，阳窍也。阳窍在于面部。若阴窍二，则前阴后阴，乃在下部者也。总名曰九窍。”《四圣心源·耳目根源》曰：“耳目者，清阳之门户也。阴位于下，左升而化清阳，阳位于上，右降而化浊阴。浊阴降泄，则开窍于下，清阳升露，则开窍于上。莫浊于渣滓，故阴窍于二便而传粪溺，莫清于神气，故阳窍于五官而司见闻。”《冯氏锦囊秘录卷六·方脉耳病合参》指出：“人身有九窍，阳窍七，耳目口鼻是也。阴窍二，前后二阴是也。阳气走上窍，若下入阴位，则有溺泄腹鸣之候；阴气走下窍，若上八阳位，则有窒塞耳鸣之候。”阳窍与阴窍分别代表面部的上七窍与前后二阴。阳气走上七窍，若下入阴窍，则有溺、泄、腹鸣之状；阴气走下窍，若反走阳位，则有室塞、耳鸣之候。阴阳各有所出，升降各得所宜。

四、五窍、七窍、九窍

中医学中素来有五窍、七窍、九窍之说。窍分五，或七，或九，不同分法在于合而言之，亦或分而言之，在于不同语言环境和对应解释。

（一）五窍

五窍之说最常见，即目、舌、口、鼻、耳合于五行五脏，称为五窍，亦称为五官。1987年春节晚会，马季、赵炎、冯巩等人表演了个群口相声《五官争功》，说的就是目、舌、口、鼻、耳五官争功，争论谁给人的功劳大，最终的结论就是五官功能都很强大，分工不一样，但谁也离不开谁，得互相帮助、互相支持，团结起来才能干出点事情。

五窍首见于《黄帝内经》，《素问·阴阳应象大论篇》中云：“东方生风，风生木，木生酸，酸生肝，肝生筋，筋生心，肝主目。其在天为玄……在窍为目”“南方生热，热生火，火生苦，苦生心，心生血，血生脾，心主舌。其在天为热……在窍为舌”“中央生湿，湿生土，土生甘，甘生脾，脾生肉，肉生肺，脾主口。其在天为湿……在窍为口”“西方生燥，燥生金，金生辛，辛生肺，肺生皮毛，皮毛生肾，肺主鼻。其在天为燥……在窍为鼻”“北方生寒，寒生水，水生咸，咸生肾，肾生骨髓，髓生肝，肾主耳。其在天为寒……在窍为耳”。系统总结了五脏与天地之气的相应关系，更是明确提出肝开窍于目，心开窍于舌，脾开窍于口，肺开窍于鼻，肾开窍与耳。五窍是脏腑功能在外面的体现，好比显示器和处理器的关系。

五窍还有另一种解释，即胃之五窍，也就是与胃相通的5个出入口。源于《黄帝内经·灵枢·胀论》："胃之五窍者，闾里门户也"，指与胃相通的5个出入口：咽门、贲门、幽门、阑门以及魄门。张介宾在《类经·卷十六》中对"五窍"的注解为"胃之五窍为闾里门户者，非言胃在五窍，正以上自胃脘，下至小肠大肠，皆属于胃，故曰闾里门户。如咽门、贲门、幽门、阑门、魄门，皆胃气之所行也，故总属胃之五窍"。此外，《难经·四十四难》有关于"七冲门"的论述："唇为飞门，齿为户门，会厌为吸门，胃为贲门，太仓下口为幽门，大肠小肠为阑门，下极为魄门，故曰七冲门也"，这里所言虽与胃之五窍有重叠之处。胃之五窍不属于五脏五窍的范畴，在临床上应用不多，影响力较小，将来可能的用途是用于解释胃肠疾病的窍法研究。

（二）七窍

七窍之说也很常见，七窍其实是五窍的另一种表达方式，亦指头面部五窍目、舌、口、鼻、耳，中华成语之"七窍生烟、七窍流血、七窍不通、七窍玲珑、七窍成而混沌死"，均表达的是头面部五窍目、舌、口、鼻、耳的改变。五窍中目、鼻、耳均为双窍，合为六窍；口中含舌，位置包绕，功能互助，合而为一窍。六窍加一窍，此为七窍。《黄帝内经》对于"七窍"的论述共3处，《灵枢·脉度》曰："五藏常内阅于上七窍也""五脏不和，则七窍不通；六腑不合则留为痈"；《灵枢·九针论》曰："七者，星也。星者，人之七窍，邪之所客于经，而为痛痹"；马莳《黄帝内经灵枢注证发微·脉度第十七》对"七窍"的注解："七窍者，阳窍也。阳窍在于面部"，即目二、鼻二、耳二、口舌一。七窍就是指头面上五窍之分而言之，不是头面五窍加上下二窍，即七窍中不包括前后二阴之窍，七窍就是头面部五窍的另一种表达方式。

（三）九窍

九窍之说亦源于《黄帝内经》，是指人体的两眼、两耳、两鼻孔、口（舌）、前阴与后阴，即在上七窍（五官五窍）的基础上再加下二窍前后二阴。需要注意的是，上面所讲的七窍，不包括前后二阴之窍，九窍的概念中才包含有前后二阴之窍。《黄帝内经》涉及“九窍”的原文共15处，其中有11处单独论述“九窍”。如《素问·生气通天论》曰：“天地之间，六合之内，其气充塞九州，而人在气中，其九窍、五脏、十二节，皆通乎天气也。”“故圣人抟精神，服天气，而通神明。失之则内闭九窍，外壅肌肉，卫气解散，此谓自伤，气之削也。”还有2处论述“九窍不通”为病，如《素问·生气通天论》曰：“阴不胜其阳，则脉流薄疾，并乃狂”“阳不胜其阴，则五脏气争，九窍不通”，《素问·玉机真藏论》曰：“太过则令人四支不举；其不及则令人九窍不通，名曰重强。”还有2处提及“九窍不利”，如《素问·阴阳应象大论》曰：“年六十，阴痿，气大衰，九窍不利，下虚上实，涕泣俱出矣”，《素问·通评虚实论》曰：“头痛耳鸣，九窍不利，肠胃之所生也”。

五、外窍、内窍

外窍与内窍是相对而言的，外窍是指处于人体外部，视之可见之窍；内窍隐藏于内部，与外窍相对应。外窍在外，肉眼视之可见，诸如目、舌、口、鼻、耳，尿窍、肛门，微细者如毛窍、穴位。内窍藏于内部，以前不可见，但通过现代技术手段咽喉镜、电子胃肠镜亦视之可见，诸如会厌之吸门，胃之贲门、幽门，大肠小肠之阑门为传统内窍，现代解剖脏器之开口如胰腺、胆囊之开口于十二指肠壶腹口，前列腺开口等，亦可视为内窍，通过咽喉镜、电子胃肠镜等视之可见。但根据传统中医理论，因藏于机体内部，故仍当称为内窍。

外窍、内窍这种相对性可以体现在同一器官上，也可以体现在人体的整体性上。如《灵枢·营气》在论述营气的运行路径时指出：“从肝上注肺，上循喉咙，入颃颡之窍，究于畜门”；张志聪在《黄帝内经灵枢集注·营气第十六》中云：“颃颡，鼻之内窍，畜门，鼻之外窍”，即鼻窍本身之外内部位不同，所主的功能也有别；《得心集医案·淋浊门》曰：“细思溺管与精管，外窍虽同，而内窍各别”，前阴为外窍，其内部又有溺管与精管这2种不同的通道为内窍。以上论述皆体现同一器官的外与内。

《黄帝内经素问集注·六节藏象论第九》曰："天位居高而包乎地之外，故五气从外窍而内入于心肺"，外窍在此处代表五气可以出入的外部孔窍，如外邪常从口鼻而入或从毛窍而入。《温热论》中有云："温邪上受，首先犯肺，逆传心包。肺主气属卫，心主血属营"，其中的温邪上受中的"上"字，指的就是上窍中的口鼻二窍，新型冠状病毒感染的传播途径就是口鼻吸入。《温病条辨·卷二中焦篇·风温、温热、瘟疫、温毒、冬温》云："邪闭心包，神昏舌短，内窍不通，饮不解渴者，牛黄承气汤主之"，即内窍不通是邪闭心包的表现，心包为心之内窍，具体表现为神昏、舌短等。由上可见，外窍与内窍也可体现在整个人体的内与外。

六、前窍、后窍

前窍、后窍，常指前、后二阴之窍。前窍即前阴之窍，包括尿窍、精窍以及女子经血之窍。《得心集医案·淋浊门》曰："细思溺管与精管，外窍虽同，而内窍各别。"其义为前阴即前窍，其内部又有溺管与精管这 2 种不同的通道为内窍，在女子又有女子经血之窍。后窍即后阴肛门之窍，以排出重浊之糟粕秽物为主，兼有矢气。《素问·灵兰秘典论》中云："大肠者，传道之官，变化出焉。小肠者，受盛之官，化物出焉。"水谷代谢后形成糟粕之物，由后阴肛门排出，所以肛门亦称为魄门、粕门。粕门，即糟粕之门。

七、窍的分类现代研究

关于窍的分类研究，现代研究者基本没有超出上述分类法，"九窍、七窍、五窍"说法依然实用且常用，脏腑开窍于五官窍依然具有较高的临床应用价值。"上窍、下窍""清窍、浊窍""阴窍、阳窍""外窍、内窍""前窍、后窍"等不同的对应分类方式仍然符合临床实践，在理论和临床中常用不衰，仍在有效指导临床。

目前较有突破性的为中国中医科学院的于智敏研究员与其研究生张电冲，在其论文中首次提出“体窍、机窍、神窍”分类法，具有一定临床新意和实用价值。在其研究中，根据窍的概念，将窍分为3类：位于人体体表，形态上具有孔洞的视之可见之窍称为“体窍”，通常所说的“九窍”“七窍”“脐窍”“乳窍”等都属于此类；位于皮里膜外，具有联络内部脏腑与外部环境的通路，这种察而可得之窍称为“机窍”，“腠理”“玄府”等皆属于此范畴；位于人体内部，具有调控人体精神意识活动的推而可知之窍称为“神窍”，“脑窍”“心窍”等皆属于此范畴。“神窍”的功能类比人体之神的作用，用来主宰整体或某个器官的生理活动；“体窍”的功能类比形体的作用，用以表示人体表面的有形之窍。“神窍”在功能上可统摄诸窍，但其生理基础为有形之体；“体窍”在功能上为内外交流的通道，也是疾病反映于外的重要征象，而其功能的正常发挥也依赖无形之神的统帅。经络是运行全身气血，联络脏腑形体官窍，沟通上下内外，感应传导信息的通路系统，是人体结构的重要组成部分。经络是沟通人体内部的脏与外部的象之间的重要纽带，虽肉眼无法视其形，但从其功能可知经络为一种通路。将“机窍”的功能类比经络的作用，从而将有形之体与无形之神串联成一个整体。

第三节　官窍的功能与状态

一、官窍的功能

官窍存在于人体内外的组织或器官，气血津液由此升降布散，精气神机等信息由此出入化转。不同位置的窍，所主的功能差别较大，结合中医经典文献及现代研究，系统归纳总结窍的作用，可以从整体上更加清晰地梳理出窍的独特性。

（一）窍为机体内外信息沟通之通道

《灵枢·本藏》里说："视其外应，以知其内脏，则知所病矣。"中医认为，人体是一个以五脏为中心、以经络为联系纽带的有机整体，因此疾病的发生往往是整体病变在局部的反映。通过对脏器所对应人体外部形态上的表现进行观察，收集信息，司外揣内，便可以了解内在脏器的状态，进而推测脏器的病变。人体的五官是人体五脏的的外象，所有内脏的强弱与否，都能从脸上的投影看出来，面部就是中医里面的一个外在仪表盘或显示器，可以用来观察内在脏器的运行情况。

窍的本义表示孔洞，《黄帝内经》所载"九窍""七窍""空窍"皆为此层含义。窍，机体内外信息由此出入，建立起内外联系沟通。如肝开窍于目，通过观察目的情况，可以了解机体肝脏的精气疏泄之功能；心开窍于舌，通过观察舌的情况，可以了解机体心脏的气血运行之功能；脾开窍于口，通过观察口唇的情况，可以了解机体脾脏的运化泌别之功能；肺开窍于鼻，通过观察鼻的情况，可以了解机体肺脏的主气司呼吸之功能；肾开窍于二阴，通过观察二阴的情况，可以了解机体肾脏的封藏精气之功能。依据外部所合，又可推测脏器病变所在，比如见舌上生疮、舌尖红赤等，多涉及心；目赤肿痛或视物昏花，多涉及肝；发脱、齿摇等，常涉及肾。

所谓窍，并非肉眼所见才为窍，还体现在外部官窍与内部脏腑的联系上。如舌为心窍，但从其形态上看，舌并非为有孔洞的器官，但《素问·脉要精微论》曰："心脉搏坚而长，当病舌卷不能言"，体现了心脉有病可以在舌的状态上有所体现。刘完素承《内经》之后，提出舌有窍论，指出舌窍不仅指舌端味蕾上的孔窍，亦指内藏与外象之间的一种通道，即一种内在联系。由此可见，窍既可以表现为体表之孔洞而作为内外沟通的直接通道，也可以作为内脏与外象之间的联系而完成沟通内外的作用。

窍在外还是防御疾病的首要防线，正如《瘟疫论·标本》所言："诸窍乃人身之户牖，邪自窍入，必由窍出”，即位于人体外部的诸窍，是邪气出入的场所，体现了窍的外在通道之义。外窍代表五气可以出入的外部孔窍，如外邪常从口鼻而入或从毛窍而入。

（二）窍为诸气升降出入之门户

气是人体内活力很强且运行不息的极精微物质，是构成人体和维持人体生命活动的基本物质之一。气的根本属性是运动，称作气机。其主要有升、降、出、入 4 种运动形式，《素问 · 六微旨大论》曰：“出入废则神机化灭，升降息则气立孤危。故非出入，则无以生长壮劳已；非升降，则无以生长化收藏。是以升降出入，无器不有。”人体之气的运动促进了机体的生长发育，人体之气与外界的交互作用则保证了神机的濡养。气的运动有一定的规律和固定的通道，由玄府这样至微至小的孔隙结构，孔隙彼此相连，自成系统，才成为气运、气化的道路和场所，而玄府这样的孔隙结构也属于“窍”的范畴。当脏腑之窍或体表之窍的功能失常时，就会出现如气滞、气逆、气陷、气脱等气机运动失常的病理表现。因此，注重诸窍的濡养，勿令窍闭，则能保持其作为气机之门户功能的正常维持。

（三）窍为神机运转之道路

阴阳不测是谓神。神是看不见、摸不着的东西，是无形的。但神又不是超物质的东西，神的产生是有物质基础的，精气是产生神的物质基础。所谓形具而神生，形者神之体，神者体之用。形存则神存，形谢则神灭。形神总是统一的，而统一的纽带就是气、血、津液，神必须借助于气、血、津液的运行，方能表现出来。气机的运动、血液的运行和津液的流通，使机体显示出生命的活动。如此，相应的机体或形体便有了神。否则，气运停止、血运不能和津流中断，神也就随之消亡，故神机的运转表现为气、血、津液的运动或流通。窍与神机的关系也多在气、血、津液的运动或流通上体现出来。当把窍分为“神窍”“机窍”和“体窍” 3 类时，就可清晰地描绘 3 类窍与神机的不同关联。窍走气血，精气流溢，神机亦由此而运转，表现为目可视、耳可听、鼻可嗅、舌可味、口可言，是谓不神而神。

二、官窍的状态（横、竖，合、开，虚）

官窍的状态是指诸窍在某个时间所处的表现形式，对窍的状态的研究首见于《读医随笔》，该书将窍的状态分为“窍横”“窍竖”2种类型，用于阐述气机的升降出入。后世医家认为窍的状态主要包括闭合与开放2种，闭合的状态又被称作窍合、窍闭、窍塞，开放状态即特指窍开。除此之外，窍的状态还包含窍虚状态，此时窍不易开又不易合，提示易于受邪侵袭的状态。

（一）窍横、窍竖

窍横、窍竖首见于《读医随笔》,《读医随笔·升降出入论》曰：“六微旨论曰：出入废则神机化灭，升降息则气立孤危。故非出入则无以生长壮老已，非升降则无以生长化收藏。升降出入，无器不有，器散则分之，生化息矣。王氏释之曰：凡窍横者，皆有出入去来之气；窍竖者，皆有阴阳升降之气往复于中。即如壁窗户牖，两面伺之，皆承来气冲击于人，是则出入气也。”窍横与窍竖用于解释气机的升降出入，窍横即窍开，方向与人体体表垂直，所表达的含义即人体内外进行信息交换；而窍竖即窍开，方向与人体体表的方向平行，所表达的含义为人体内气血津液等物质的升降运动。

（二）窍合、窍闭、窍塞

窍合、窍闭、窍塞等表示窍处于闭合的状态，有程度轻重的不同。如《素问悬解·卷十三·运气》曰：“寒闭窍合，故病生皮腠。”《四圣悬枢·卷一·风寒异邪》曰：“阳主开，阴主阖。伤于寒者，皮毛开而寒束之，故窍闭而无汗；中于风者，皮毛闭而风泄之，故窍开而有汗。”《医学入门·外集卷五·胸腹部》曰：“饮食厚味，忿怒忧郁，以致胃火上蒸乳房，汁化为浊脓，肝经气滞，乳头窍塞不通，致令结核不散，痛不可忍。”窍合、窍闭、窍塞既可以是人体对外邪入侵时的一种生理反应，也可代表受到邪气侵袭后表现出来的一种状态。《伤寒论》中太阳伤寒病即属此类，后世又称为风寒表实证、麻黄汤证、伤寒无汗证等。

（三）窍开

窍开表示窍处于开放的状态，此时诸窍易于受到邪气侵袭而出现各种病理表现。如《类经·二卷阴阳类·阴阳应象》曰："盖冬不藏精，则邪能深入，而辛苦之人，其身常暖，其衣常薄，暖时窍开，薄时忍寒，兼以饥饿劳倦，致伤中气，则寒邪易入，待春而发，此所以大荒之后，必有大疫，正为此也。"《伤寒论条析·太阳篇下》曰："荣卫外泄，故发热，风热上冲，故头痛，卫气失敛，故微盗汗出，汗出窍闭，故反恶寒，此又太阳中风表病之证也。"无论是窍开寒邪侵入，亦或是风邪从窍入客于肌肤，都说明人体窍开的状态是易受邪侵的危险状态。窍开也可以用于表示迫邪外出的结局，如《四圣悬枢卷一·风寒异邪》曰："气统于肺，金性清凉而降敛，血司于肝，木性温暖而升发，肺气清降则窍阖，肝血温升则窍开"，即表明窍开是疾病向好的方向发展的一项重要征象。

（四）窍虚

"窍虚"在中医学首见于《证治准绳》，《证治准绳·杂病·目泪不止》曰："迎风冷泪证：不论何时何风，见则冷泪交流。若赤烂障翳者，非也。乃水木二家，血液不足，阴邪之患。与热泪带火者不同。久而失治，则有内障视缈等阴证生焉。与无时冷泪又不同。此为窍虚，因邪引邪之患。无时冷泪则内虚，胆肾自伤之患也。"此处"窍虚"作为病机，表示迎风冷泪的窍虚是一种易于招邪入侵的机体状态。此外，易于汗出，自汗盗汗者，口中流涎者，也属于窍虚状态，提示机体元气亏虚，失于固摄。

"窍虚"在古代哲学中还有另一种含义，表示"有德之人神静"的状态。如《韩非子·解老》曰："知治人者，其思虑静；知事天者，其孔窍虚。思虑静，故德不去；孔窍虚，则和气日入"，《淮南子·精神训》曰："夫孔窍者，精神之户牖也。"由此可知，哲学中所述之"窍虚"与精神存在着密切的联系。

第四节　官窍与脏腑

《灵枢·本藏》中云："视其外应，以知其内脏，则知所病矣"。中医学认为人体是一个以五脏为中心、以经络为联系纽带的有机整体，因此疾病的发生往往是整体病变在局部的反映。通过对脏器所对应的人体外部形态上的表现进行观察，收集信息，司外揣内，便可以了解内在脏器的状态，进而推测脏器的病变。

人体的五官（官窍）是人体五脏的外象，五脏的气血功能状态，都能从在面部上的投影看出来，面部就是内脏的一个外在仪表盘或显示器，可以用来观察内里各种脏器的运行情况。窍，机体内外信息由此出入，建立起内外联系沟通。

人体脏腑与官窍的关系，结合天人相应与五行学说，存在着有机的对应关系。脏窍关系，即人体体表的五官九窍与内部脏腑之间的生理病理联系，这种关联对治病防病有着重要意义。脏窍关系的关键在于脏窍之间的对应性，这种对应有一一对应，也有一多对应。

一、经典一对一对应关系，即一脏固定对应一窍

经典的脏窍对应关系出自《黄帝内经·素问·金匮真言论》，常是一对一关系，即肝开窍于目，心开窍于耳，脾开窍于口，肺开窍于鼻，肾开窍于二阴。

（一）肝开窍于目，目乃肝之窍

《素问·金匮真言论》曰："东方青色，入通于肝，开窍于目，藏精于肝，其病发惊骇，其味酸"，肝开窍于目，目乃肝之窍，肝与目之间的联系在生理和病理上都有体现。肝具有藏血的生理功能，《素问·五脏生成篇》曰："人卧则血归于肝，肝受血而能视"，视觉功能的正常有赖于肝血的濡养。在生理上，肝

与目在经脉上相连，《灵枢·经脉》曰："肝足厥阴之脉……上贯膈，布胁肋，循喉咙之后，上入颃颡，连目系"；在病理上，目的异常可以反映肝气的状态，如《幼幼集成·审颜色苗窍知表里之寒热虚实》曰："目乃肝之窍，勇视而睛转者，风也；直视而不转睛者，肝气将绝也"。宋代《圣济总录·卷十七眼目门》认为目赤痛、目赤烂、目风泪出、目生胬肉等疾病也往往反映着肝气的盛衰，如"若肝气壅盛，心经热实，热气既炽，血乃涌溢而上冲于目，故令目赤痛也"，肝与目在生理、病理上均存在着密切的联系，临床选药上，治疗目疾的药物往往也入肝经。如《神农本草经·空青》曰："空青，主青盲耳聋，明目，利九窍，通血脉，养精神，益肝气"，《本草备要·秦皮》曰："补肝胆而益肾，以能平木（能除肝热），故治目疾（洗目赤，退翳膜）"。

（二）心开窍于耳，耳乃心之窍

后世常言心开窍于舌，而经典中则言心开窍于耳，如《素问·金匮真言论》曰："南方赤色，入通于心，开窍于耳，藏精于心，故病在五藏，其味苦"，此为"心开窍于耳"理论的源头。后世医家对心开窍于耳的理论也进行过阐述，如晋代皇甫谧在《针灸甲乙经·五脏六腑官论》曰："心在窍为耳，夫心者火也，肾者水也，水火既济。心气通于舌，舌非窍也，其通于窍者，寄在于耳"，《医贯·卷之五·耳论》曰："盖心窍本在舌，以舌无孔窍，因寄于耳"。心与耳之间存在生理上的联系，如《灵枢·五癃津液别》曰："五脏六腑，心之所主，耳为之听，目为之候，肺为之相，肝为之将，脾为之卫，肾为之主外。"心总五脏六腑，为精神之主，故耳、目、肺、肝、脾、肾，皆听命于心，是以耳之听、目之视，无不由乎心，表明耳的听觉功能正常发挥与心密切相关。病理上两者也是密切相关，如《灵枢·邪气脏腑病形》曰："心脉急甚者为瘛疭……涩甚为喑；微涩为血溢维厥，耳鸣颠疾"。

（三）脾开窍于口，口乃脾之窍

《素问·金匮真言论》曰："中央黄色，入通于脾，开窍于口，藏精于脾，故病在舌本，其味甘。"《素问·阴阳应象大论》曰："中央生湿，湿生土，土生甘，甘生脾，脾生肉，肉生肺，脾主口”，即脾开窍于口，口为脾之外窍，由于这种开窍关系，脾病可在舌上反映。唇为口之门户，故口唇合称，如《灵枢·五阅五使》曰：“口唇者，脾之官也”。口唇可以根据口味变化推测脾病，如《遵生八笺：四时调摄笺夏卷·脾旺四季旺论》曰：“口为脾之官，气通则口知五味，脾病则口不知味”，口为脾之外候可以反映脾脏的功能状态，脾为口之根本，可通过经脉将气血精微输注于口唇以维持其常态。

（四）肺开窍于鼻，鼻乃肺之窍

《素问·金匮真言论》曰：“西方白色，入通于肺，开窍于鼻，藏精于肺，故病在背”，简言之，即“肺开窍于鼻”。《灵枢·五阅五使》又言：“鼻者，肺之官也”，肺与鼻有经络上的联系。《灵枢·经脉》曰：“大肠手阳明之脉，起于大指次指之端……下入缺盆，络肺，下膈，属大肠。其支者，从缺盆上颈……还出挟口，交人中，左之右，右之左，上挟鼻孔”，肺与鼻，同司呼吸、同司嗅觉，如肺的主要功能是“主气，司呼吸”。而《灵枢·口问》曰：“口鼻者，气之门户也”，即表明肺与鼻共司呼吸的功能。《灵枢·脉度》曰：“肺气通于鼻，肺和则鼻能知臭香矣”，表明嗅觉功能的正常与肺和鼻密切相关。可见，肺与鼻之间可相互影响，肺病可及鼻，鼻病亦可及肺。

（五）肾开窍于二阴，二阴乃肾之窍

《素问·金匮真言论》曰：“北方黑色，入通于肾，开窍于二阴，藏精于肾，故病在溪，其味咸。”二阴即前后二阴，后世医家在注解及临床应用上也多认同这种肾主二阴的观点，如《诸病源候论卷之四十·淋候》言：“肾虚则小便数”，李东垣在《兰室秘藏卷下·大便结燥论》称：“肾主大便，大便难者取足少阴。夫肾主五液，津液盛则大便如常”，由此可知，肾脏精气津液的盛衰可以在二阴排出的二便上有所反映。

二、经典脏窍关系之扩充和外延

（一）心开窍于耳，心开窍于舌，心开窍于目，孰是孰非

上文已言心开窍于耳，而后世常言心开窍于舌，舌乃心之窍。诸言论孰是孰非？还是都对，都符合人体生理病理，其实并不矛盾？其实，以上诸说法均有道理，心为五脏六腑之大主，主神明，主血脉，其主窍并不局限，心可开窍于耳，亦可开窍于舌、目、口。

心与舌之间在生理上的联系可以体现在辨别五味的功能上，《灵枢·脉度》曰："心气通于舌，心和则舌能知五味矣"。舌与言语、声音有关，如《灵枢·忧恚无言》说："舌者，音声之机也"。舌体运动及语言表达功能依赖心神以统领，而语言功能则能反映心主神志功能正常与否，还体现在经脉的联系上，《灵枢·经脉》曰："手少阴之别……循经入心中，系舌本"，心主血脉，而舌体血管丰富，外无表皮覆盖，故舌色较面部更能灵敏反映心主血脉的功能状态。在病理上心有异常时，往往可在舌上有所反映。《素问·诊要经终论》曰："厥阴终者，中热嗌干，善溺心烦，甚则舌卷卵上缩而终矣"，《外台秘要·卷第二十二·口唇舌鼻杂疗方一十四首》曰："舌主心脏，热即应舌生疮裂破"。可见，无论是厥阴心包经病变导致舌卷，还是心热导致的舌生疮，均表明舌的表现对判断心病有着直接的临床意义。

心开窍于目。夫心者，五脏之专精也，目者其窍也。《素问·解精微论》曰："夫心者，五脏之专精也，目者其窍也"，说明目可以作为反映心功能的外窍，即视目以察心，正如《灵枢·大惑论》曰："目者心之使也，心者神之舍也。"心主血脉是其主要生理功能之一，《素问·经脉别论》有"浊气归心，淫精于脉"的说法，清·唐容川《血证论·阴阳水火气血论》说："火者，心之所主，化生血液，以濡周身"，《素问·五脏生成》曰："诸脉者皆属于目"，《儒门事亲·目疾头风出血最急说八》言："圣人虽言目得血而能视，然血亦有太过不及也。太

过则目壅塞而发痛，不及则目耗竭而失精。”由上可见，目的视觉功能正常与心主血脉密切相关。

（二）肾开窍于耳，肾开窍于二阴，肺开窍于耳，孰对孰错

上文已言肾开窍于二阴，而后世常言肾开窍于耳，耳乃肾之窍。亦有言肺开窍于耳。诸言论孰对孰错？耳者，以声言之，金也。《灵枢·口问》曰：“耳者，宗脉之所聚也”，说明耳与五脏六腑之间通过经脉形成联系。

肾主耳，肾精肾气通于耳，肾中精气的盛衰可以从耳壳的润枯坚脆反映出来，故有“耳为肾之外候”之称。如《灵枢·师传》曰：“肾者主为外，使之远听，视耳好恶，以知其性”，《医学心悟·耳》亦曰：“耳者，肾之外候。”由于耳为肾之外候，故观察耳部的变化可测知肾脏的盛衰情况。如耳轮红润坚荣，厚薄适中，为肾精充盛；耳轮焦黑，薄而不坚，肤燥不荣，则表示肾精虚衰等。正如《医学心悟·入门辨证诀·耳》所曰：“耳者，肾之窍。察耳之枯润，知肾之强弱。故耳轮红润者生，枯槁者难治。薄而白，薄而黑，薄而青，或焦如炭色者，皆为肾败”。此外，《内经》尚有根据耳的位置坚薄来判断肾的位置坚脆的记载，如《灵枢·本脏》曰：“高耳者，肾高，耳后陷者，肾下，耳坚者，肾坚，耳薄不坚者，肾脆，耳好前居牙车者，肾端正，耳偏高者，肾偏倾也”。

关于耳与肺的具体联系，《温热经纬·余师愚疫病篇》说：“肺经之结穴在耳中，名曰葱茏，专主乎听”，由此可见，肺与耳之间存在经络上的联系。在病理上，肺病可及耳病，如《素问·脏气法时论》曰：“肺病者……虚则少气不能报息，耳聋嗌干”，耳病也可通过治肺以愈。如刘完素首次提出“耳聋治肺”的观点，其在《素问病机气宜保命集》中说：“耳者，善非一也。以窍言之，水也；以声言之，金也……假令耳聋者，肾也。何以治肺？肺主声，鼻塞者，肺也”。

（三）窍脏相应，一窍对多脏

窍脏相应也有 2 种类型：一窍对应一脏，即一窍仅与一个脏腑对应；一窍对应多脏，即一窍可与 2 个或 2 个以上脏腑对应。本节重点研究目、舌、耳与脏腑

之间的对应关系。

1. 目与脏腑的对应关系

目与五脏的联系在“五轮学说”理论中有很好的体现。《灵枢·大惑论》曰：“五脏六腑之精气，皆上注于目而为之精。精之窠为眼，骨之精为瞳子，筋之精为黑眼，血之精为络，其窠气之精为白眼，肌肉之精为约束。”这里首次记载了眼睛不同部位的所属不同，为五轮学说奠定了基础。现存医籍中，《太平圣惠方·眼论》对五轮理论记载最早，至《证治准绳·杂病·七窍门上·目》曰：“金之精腾结而为气轮，木之精腾结而为风轮，火之精腾结而为血轮，土之精腾结而为肉轮，水之精腾结而为水轮”，对五轮的论述最为详细，标志着五轮学说的成熟。以上皆体现了目与脏腑之间的密切联系。

2. 舌与脏腑的对应关系

舌诊是中医诊断中重要的诊断依据，舌诊体现了舌与脏腑之间的联系可以通过部位、颜色、动态等形式表现出来。如元代《敖氏伤寒金镜录》曰：“兹以舌之部位言之，则舌尖属上脘，舌心属中脘，舌根属下脘。满舌属胃，中心亦属胃，舌尖属心，舌根属肾，两旁属肝胆，四畔属脾。至于形色而言，则白属肺经，绛属心经，黄属胃经，鲜红属胆经，黑属脾经，紫色属肾经，焦紫起刺属肝经，青滑亦属肝经”，《中医诊断学》中指出：“心肺居上，故以舌尖主心肺；脾胃居中，故以舌中部主脾胃；肾位于下，故以舌根部来主肾；肝胆居躯体之侧，故以舌边主肝胆，左边属肝，右边属胆”。以上皆说明舌的不同部位可以代表不同的脏腑。

3. 耳与脏腑的对应关系

《灵枢·口问》曰：“耳者，宗脉之所聚也”，就说明耳不仅仅是听觉器官，也是全身经络的汇聚之处。早在长沙马王堆出土的医书《阴阳十一脉灸经》中就提到了与上肢、眼、咽喉相联系的“耳脉”。耳诊也是一种治疗疾病的常见方式，法国人诺吉尔在 1957 年《德国针术杂志》发表了一篇论文“形如胚胎倒影式的耳穴分布图谱”，提出耳朵状如人类胚胎的倒影，像一个头部在下、臀部在上的倒立胎儿，耳朵上的许多穴位就是按照这个规律分布的，并且人体出现病变之后，会导致耳朵相应部位皮肤电阻发生变化等表现。时至今日，运用耳穴诊断疾病和医疗保健已经具有非常成熟的经验。

第五节　官窍与形体

形体官窍主要包括五体和五官九窍，以及五脏外华等内容。脏象学说认为，形体官窍虽为相对独立的组织或器官，各具不同的生理功能，但它们又都从属于五脏，分别为某一脏腑功能系统的组成部分。形体器官依赖脏腑经络的正常生理活动为之提供气血津液等营养物质而发挥正常的生理作用，其中与五脏的关系尤为密切。脏象学说采用以表知里的方法，着重通过活动的机体的外部表征来推导人体内部脏腑组织的运动规律，从而确定象与脏的关系。形体官窍的状态，准确地反映着人体脏腑经络气血的健康状况，犹枝叶之与根本。所以，从形体官窍外部表征的异常变化，可以把握人体内部脏腑经络气血阴阳盛衰，从而测知病变所在，确定适当的治疗方法。

广义的形体泛指人的躯体，包括头面、颈项、躯干、四肢、脏腑等，狭义的形体特指五体，包括筋、脉、肉、皮、骨，根据五行相关分属于五脏系统。另有五华，肝其华在爪，心其华在面，脾其华在唇，肺其华在毛，肾其华在发。本节所讲形体即狭义的形体，包含五华，中医学的五体五华，其中筋（爪）属于肝系统，脉（面）属于心系统，肉（唇）属于脾系统，皮（毛）属于肺系统，骨（发）属于肾系统。官窍往往分布于五体上，特别是五体皮肉筋脉之上，与皮肉筋脉气血相通，与骨髓深层次联系。形体的异常，亦能导致或反映官窍功能的异常，观五华表现，可晓五脏精气强弱虚实。总而言之，形体与官窍联系密切，休戚与共。

一、筋与爪

五体中的筋是联结肌肉、关节和骨骼的一种坚韧有力的条束状组织，是大筋、小筋和筋膜的统称，中医学狭义五体的筋包括了现代医学中的肌腱和韧带。诸官窍皆有筋，其中筋最丰富的莫过于目。筋的生理功能有联结骨节和协助运动 2 个方面。

（一）联结关节

筋在解剖上连接着骨与肉，附于骨而联结关节，能加强关节的稳定性，可以保护和辅助肌肉进行伸缩运动。

（二）协助运动

肢体的各种动作，除了肌肉的伸缩发挥作用外，筋在肌肉和骨节之间也起着协助作用，痿或痉挛均为筋的运动异常。

筋在五脏中与肝的关系最为密切，属于肝系统。肝主筋，筋要保持坚韧，依赖肝血的濡养，许多筋的病变都与肝功能有关。如肝血不足，则会出现肢体麻木、屈伸不利、手足震颤等症状；肝风内动，会出现震颤、抽搐、角弓反张等症状，都是因为血不养筋引起筋的运动异常。筋的病变常可同时伴见目窍的病变。

二、脉与面

五体中的脉是气血运行的通道，又称脉道、脉管、血脉、血府。它是一个遍布全身相对密闭的管道系统，诸官窍皆有脉络，脉络最丰富的莫过于舌。脉的生理功能主要包括运行气血和传递信息 2 个方面，脉的功能往往可外见于官窍，如心开窍于舌。

（一）运行气血

心、血、脉共同构成人体血液循环系统，脉壁损伤或气机不通畅都会引起血行障碍，脉中气血运行迟缓则血瘀，加速妄行则出血。此外脉对血液还起到约束作用，控制血液在脉道中循环不息。

（二）传递信息

脉有反映全身信息的作用。心脏推动血液在脉道流动会产生脉搏，脉搏是生命活动的标志，由脉搏产生的脉象，可以判断全身脏腑功能、气血、阴阳等信息，这在《中医诊断学》脉诊中有详细介绍。

脉在五脏中与心的关系最为密切，心主血脉，心与脉结构相连，是血液运行的枢纽。血液运行依靠心气推动，心气旺盛则血脉流畅，心气不足则血脉不充、脉象虚弱。此外，脉与肺、肝、脾的关系也很密切，肺朝百脉，全身的血液都要经过经脉汇聚于肺，肺再通过经脉输送到全身；肝主藏血，有调节血量和防止出血的作用；脾主统血，通过气的固摄保证血液不溢出脉外。任何一个脏系统的功能失常，都有可能导致脉道损伤，血行障碍。脉的病变常可同时伴见舌窍的病变。

三、肉与唇

五体中的肉是肌肉、脂肪和皮下组织的合称，肌肉的纹理叫作腠理，皮毛下是腠，腠下是肉。诸官窍皆有肉，肉最丰富的莫过于口与舌。肉的生理功能有主司运动和保护内脏 2 个方面。

（一）主司运动

人体的正常运动需要用到肌肉、筋膜、骨骼，主要靠肌肉和筋膜的张弛收缩完成。肉的形态改变会影响肉的功能，从而出现运动障碍。

（二）保护内脏

相对于内脏，肉像墙壁一样起到屏障作用，可以缓冲外力保护内脏。此外肌腠是邪气进入体内的通道，若肌腠固密，邪气就不容易进入体内。

肉在五脏中与脾的关系最为密切，属于脾系统。脾是气血生化之源，为肌肉提供营养物质，保证肌肉的正常生理功能。肌肉是否壮实，直接反映脾的运化功能盛衰。若脾气虚弱，肌肉营养不足，一定会导致肌体消瘦，软弱无力。脾开窍于口，口的咀嚼、言语等功能正常与否，可以反映内脏气血功能之状态。肉的病变，常可同时伴见口窍的病变，如中风病的患者在肌肉痿软的同时，常常伴有口舌㖞斜、言语不利、口中流涎等。

四、皮与毛

五体中的皮指皮毛，是皮肤、汗孔和毫毛的合称，亦是中医毛窍开合之所在。诸官窍皆有皮，皮最丰富的窍莫过于鼻与口。皮的生理作用有护卫肌体、调节水液代谢、调节体温和调节呼吸 4 个方面。

（一）护卫肌体

皮处于人体的最表层，是人体的屏障，卫气行于皮毛影响皮腠开合，保护人体不受外邪侵袭。

（二）调节水液代谢

皮参与人体的水液代谢，通过汗孔排泄人体代谢后多余的水液。汗孔的开合同样受卫气影响，保证人体正常的津液代谢。

（三）调节体温

皮调节体温的作用主要是通过汗液的排泄实现，汗液的多少、有无是体温调节的重要标志。正常出汗可以调节人体的阴阳平衡，从而使体温保持相对恒定。

（四）调节呼吸

汗孔的别称为“气门”“毛窍”，汗孔和口鼻一样，也有呼吸吐纳的功能，可以辅助肺起到调节呼吸的作用。

皮在五脏中与肺的关系最为密切，结构和功能上都处于相互影响的同一个系统。肺气宣发，肥腠理，使卫气和气血津液外达皮毛，让皮毛发挥其生理功能，司开合。若肺气虚弱，皮毛不仅憔悴枯槁，抵御外邪的能力也会下降；反之皮毛最容易受到外邪侵袭，同样也会影响到肺，导致肺气不宣。皮毛的病变常可同时伴见鼻窍的病变，如湿疹的患者常伴有过敏性鼻炎，而过敏性鼻炎的患者亦常常有皮毛的病变。

五、骨与发

五体中的骨泛指人体的骨骼，骨的生理功能有支撑人体、保护内脏和协同运动3个方面。诸官窍皆有骨骼支撑，最典型的莫如颜面上的诸清窍，均以头颅骨为基底。目以颅顶骨和颅面骨为窝而作目窍，以挺拔鼻骨而作大山之鼻窍，耳之内涵软骨作耳窍，口舌以下颌骨、软腭硬腭为基础作口窍、舌窍。肾藏精，精生血，发为血之余。

（一）支撑人体

骨是支撑躯体、维持形体的支架。行、立困难，骨骼的畸形，都是骨的支撑人体功能发生异常。

（二）保护内脏

人体内所有重要器官，外面都有相应骨骼构成壳，起到保护作用，避免外力作用出现损伤。

（三）协同运动

骨协同肉和筋，形成一个运动机制，使机体能够完成各种动作，骨在其中起到支撑作用。

骨在五脏中与肾的关系最为密切，属于肾系统。肾藏精，精生髓养骨，精生血养发，因此，骨骼的生理功能离不开肾精的充养。髓入脑成为脑髓，齿为骨之余，所以除了骨骼以外，脑和牙齿、头发的发育情况也能反应肾精的盛衰。骨的病变常可同时伴见耳窍、二阴窍的病变。

第六节　官窍与经络

经络学说是研究人体经络系统的组成、循行分布、生理功能、病理变化以及其与脏腑、形体官窍、精气血津液等相互关系的理论，是中医学理论体系的重要组成部分。经络的发现和经络学说的形成与脉诊临床实践、针灸的感传效应、腧穴治疗功效的归纳、病理现象的观察、临床诊疗规律的总结、古代解剖生理知识的启发、古典哲学思想的指导以及气功过程中的内景反观体会等诸多因素有密切联系。

一、经络的概念

经络是经和络的总称。经又称经脉，有路径之意，经脉贯通上下，沟通内外，是经络系统中纵行的主干，故曰："经者，径也"，经脉大多循行于人体的深部，且有一定的循行部位。络又称络脉，有网络之意，络脉是经脉别出的分支，较经脉细小，故曰："支而横出者为络"，络脉纵横交错，网络全身，无处不至。

《黄帝内经》的问世标志着经络学说的确立，但《黄帝内经》中多用经脉、络脉、血脉、经隧等概念表述相关内容，经络一词则是在其后的《汉书·艺文志》中首次出现，"医经者，原人血脉、经络、骨髓、阴阳表里"。其后，历代医家结合自身的医疗实践，对经络学说不断予以补充、整理和完善，使其日趋成熟，不仅成为针灸、推拿、气功等学科的理论基础，而且对指导中医临床各科的诊断和治疗均有十分重要的意义。正如《灵枢·经脉》所言："经脉者，所以能决死生，处百病，调虚实，不可不通"，李梴《医学入门·经络》亦曰："医而不知经络，犹人夜行无烛，业者不可不熟"。

经络相贯，遍布全身，形成一个纵横交错的联络网，通过有规律的循行和复杂的联络交会组成了经络系统，把人体的五脏六腑、肢体官窍以及皮肉筋骨等组织紧密地联结成统一的有机整体，从而保证了人体生命活动的正常进行。所以说，经络是运行气血、联络脏腑肢节、沟通内外上下、调节人体功能的一种特殊的通路系统。

二、经络系统

经络系统是由经脉、络脉及其连属部分构成的。经脉和络脉是它的主体，经筋、皮部是它的附属部分，形体官窍是它的连接部分，五脏六腑是它的出发原点和精气归属。通过经络，建立起脏腑 – 形体 – 官窍的连接关系。

（一）经脉系统

1. 十二经脉

（1）十二正经：正经有十二，即手三阴经、足三阴经、手三阳经、足三阳经，共 4 组，每组 3 条经脉，合称十二经脉。

（2）十二经别：十二经脉别出的正经，它们分别起于四肢，循行于体内，联系脏腑，上出颈项浅部。阳经的经别从本经别出而循行体内，上达头面后仍回到本经；阴经的经别从本经别出而循行体内，上达头面后与相为表里的阳经相合。因此，十二经别不仅可以加强十二经脉中相为表里的两经之间的联系，而且因其联系了某些正经未循行到的器官与形体部位，从而补充了正经之不足。

（3）十二经筋：十二经脉之气“结、聚、散、络”于筋肉、关节的体系，是十二经脉的附属部分，是十二经脉循行部位上分布于筋肉系统的总称。它有联缀百骸、维络周身、主司关节运动的作用。

（4）十二皮部：十二经脉在体表一定部位上的反映区。全身的皮肤是十二经脉的功能活动反映于体表的部位，所以把全身皮肤分为十二个部分，分属于十二经，称为“十二皮部”。

2. 奇经

奇经有八，即督脉、任脉、冲脉、带脉、阴跷脉、阳跷脉、阴维脉、阳维脉，合称奇经八脉。奇经八脉有统率、联络和调节全身气血盛衰的作用。

（二）络脉系统

络脉系统有别络、孙络、浮络之分。

1. 别络

别络有本经别走邻经之意，共有 15 支，包括十二经脉在四肢各分出的络、躯干部的任脉络、督脉络以及脾之大络。十五别络的功能是加强表里阴阳两经的联系与调节作用。

2. 孙络

孙络是络脉中最细小的分支。

3. 浮络

浮络是浮行于浅表部位而常浮现的络脉。

三、经络的生理功能

以十二经脉为主体的经络系统，具有沟通联系、运输渗灌、感应传导以及调节等基本功能。

（一）沟通联系功能

人体由脏腑、形体、官窍和经络构成，它们虽然各有不同的功能，但又共同组成了有机的整体活动。人体全身内外、上下、前后、左右之间的相互联系，脏腑、形体、官窍各种功能的协调统一，主要依赖经络的沟通联系功能实现。

（二）运输渗灌功能

经络具有运输渗灌气血的功能，还因络脉作为经脉的分支而具有布散和渗灌经脉气血到脏腑形体官窍和经络自身的功能。各脏腑形体官窍及经络自身，得到气血的充分濡养，则能发挥其各自的功能，体强健，自能抵御外邪的侵袭，故《灵枢·本藏》说："经脉者，所以行血气而营阴阳，濡筋骨，利关节者也"。

（三）感应传导功能

感应传导是指经络系统具有感应及传导针灸或其他刺激等各种信息的功能。如对经穴刺激引起的感应及传导，通常称为"得气"，即局部有酸、麻、胀的感觉及沿经脉走向传导，就是经络感应传导作用的体现。各种治疗刺激和信息可以随经气到达病所，起到调整疾病虚实的作用，故《灵枢·九针十二原》强调："刺之要，气至而有效"。

（四）调节功能

经络系统通过其沟通联系、运输渗灌气血功能及其经气的感受和负载信息的功能，对各脏腑形体官窍的功能活动进行调节，使人体复杂的生理功能相互协调，维持阴阳动态平衡状态。《灵枢·经脉》曰："经脉者，所以决死生，处百病，调虚实"，经络的调节作用，可促使人体功能活动恢复平衡协调。

四、官窍与经络的关系

经络是人体组织结构的重要组成部分，体表观察和实体解剖所发现的血管（脉）是经络系统产生和发展的基础和原型。经络基于具体的血管存在，又超越了血管的固有形态，是在中医整体观的指导下，结合临床实践观察结果，运用阴阳五行理论分析综合而抽象出来的一个人体功能系统。

人体是一个有机的整体，以五脏为中心，配以六腑，通过经络把五脏、六腑、五官、九窍、四肢、百骸等全身组织器官联系成有机整体，并通过气血津液的作用，来完成机体统一的功能活动。经络之间纵横交贯，遍布全身，人体气血的运行，脏腑器官功能活动之间的联系和协调，均需通过经络系统的运输传导、联络调节等功能方可实现，并使其成为一个有机的整体。

人体是一个以五脏为中心、以经络为联系纽带的有机整体。人体的五官（官窍）是人体五脏的的外象，五脏的精气血及津液，通过经络运输渗灌注入于官窍。窍，机体内外信息由此出入，建立起内外联系沟通。如肝通过经络而开窍于目，通过观察目的情况，可以了解机体肝脏的精气疏泄之功能，亦可以了解肝之经络通畅与否；心通过经络而开窍于舌，通过观察舌的情况，可以了解机体心脏的气血运行之功能，亦可以了解心之经络通畅与否；脾通过经络而开窍于口，通过观察口唇的情况，可以了解机体脾脏的运化泌别之功能，亦可以了解脾之经络通畅与否；肺通过经络而开窍于鼻，通过观察鼻的情况，可以了解机体肺脏的主气司呼吸之功能，亦可以了解脾之经络通畅与否；肾通过经络而开窍于二阴，通过观察二阴的情况，可以了解机体肾脏的封藏精气之功能，亦可以了解肾之经络通畅与否。

第七节　官窍与精气神

精气神作为人类生命的要素，其观点很早就出现在先秦著作中。在《老子》《庄子》《管子》《孟子》《黄帝内经》等著作中，皆论及精气神，并阐述了“养气”“存精”“守神”等养生之道。两汉魏晋以来，精气神学说在医家和道家的著作中不断得到充实和发展，医家从生理、病理以及形神关系等方面进行了剖析，而道家则从精气炼养角度对其进行了更深入的探究。

从中医学讲，人的生命起源是“精”，维持生命的动力是“气”，而生命的体现就是“神”的活动。所以说精充气就足，气足神就旺；精亏气就虚，气虚神也就少。反过来说，神旺说明气足，气足说明精充。中医评定一个人的健康情况或是疾病的顺逆，都是从这三方面考虑的。精、气、神三者之间是相互滋生、相互助长的，他们之间的关系很密切。古人有“精脱者死，气脱者死，失神者死”的说法，以此也不难看出“精、气、神”三者是人生命存亡的根本。古代讲究养生的人，常把“精、气、神”称为人身的三宝，常说“天有三宝日、月、星；地有三宝水、火、风；人有三宝精、气、神”，所以保养精、气、神是健身、抗衰老的主要原则。

一、精及其作用

精是构成生命之体的始基，是生命活动的物质基础，故有“人始生，先成精”（《灵枢·经脉》）和“精者，身之本也”（《素问·金匮真言论》）之说。从广义而讲，精、血、津液皆为之精，分布于人体各个部分；但狭义之精，则专指藏于肾中之精。精具有多种功能，具体如下。

（1）促进生长发育：精是构成形体各组织器官的主要物质基础，并是促进胎儿生长发育的物质。

（2）滋养作用：水谷之精输布到五脏六腑及其他组织器官起着滋养作用，以维持人体的生理活动。

（3）生殖作用：生殖之精是生命的原始物质，具有生殖以繁衍后代的作用。

精原于先天而充养于后天，先天之精又称“元精”，藏之于肾；后天之精则主要指由脾胃所化生之水谷之精，散布贮藏于五脏六腑。《素问·上古天真论》说：“肾者主水，受五脏六腑之精而藏之，故五脏盛乃能泻”，故后天之精可涵养肾中之无精。但道家认为，元精并非肾所藏之生殖之精，故强调“炼精者，炼元精，非淫交感之精”。

古人云：“肾为先天之本，脾胃为后天之本”，所以说人的脾胃功能的强健是保养精气的关键，即《黄帝内经》所强调的“得谷者昌，失谷者亡”。古人云：“高年之人，真气耗竭，五脏衰弱，全赖饮食，以资气血”，故注意全面均衡营养的饮食才是保证后天养先天的重要手段。《千金方》云：“饮食当令节俭，若贪味伤多，老人肠胃皮薄，多则不消，彭享短气”，指出贪味伤多反不利于健康。怎样才算“饮食有方”呢？归纳前人经验，不外乎定时、定量、不偏、不嗜而已。

只有在饮食得宜的基础上，才能考虑药物滋补的问题。服用补益药物时，一定要在医师的指导下“辨证施补”，不然也可能会适得其反。总之，合理的食补和药补对于身体的保养是很重要的。

二、气及其作用

气是构成人体的基本物质。人的生命活动，需要从“天地之气”中摄取营养成分，以充养五脏之气，从而维持机体的生理活动。人的五脏、六腑、形体、官窍、血和津液等，皆有形而静之物，必须在气的推动下才能活动。当气的运动失衡时，就会引发疾病。因此，中医治疗的目的就在于恢复气机升、降、出、入的平衡。

气是不断运动着的充养人体的一种无形物质，是维持生命活动的动力和功能，故有“气者，人之根本也”（《难经·八难》）和“人之生，气之聚也”（《庄子·知北游》）之说。人的生命活动是由气的运动变化而产生的，气的升降出入就是生命运动的基本形式。

气源于先天而养于后天。先天之气称为“元气”，存于丹田；后天之气则指呼吸之气与水谷之气，两者相传于胸中而称为“宗气”。元气启动了生命活动，为后天之气的摄入奠定了基础，而后天之气又不断培补先天元气，故两者相辅相成，密不可分。除元气、宗气外，根据气在人体内分布的部位、作用、性质不同，还有管气、卫气、脏腑之气、经络之气等名。

宋代陈直在《寿亲养老新书》中归纳出养气的经验之谈：“一者，少语言，养气血；二者，戒色欲，养精气；三者，薄滋味，养血气；四者，咽津液，养脏气；五者，莫嗔怒，养肝气：六者，美饮食，养胃气；七者，少思虑，养心气”，此七者强调了“慎养”。但由于气是流行于全身、不断运动的，所以人体也要适当地运动，促进脏腑气机的升降出入，才会有利于维持机体的正常生理功能。所以古人提倡“人体欲得劳动，但不可使之极（过度）”，我国流传下来的多种健身运动及气功，就是以动养气的宝贵遗产。

三、神及其作用

《素问·天元纪大论》中曰："阴阳不测谓之神，神用无方谓之圣"，《淮南子·原道训》说："神者，生之制也"。神是人的精神、意识、知觉、运动等一切生命活动的集中表现和主宰者，它包括魂、魄、意、志、思、虑、智等活动，通过这些活动能够体现人的健康情况。人的神与形体是不能分离的，因此人的身体状况必定会反映在神。当身患疾病时，神受到侵害，就会出现种种异常状况，如目无光彩、语言失常、昏不知人等，所以临床观察患者的神，可以判断病情的轻重安危。

神有先天、后天之别，先天之神称为"元神"，与生俱来，为人之先天元性；后天之神则于出生后感受外景事物而逐渐形成发展，又称为"识神""欲神"。两者作用不同，元神不受精神意识支配而主宰人的生命，识神则主宰人的精神意识思维活动。两者对立统一，相互为用，共同维持人的正常生命活动。气功锻炼就是通过收敛识神而解放元神，以发挥元神的潜在作用，故说："炼神者，炼元神，非思虑欲念之神"。

神在生命之初就生成了，当胚胎形成之际，生命之神也就产生。神的一切活动都必须依赖于后天的滋养，所以只有水谷精气充足，五脏和调，神的生机才能旺盛。"静则神藏，躁则消亡"：一是抑目静耳，二是凝神敛思，三是多练静功。"精神内守，病安从来"：一是要"不时御神"，即指不为贪图一时的快乐，不违背生活规律而取乐，要善于控制自己的精神，否则有害于身心健康，促使人体过早衰老；二是要"高下不相慕"，即找准自己的人生定位，不羡慕在高位者、财富多者，不歧视在低位者、卑贱者，根据自己的能力做好自己，不强求高位多金，但仍保持自强不息。同时要调情志，免刺激，可采用以情制情法、移情法、暗示法、说理开导法、节制法、疏泄法等方法调畅情志，梳理气机，使自己心平气和，心安理得，心安神定。

四、精气神与官窍的关系

精气神常用于官窍，见于官窍，达于官窍，出入于官窍。精气充足则官窍见其神机，在目则能视，在耳则能闻，在鼻则能嗅，在口则能言，在舌则能味，神用无方。精气夺、精气塞、精气窒则官窍丧其神机，在目则视不清，在耳则闻不利，在鼻则嗅不利，在口则语不利，在舌则味不利。

精之总开关在目窍，《灵枢·大惑论》曰："五藏六腑之精气，皆上注于目而为之精。骨之精为瞳子，筋之精为黑眼，血之精为络，其窠气之精为白眼，肌肉之精为约束，裹撷筋骨血气之精而与脉并为系，上属于脑，后出于项中"，明确提出五脏六腑之精气皆上注于目而成就了目之精华。眼睛是一个人最有神采的地方，是人与外界信息沟通主要的器官，俗语道，"一个眼神即懂""眼睛也会说话"。所以，养精藏精的其中一个关键就是把握精的总开关——目窍，目闭得当，精气方能得藏得守。若一天中有大量的时间看手机、看视频，会导致目过开，目过开则精过泄，精过泄则神不得藏不得守，伤精而耗气，长时间后则会导致疾病的发生。

《黄帝阴符经》曰："心生于物，死于物，机在目"，《皇极经世书》云："天之神栖于日，人之神发于目"。机不动则弓弩住，目不动则心神停，所以适当闭目可以养神，闭目可以藏神；反之，过度开目，譬如失眠、甲亢突眼之病情时，眼睛过度睁开，精气长时间外泄，神气从目窍外逸，则会耗伤心神、心气的，甚至导致心律失常（心气心血不足）、心功能下降、心力衰竭（阳气耗伤）、猝死（阴阳离决）。

第二章

《黄帝内经》中的官窍论述条文解析

《黄帝内经》是我国现存最早的一部医学文献，被历代医学家称为“医家之宗”。本书大约成书于春秋战国时期，此书托名黄帝所作，实际上是我国古代劳动人民长期与疾病做斗争的经验总结和智慧结晶。

全书十八卷，包括《素问》和《灵枢》两大部分。纵观全书，包含了中医的主要学说，其中涉及阴阳五行学说、脏腑经络学说、解剖学知识、病因病机、治则治法、养生学、疾病预防、针灸知识，还包括天文学、地理学、心理学、哲学、季候、风水、历法等方面的内容。此外，本书还提出了预防疾病的重要性，告诫人们不要临渴掘井、临斗铸兵，宜上工治未病，治病于未然，并给出了诸多关于疾病预防和养生学方面的经典论述。

《黄帝内经》作为中国传统文化的经典之作，不仅仅是一部经典的中医学名著，更是一部博大精深的中国文化巨著。其以生命为中心，从宏观角度论述了天、地、人之间的相互联系，讨论和分析了医学科学最基本的命题——生命规律，并创建了相应的理论体系和防治疾病的原则和技术，包含着哲学、政治、天文等多学科的丰富知识，是一部围绕生命问题而展开的百科全书。

《黄帝内经》的行文格式非常独特，常以“问对 + 论述”的体例进行表述，行文中注重天人合一、整体联系，由点及面、博约结合，在征引医学文献名谓、医学术语、精气 - 阴阳 - 五行的哲学思想、疾病传变规律、“治未病”的理念、

“病人为治病之本”的观念、用“整体观念”阐述医学知识、10岁的年龄段划分、重视“胃气”在疾病预后变化中的意义、“杂合以治”的治病理念形成了该书独特的表达方式，被后世尊称为中医学首部经典，四大经典之首。所谓经典，即具有典范性、权威性，经久不衰的万世之作，是经过历史选择出来的最有价值的，最能表现本行业的精髓的，最具代表性的作品。

《黄帝内经》中关于窍、官窍、上窍、下窍、空窍、七窍、九窍、开窍、闭窍等的表述散见于《素问》《灵枢》各篇，均非常经典，开创了中医学“官窍理论”之滥觞。如《素问·阴阳应象大论篇》中云：“清阳出上窍，浊阴出下窍”“东方生风，风生木，木生酸，酸生肝，肝生筋，筋生心，肝主目。其在天为玄……在窍为目”“南方生热，热生火，火生苦，苦生心，心生血，血生脾，心主舌。其在天为热……在窍为舌”“中央生湿，湿生土，土生甘，甘生脾，脾生肉，肉生肺，脾主口。其在天为湿……在窍为口”“西方生燥，燥生金，金生辛，辛生肺，肺生皮毛，皮毛生肾，肺主鼻。其在天为燥……在窍为鼻”“北方生寒，寒生水，水生咸，咸生肾，肾生骨髓，髓生肝，肾主耳。其在天为寒……在窍为耳”。该段论述系统总结出五脏与天地之气的相应关系，更是明确提出“肝开窍于目，心开窍于舌，脾开窍于口，肺开窍于鼻，肾开窍与耳”的脏窍关联体系。

《黄帝内经》因行文格式独特，其关于“窍”的表述散见于诸篇，并不系统，另外还有表述前后矛盾冲突者，但瑕不掩瑜，其经典条文非常值得我们反复阅读体会，结合临床推广其应用。下面就《素问》和《灵枢》有关窍的条文进行解读和赏析，以飨读者。

第一节 《黄帝内经·素问》官窍论述条文解析

四气调神大论篇第二

条文 天气清净光明者也，藏德不止，故不下也。天明则日月不明，邪害空窍，阳气者闭塞，地气者冒明，云雾不精，则上应白露不下；交通不表，万物命故不施，不施则名木多死；恶气不发，风雨不节，白露不下，则菀槁不荣；贼风数至，暴雨数起，天地四时不相保，与道相失，则未央绝灭。唯圣人从之，故身无奇病，万物不失，生气不竭。

解析 本段条文首次提出了“空窍”一词，空通孔，空窍为同义复词，此处指自然界的山川。《礼记·礼运》曰：“地秉窍于山川”，其义即指地气秉持于阴气，为空于山川，以出纳其气。天人合一，天人相应，五官目、舌、口、鼻、耳亦相当于人体之山川，借此窍以出纳其气，沟通于内外。

“邪害空窍”，就是说邪气侵害空窍，或者邪气经由空窍侵袭人体，就会导致阳气者闭塞，地气者冒明，云雾不精，则上应白露不下。对应人体而言，就是说邪气侵袭官窍，会导致目、舌、口、鼻、耳等官窍不通，就会出现气血津液运行流通阻滞，布散障碍，表现为官窍疾病，如结膜炎、过敏性鼻炎、中耳炎等。所以，虚邪贼风，避之有时。防病的关键是保护好官窍，避免邪气侵袭空窍。圣人从之，故身无奇病，万物不失，即指圣人从阴阳四时，与天地相应，合于天道，不失万物，所以能身无奇病。

生气通天论篇第三

条文一 黄帝曰：夫自古通天者，生之本，本于阴阳。天地之间，六合之内，其气九州、九窍、五脏、十二节，皆通乎天气。其生五，其气三，数犯此者，则邪气伤人，此寿命之本也。

解析一 本段条文首次提出了“九州、九窍”的概念。九州，即天下九州，包括冀州、兖州、青州、徐州、扬州、荆州、豫州、梁州、雍州；九窍，即七阳窍（目二、耳二、鼻二、口一）与二阴窍（前阴一、后阴一），合为九窍。

自古通天者，生之本，本于阴阳，就是说自古以来，生命之本，不外天之阴阳，都是以通于天气为生命的根本。天气衍生五行，阴阳之气又依盛衰消长而各分为三，如果经常违背阴阳五行的变化规律，那么邪气就会通过九窍、十二节伤害人体。因此，顺应这个规律是寿命得以延续的根本。

条文二 故圣人抟精神，服天气，而通神明。失之则内闭九窍，外壅肌肉，卫气散解，此谓自伤，气之削也。

解析二 本段条文首次提出了“内闭九窍”，即窍闭的提法。窍可开可闭，是开是闭取决于天气阴阳的状态。圣人能够抟聚精神，专心致志，顺应天气，而通达阴阳变化之理，窍该开则开，该闭则闭。为什么普通人会出现“内闭九窍，外壅肌肉，卫气散解”呢？经文的解释是“失之”，即普通人不能抟聚精神，服天气，而通神明，不能法于阴阳和于术数，不能和调于四时阴阳，跟不上阴阳转换的节奏，或者自行其是，不从于阴阳，自乱于阴阳节奏，精神不能聚，不从于天气，不通于神明，从而导致内闭九窍，外壅肌肉，卫气散解，这种情况也称为“自伤”，会导致气的削弱和减退。

条文三 阴者，藏精而起亟也；阳者，卫外而为固也。阴不胜其阳，则脉流薄疾，并乃狂。阳不胜其阴，则五脏气争，九窍不通。是以圣人陈阴阳，筋脉和同，骨髓坚固，气血皆从。如是则内外调和，邪不能害，耳目聪明，气立如故。

解析三 本段条文提出了“九窍不通”的提法。九窍不通的原因是“阳不胜其阴，五脏气争”，即阴气亢盛制约了阳气的推动运行功能，五脏之气不协调，气机不利，闭塞了九窍。阴阳应当平衡，无所偏胜，偏胜则生害，生害则内外不调和，邪气侵犯。圣人可以陈列阴阳，无使其有偏胜，所以能保持正常的生理，从而筋脉和同，骨髓坚固，气血皆从，内外调和，邪不能害，耳目聪明，气立如故。

金匮真言论篇第四

本篇五段经文以五方、五色、五脏、五窍、五病、五味、五行、五畜、五谷、五星、五音、五臭等相互关联，建立起中医学的“五行脏时”天人相应体系。五行讲的是天地阴阳的运行，天地阴阳的运行会带来四时阴阳的转换，体现在不同脏器上阴阳之气的差异和因时转变。五行藏，各有收受，即言同气相求，各有所归，以类相集。

条文一 帝曰：五脏应四时，各有收受乎？岐伯曰：有。东方青色，入通于肝，开窍于目，藏精于肝，其病发惊骇。其味酸，其类草木，其畜鸡，其谷麦，其应四时，上为岁星，是以春气在头也，其音角，其数八，是以知病之在筋也，其臭臊。

解析一 本段条文首次提出了“肝开窍于目”，此提法不是以脏腑经络走行的角度而言，而是从同气相求，各有所归，以类相集，即从“五脏应四时，各有收受”的角度归纳出的结论。春天阳气上升，万物一派萌生之气，草木青青，青翠之色入于目，养于肝，荣养肝血肝精。当然，后世从脏腑气血和经络走行的角度去解读“肝开窍于目”也是成立的，这表示从另一个角度亦能证实该观点的普适性和实用性。

条文二 南方赤色，入通于心，开窍于耳，藏精于心，故病在五藏；其味苦，其类火，其畜羊，其谷黍，其应四时，上为荧惑星，是以知病之在脉也，其音徵，其数七，其臭焦。

解析二 本段条文首次提出了“心开窍于耳”，与后世认识不同。“心开窍于耳”此提法有争议，如王冰注：“舌为心之官，当言于舌，舌用非窍，故云耳也。缪刺论曰：‘手少阴之络，会于耳中。’义取此也”，《针灸甲乙经》卷一第四曰：“心气通于舌，舌非窍也，其通于窍者，寄在于耳”，均认为心开窍于舌。若从同气相求，各有所归，以类相集，即从“五脏应四时，各有收受”的角度来看，心气开窍于舌更得当。夏天阳气旺盛，万物一派盛壮之象，华英成秀，火热之气当是入于舌，养于心，荣养心气心血。所以，后世从脏腑气血和经络走行的角度提出“心开窍于舌”是成立的。

至于耳为何脏之窍？是否为心之窍？细思之，由于经络的联系性，使得脏腑与官窍联系并非一脏对一窍，而是一脏通多窍、多脏连一窍的复杂系统，其中目和耳联系脏腑最广泛。如《张氏医通》总结道：“耳者肾之窍，足少阴经之所主，然心亦寄窍于耳，在十二经脉中，除足太阳、手厥阴外，其余十经脉络，皆入耳中。盖肾治内之阴，心治外之阳，合天地之道，精气无不变通，故清净精明之气上走空窍，耳受之而听斯聪矣”，《知医必辨》曰：“舌乃心之苗，脾脉连舌本，肾脉夹舌本，肝脉绕舌本”，《内经》中表达心与诸窍的关系时，为了避免重复而使用了“之官”“之窍”“之使”“之候”等词语，内涵基本一致，说明心盛衰虚实可以通过这些官窍反映出来，体现了中医学的整体观念。

条文三 中央黄色，入通于脾，开窍于口，藏精于脾，故病在舌本；其味甘，其类土，其畜牛，其谷稷，其应四时，上为镇星，是以知病之在肉也，其音宫，其数五，其臭香。

解析三 本段条文首次提出了“脾开窍于口”，此提法亦是从同气相求，各有所归，以类相集，即从“五脏应四时，各有收受”的角度归纳出的结论。长夏天阳气升腾，同时湿气旺盛，合为暑气之湿热，万物繁茂秀美，结果成实，瓜果蔬菜入于口，养于脾，荣养脾气脾血。当然，后世从脏腑气血和经络走行的角度去解读“脾开窍于口”也是成立的，从另一个角度亦能证实该观点的普适性和实用性。

条文四 西方白色，入通于肺，开窍于鼻，藏精于肺，故病在背；其味辛，其类金，其畜马，其谷稻，其应四时，上为太白星，是以知病之在皮毛也，其音商，其数九，其臭腥。

解析四 本段条文首次提出了“肺开窍于鼻”，从脏腑气血和经络走行的角度去解读“肺开窍于鼻”是非常容易理解的，鼻气通于天气，通过肺之主气司呼吸，肾之纳气而吸入天之清气，充于胸中，然后依赖肺之宣发肃降、肝脾之疏泄升降而布散于全身。此提法亦可从同气相求，各有所归，以类相集，即从“五脏应四时，各有收受”的角度去解读。秋天阳气下降，燥气始生，合为秋天阳明燥金之气，万物华实已成，丰收季节，肃敛容平之气养于肺，荣养肺气与肺精。后世从脏腑气血和经络走行的角度去解读“肺开窍于鼻”，从另一个角度亦能证实该观点的普适性和实用性。

条文五 北方黑色，入通于肾，开窍于二阴，藏精于肾，故病在溪；其味咸，其类水，其畜彘，其谷豆，其应四时，上为辰星，是以知病之在骨也，其音羽，其数六，其臭腐。

解析五 本篇条文首次提出了“肾开窍于二阴”，从脏腑气血、经络走行和水谷代谢的角度去解读“肾开窍于二阴”是非常容易理解的。肾在下，主藏精，主纳气，主水液，肾气所化生精气如生殖之精走于前阴，经血行于女子胞血之窍；水谷代谢之糟粕，废水走于尿窍（溺窍），粪便矢气走于后阴之矢窍。此提法若是从同气相求，各有所归，以类相集，即从“五脏应四时，各有收受”的角度去解读，冬季阳气闭藏，天寒地冻，合为冬气之冷藏，万物凋零，精气归于肾根。冷冽之气入于二阴，养于肾，荣养肾气肾精。后世从脏腑气血、经络走行和水谷代谢的角度去解读“肾开窍于二阴”，从另一个角度亦能证实该观点的普适性和实用性。

肾藏精，而“精者，身之本也”（《素问·金匮真言论》），肾与九窍皆有关联当本于肾藏精这一物质基础。诸窍中与肾关系最为密切者当属耳，《素问·阴阳应象大论》云：“肾主耳……在脏为肾……在窍为耳”，肾开窍于耳，其生理功能主要依赖肾精和肾气的充养作用。肾藏精，精生髓，脑为髓聚而成，且耳与脑相连，故肾精通过脑髓的联通而充养耳窍，维持其正常的生理功能。肾精充足，髓海得养，则听觉灵敏，正如《医林改错·脑髓说》指出：“两耳通脑，所听之声归于脑，脑气虚，脑缩小，脑气与耳窍之气不接，故耳虚聋……脑髓渐满，囟门长全，耳能听”。肾气亦有温养耳窍的作用，如《灵枢·脉度》云：“肾气通于耳，肾和则耳能闻五音矣”，故在肾精和肾气共同作用之下，耳能发挥其正常的听觉功能，故后世医家张介宾在《景岳全书·耳证》有云：“若精气调和，肾气充足，则耳目聪明”，《证治准绳·耳》亦云：“肾通乎于耳，所主者精，精气调和，肾气充足，则耳闻而聪”。

耳闻声之远近亦与肾有关，《灵枢·师传》曰：“肾者，主为外，使之远听”，若肾中精气充足，则听觉灵敏，可听及远音，辨识音位。反之，若肾中精气亏虚，不能上养耳窍，则耳听不聪，听而不远，甚至近亦难闻。正如人体的生、长、壮、老、已取决于肾精、肾气的盛衰，耳的生长、发育、听觉的灵敏亦取决于肾中精气的盛衰。年幼之时，肾精尚未充实，故听觉尚较弱，听声辨音能力尚未发育完全，且不及远听；青壮年期，肾中精气逐渐充实，而达到充盛状态，故听觉灵敏，听声辨音能力强，且可听及远音；老年期，肾中精气逐渐衰败，精生乏源，无以充养耳窍，故听觉减弱，难及远音，甚则耳闭不闻。可见，耳之听觉强弱与肾中精气盛衰密切相关。

阴阳应象大论篇第五

条文一 故清阳出上窍，浊阴出下窍；清阳发腠理，浊阴走五藏；清阳实四肢，浊阴归六腑。

解析一 本段条文提出了“上窍、下窍”，而“清阳发腠理，浊阴走五藏；清阳实四肢，浊阴归六腑”之中蕴含着“清窍、浊窍”之分，归纳出窍与阴阳、脏腑、腠理、肢体的关系。清阳之气出上窍，即头面之窍；清阳之气走腠理毛窍，以肥腠理，司开合；清阳之气充实四肢，则肢体灵活，动作机敏，上肢可动可握，可提可举；下肢可行可走，可趋可跳。浊阴之气归五脏，荣养五脏，其糟粕者经由六腑（三焦、膀胱、小肠、大肠）出于下窍，即在下之前后二阴，废水出于溺窍，经血出于胞血窍，矢便出于矢窍。

条文二 阴味出下窍，阳气出上窍。味厚者为阴，薄为阴之阳；气厚者为阳，薄为阳之阴。味厚则泄，薄则通；气薄则发泄，厚则发热。

解析二 本段条文论述了气味厚薄与阴阳、功用、走窍的不同，为后世药物学的理论和实践奠定了基础。味属于阴，气属于阳；味又分为厚薄，其厚者为阴中之阴，功能发泄，其薄者阴中之阳，功能通利；气也分为厚薄，气厚者为阳中之阳，功能助阳生热，气薄者为阳中之阴，功能发散行走。味属于阴，饮食中的糟粕由下窍排出；气属于阳，轻清地阳气升发走于头面上窍。

条文三 岐伯对曰：东方生风，风生木，木生酸，酸生肝，肝生筋，筋生心，肝主目。其在天为玄，在人为道，在地为化。化生五味，道生智，玄生神，神在天为风，在地为木，在体为筋，在脏为肝，在色为苍，在音为角，在声为呼，在变动为握，在窍为目，在味为酸，在志为怒。怒伤肝，悲胜怒；风伤筋，燥胜风；酸伤筋，辛胜酸。

解析三 本段及下面四段，这五段条文共同论述了上古圣人在论理人形，列别脏腑，端络经脉，会通六合的基础上，形成的内外相应的五行脏体系，即东方风木体系，南方热火体系，中央湿土体系，西方燥金体系，北方寒水体系，每一个体系均内涵天地人三才，天含方位、季节、五行气候、星宿、生成数，地含品类、五畜、五谷、五音、五色、五味、五嗅，人含五脏、五窍、五体、五声、五志、变动、病位，完美地体现了天人相应的整体观念。三才之中，均是天在前，人居中，地在后，更强调的是天地对人的影响。

本段东方风木体系再次从同气相求，各有所归，以类相集，即从“五脏应四时，各有收受”的角度归纳出“肝主目”“肝开窍于目”，与《金匮真言论》篇基本相同，但是五脏应四时更广，论及天地人，如五体、五声、五志、五变动，内容更丰富。

条文四 南方生热，热生火，火生苦，苦生心，心生血，血生脾，心主舌。其在天为热，在地为火，在体为脉，在藏为心，在色为赤，在音为徵，在声为笑，在变动为忧，在窍为舌，在味为苦，在志为喜。喜伤心，恐胜喜；热伤气，寒胜热；苦伤气，咸胜苦。

解析四 本段南方热火体系同样从同气相求，各有所归，以类相集，即从“五脏应四时，各有收受”的角度归纳出“心开窍于舌”，与《金匮真言论》篇提出的“心开窍于耳”不同。在前文中已明确解读2种观点的异同，2种观点均有其合理性，因心主神明，不局限于开于一窍，诸窍均可见有心神。从五脏应四时和更广的角度，“心开窍于舌”是完全成立的，此段论及天地人，如五体、五声、五志、五变动，内容更丰富。

条文五 中央生湿，湿生土，土生甘，甘生脾，脾生肉，肉生肺，脾主口。其在天为湿，在地为土，在体为肉，在藏为脾，在色为黄，在音为宫，在声为歌，在变动为哕，在窍为口，在味为甘，在志为思。思伤脾，怒胜思；湿伤肉，风胜湿；甘伤肉，酸胜甘。

解析五 本段中央湿土体系同样从同气相求，各有所归，以类相集，即从“五脏应四时，各有收受”的角度归纳出“脾主口”“脾开窍于口”，与《金匮真言论》

篇基本相同。此段从五脏应四时和更广的角度，论及天地人，如五体、五声、五志、五变动，内容更丰富。

条文六 西方生燥，燥生金，金生辛，辛生肺，肺生皮毛，皮毛生肾，肺主鼻。其在天为燥，在地为金，在体为皮毛，在脏为肺，在色为白，在音为商，在声为哭，在变动为咳，在窍为鼻，在味为辛，在志为忧。忧伤肺，喜胜忧；热伤皮毛，寒胜热；辛伤皮毛，苦胜辛。

解析六 本段西方燥金体系同样从同气相求，各有所归，以类相集，即从“五脏应四时，各有收受”的角度，归纳出“肺主鼻”“肺开窍于鼻”，与《金匮真言论》篇基本相同。从五脏应四时和更广的角度，“肺开窍于鼻”是完全成立的，此段论及天地人，如五体、五声、五志、五变动，内容更丰富，体系更完整。

条文七 北方生寒，寒生水，水生咸，咸生肾，肾生骨髓，髓生肝，肾主耳。其在天为寒，在地为水，在体为骨，在脏为肾，在色为黑，在音为羽，在声为呻，在变动为栗，在窍为耳，在味为咸，在志为恐。恐伤肾，思胜恐；寒伤血，燥胜寒；咸伤血，甘胜咸。

解析七 本段北方寒水体系同样从同气相求，各有所归，以类相集，即从“五脏应四时，各有收受”的角度，归纳出“肾主耳”“肾开窍于耳”，与《金匮真言论》篇“肾开窍于二阴”不同。“肾开窍于耳”与“肾开窍于二阴”，这 2 种观点均有其合理性，前文已有详细阐述。从肾藏精的角度来看，“肾开窍于耳”是完全成立的，此段北方寒水体系论及天地人，如五体、五声、五志、五变动，内容更丰富，体系更完整。

条文八 年六十，阴痿，气大衰，九窍不利，下虚上实，涕泣俱出矣。

解析八 本段提出了“九窍不利”的概念，与《生气通天论》篇中“九窍不通”的意义相近。“九窍不通”的原因是阳不胜其阴（阴邪盛），五脏气争；“九窍不利”的原因是年六十阴痿（阴精不足），气大衰，其病机是下虚上实，其表现是涕泣俱出。

条文九 六经为川，肠胃为海，九窍为水注之气。

解析九 本段提出了九窍为水注之气，并论述了九窍之气与六经和肠胃的关系。人体的六经好比河川，肠胃犹如大海，九窍中充满了水注之气。第一，说明了窍中必有水气，如眼中有泪，鼻中有涕，这是窍发挥其功能的基础和必要条件，本学术流派将该要点总结为窍必有津液，窍若失津液则影响其功能发挥；第二，点明了窍中水注之气源于海川，即肠胃和六经。

阴阳离合论篇第六

条文 厥阴之表，名曰少阳，少阳根起于窍阴，名曰阴中之少阳。

解析 此处窍阴非窍，而是窍阴穴。在头部者，称头窍阴，位于耳后乳突后上方的位置，具有平肝镇痛、开窍聪耳的作用；在足部者，称足窍阴，在足第 4 趾外侧端，为足少阳经最下端的穴位，具有疏肝解郁、通经活络的功效。

六节藏象论篇第九

条文 岐伯曰：天以六六为节，地以九九制会，天有十日，日六竟而周甲，甲六复而终岁，三百六十日法也。夫自古通天者，生之本，本于阴阳。其气九州九窍，皆通乎天气。

解析 本段条文中“九州九窍”义同《素问·生气通天论》，指的是地之九州，人之九窍，都与天气相通。自古以来，生命的根本都是通于天气，而这个根本不外乎天地阴阳。

移精变气论篇第十三

条文 当今之世不然，忧患缘其内，苦形伤其外，又失四时之从，逆寒暑之宜，贼风数至，虚邪朝夕，内至五脏骨髓，外伤空窍肌肤，所以小病必甚，大病必死，故祝由不能已也。

解析 本段条文中空窍肌肤，空窍和肌肤并列，其义是指贼风外邪从空窍和肌肤毛窍侵袭而入，外伤空窍肌肤发为小病，内伤五脏骨髓发为大病。这时的治疗就需要针石治其外，药物治其内，靠祝由是不能治好这类疾病了，因为其精气已经大伤了。

诊要经终论篇第十六

条文 冬刺俞窍于分理，甚者直下，间者散下。

解析 此段条文言春夏秋冬四时各有所刺，法其所在。冬天应当俞窍之分理。《类经》张介宾注曰："孔穴之深者曰窍。冬气在髓中，故当深取俞窍于分理间也。"张志聪注："分理者，分肉之腠理，乃溪谷之会。溪谷属骨，而外连于皮肤，是以春刺分理者，外连皮肤之腠理也。冬刺俞窍于分理也，近筋骨之腠理也。盖冬气闭藏，而宜于深刺也。"甚者直下，指病重者应诊察出其病邪所在，直刺深入；间者散下，指病轻者应于其病邪所在，或左或右，或上或下，散布其针而缓下之。

玉机真脏论篇第十九

条文 帝曰：夫子言脾为孤脏，中央以灌四旁，其太过与不及，其病皆何如？岐伯曰：太过则令人四肢不举；其不及，则令人九窍不通，名曰重强。

解析 此段条文前讲春夏秋冬四时脉象，随着季节的不同，可发生正常与异常的变化。脾为孤脏，在五行属土，位居中央，以滋养于心、肾、肝、肺四脏。正常的脾脉是不能见到的，能见到的是脾的病脉。脾脉太过则使人四肢不能举动；脾脉不及则使人九窍不通，又称为重强。王冰注曰："重，谓脏气重迭；强，谓气不和顺。”吴昆注：“言邪胜也。”《类经》注：“不柔和貌，沉重拘强也”，提出九窍不通，在脉象上表现为脾脉锐而短，不从容和缓，如鸟之喙，主病在里。

通评虚实论篇第二十八

条文一 隔塞闭绝，上下不通，则暴忧之病也。暴厥而聋，偏塞闭不通，内气暴薄也。

解析一 本段条文虽然没有窍的字眼出现，但是“隔塞闭绝，上下不通”“暴厥而聋，偏塞闭不通，内气暴薄也”的表述当中，蕴含了“窍闭”的表现。为什么会出现窍闭？有由于突然忧愁不解所导致的；有情志不遂，阴阳失去平衡，阳气上迫所导致的。窍闭可表现为耳聋、大小便不通、脑窍不通、不省人事。

条文二 黄帝曰：黄疸暴痛，癫疾厥狂，久逆之所生也。五脏不平，六腑闭塞之所生也。头痛耳鸣，九窍不利，肠胃之所生也。

解析二 本段条文提出头痛耳鸣，九窍不利是因为肠胃痞塞，脉道阻滞所导致，浊气不降，则清阳之气不能上升，浊邪害清，清窍不利。五脏不和，六腑气机闭塞不通，导致经气运行不利，气血阻滞，窍失于荣养，表现为九窍不利。

针解篇第五十四

条文一 人皮应天，人肉应地，人脉应人，人筋应时，人声应音，人阴阳合气应律，人齿面目应星，人出入气应风，人九窍三百六十五络应野。

解析一 本段条文主要讲天人相应的具体对应关系。人之皮应天，人之肉应地，人之脉应人，筋应四时，声应五音，脏腑阴阳相合应六律，面部的齿、面目应七星，呼吸出入之气应风，人的九窍和三百六十五络对应九野。

条文二 故一针皮，二针肉，三针脉，四针筋，五针骨，六针调阴阳，七针益精，八针除风，九针通九窍，除三百六十五节气，此之谓各有所主也。

解析二 本段条文主要讲九针与天地四时阴阳相应合对应关系。九针中，一应天针皮，二应地针肉，三应人针脉，四应四时针筋，五应五音针骨，六应六律针调阴阳，七应七律针益精，八应八风针除风，第九针用以通利九窍。去除三百六十五节的邪气，这就是所谓九针，各有其用途和主治范围。

条文三 九窍三百六十五。人一以观动静天二以候五色七星应之以候发毋泽五音一以候宫商角徵羽六律有余不足应之二地一以候高下有余九野一节俞应之以候闭节三人变一分人候齿泄多血少十分角之变五分以候缓急六分不足三分寒关节第九分四时人寒温燥湿四时一应之以候相反一四方各作解。

解析三 本段条文开头之“九窍三百六十五”，新校正云：“按全元起本无此七字”。后面条文残缺已久，王冰注云：“此一百二十四字，蠹简烂文，文义残缺，莫可追究”，其与九窍三百六十五间的关系，存之待考。结合前后文，若强做解释，九窍三百六十五其义同前，即是指外在九窍和三百六十五穴，通过观察外在九窍三百六十五穴的改变，可以司外揣内，洞察天地之气、五音六律的变化，进而做出适应性改变，以和于天地。

调经论篇第六十二

条文 帝曰：人有精气津液，四肢九窍，五脏十六部，三百六十五节，乃生百病，百病之生，皆有虚实。今夫子乃言有余有五，不足亦有五。何以生之乎？岐伯曰：皆生于五脏也。

解析 本段条文指出，人有精气津液，四肢和九窍，五脏和十六部经脉，三百六十五节，以维持正常生理活动。若这些活动发生异常，便会产生疾病，其中的九窍即是《素问·生气通天论》篇所讲的九州九窍。下面的三百六十五节，有 2 种解释，一是指全身关节，一是指全身腧穴，如王冰注："三百六十五节，非谓骨节，是神气出入之处也"。

至真要大论篇第七十四

条文 太阴之复，湿变乃举，体重中满，食饮不化，阴气上厥，胸中不便，饮发于中，咳喘有声；大雨时行，鳞见于陆；头项痛重，而掉瘛尤甚，呕而密默，唾吐清液，甚则入肾，窍泻无度。太溪绝，死不治。

解析 本段条文提出了"窍泻"的概念，《类经》二十七卷第二十八注："窍泻无度，以肾开窍于二便，而门户不要也"。窍泻，即指二阴窍（大小便门户）不受控制，泻利无度。窍泻的原因是太阴湿土为复气，湿化之气数起，大雨时常降下，湿邪伤脾甚至伤肾，终导致肾气受损，肾气不固，阴窍失去固摄，发为窍泻之病。

著至教论篇第七十五

条文 帝曰：三阳者，至阳也，积并则为惊，病起疾风，至如礔砺，九窍皆塞，阳气滂溢，干嗌喉塞，并于阴，则上下无常，薄为肠澼。此谓三阳直心，坐不得起，卧者便身全。三阳之病，且以知天下，何以别阴阳，应四时，合之五行。

解析 本段条文提出了"九窍皆塞"的概念，塞与闭相通，九窍塞即九窍闭。九窍皆塞是因于三阳之气合并而至，阳气过盛，阳气滂溢，侵犯窍道，导致嗌干塞喉，上下无常，窍道不利。三阳之气，主卫护人体一身之表，以适应天气的变化，若人之经脉循行失其常度，则内外之邪相合而病至，必使阴阳有所偏盛而为害。

阴阳类论篇第七十九

条文一 二阳一阴，阳明主病，不胜一阴，脉耎而动，九窍皆沉。

解析一 本段条文提出了“九窍皆沉”的说法。二阳一阴合病是肝邪伤胃而阳明主病，二阳（阳明）不胜一阴（厥阴），则脉耎而动，九窍之气皆沉滞而不通利。二阳为阳明，一阴为厥阴，阳明属土，厥阴属木。二阳一阴相搏，是木来克土，肝邪伤胃，土不胜木，故云不胜一阴。脉耎为胃气，脉动是肝气，九窍之气皆为阳明所及，今胃为肝气所伤，则胃气不行，故九窍皆沉滞而不通利。

条文二 二阴一阳，病出于肾，阴气客游于心脘、下空窍，堤闭塞不通，四肢别离。

解析二 本段条文提出了“脘下空窍”的说法。二阴一阳合病，为水邪乘火，病出于肾，阴气上行至心，胃土气衰不能制水，故脘下空窍皆如被堤坝阻滞而闭塞不通，四肢好像离开身体一样不为所用。二阴为少阴，一阳为少阳，少阴属水，少阳此处指三焦。肾为阴脏，故其气亦阴，三焦为火腑，内贯三停，外通九窍。故肾水为病，阴气充斥，上自心脘，下及诸窍，而令闭塞如堤也。四肢本属胃土，水盛则反侮土，故亦令别离也。

解精微论篇第八十一

条文 夫心者，五藏之专精也，目者，其窍也，华色者，其荣也。

解析 本段条文提出了目为心之窍，结合前文论述有《素问·金匮真言论》中“心开窍于耳”与《素问·阴阳应象大论》中“心开窍于舌”等诸说，可见《黄帝内经》不同篇章关于心之开窍有3种不同讲法。心脏是人体五脏六腑之大主，五脏的精气均由心来统辖，目是心之外窍，光华色泽是心的外荣。因此，当人有所得的时候，则喜悦现于目；人在失意的时候，则忧愁见于色。

第二节 《黄帝内经·灵枢》官窍论述条文解析

本输第二法地

条文 胆出于窍阴，窍阴者，足小指次指之端也，为井金；溜于侠溪，侠溪，足小指次指之间也，为荥；注于临泣，临泣，上行一寸半，陷者中也，为腧；过于丘墟，丘墟，外踝之前下，陷者中也，为原；行于阳辅，阳辅，外踝之上，辅骨之前，及绝骨之端也，为经；入于阳之陵泉，阳之陵泉，在膝外陷者中也，为合，伸而得之，足少阳也。

解析 本段条文再次提到了窍阴，并论述了五输穴。窍阴即窍阴穴，前一节《素问·阴阳离合论》篇已详细阐述，下面重点介绍五输穴。五输穴指人体五类孔穴，这些孔穴都在四肢。足少阳胆经出于井、溜于荥、注于俞、行于经、入于合，以及胆经五输穴井、荥、俞、经、合的名称和具体部位。古人以流水来比喻人体经脉气血的流行，井穴指经络之气流行分支的起点，如泉水初出之处，即所出为井；荥穴指经络之气开始分支四布之处，如水从水源流出后在一定的地方分流四布，即所溜为荥；俞穴指经络之气灌注之所，如水之自上而下，细小的水流渐入深处，即所注为俞；经穴在俞穴之后，是脉气所行之处，如水流迅速流过，即所行为经；合穴是经络之气会合衔接之处，如水流入海，会合一处，即所入为合。人体经络之气，其流行情况是从井穴开始，至合穴会合，由小到大，由浅到深，有如江水的流行一样。

邪气藏府病形第四法时

条文 黄帝问于岐伯曰：首面与身形也，属骨连筋，同血合于气耳。天寒则裂地凌冰，其卒寒，或手足懈惰，然而其面不衣，何也？岐伯答曰：十二经脉，三百六十五络，其血气皆上于面而走空窍，其精阳气上走于目而为睛，其别气走于耳而为听。其宗气上出于鼻而为臭，其浊气出于胃，走唇舌而为味。其气之津液，皆上熏于面，而皮又厚，其肉坚，故天气甚寒，不能胜之也。

解析 本段条文再次提到了空窍的概念，前文见于《素问·四气调神大论》《素问·移精变气论》篇中。空窍为复词，空（孔）即是窍，窍即是空（孔）。十二经脉，三百六十五络，其血气皆上于面，注于头面空窍（上窍、五窍、七窍）。也就是说，头面空窍中充满了经络血气的精华，正如前文《素问·阴阳应象大论》篇所云："六经为川，肠胃为海，九窍为水注之气。"水注之气中，其精阳气上走于目而为睛，可视万物；其别气走于耳而为听，可别五音；其宗气上出于鼻而为臭，可嗅五味；其浊气出于胃，走唇舌而为味，可别五味，可言语而发心声。五官中充满了气血津液的精华，所以才具有特殊的功能，如视觉、听觉、嗅觉、味觉和言语功能。

本段中黄帝还问了一个很有意思的问题，那就是天寒地冻的时候，手足胸腹皆冷，需要穿裹上厚厚的衣服，但是面部暴露在外边，却不是很怕冷呢？岐伯是这样回答的：气之津液皆上熏于面，而皮又厚，其肉坚，故天气甚寒，不能胜之也，也就是说人体的十二经脉，三百六十五络的血气精华皆灌注于头面，头为诸阳之会，气血丰富，皮厚肉坚，虽然天气大寒，但面部仍较其他部位耐寒耐冷。

根结第五法音

条文一 太阳根于至阴，结于命门。命门者，目也。阳明根于厉兑，结于颡大。

颡大者，钳耳也。少阳根于窍阴，结于窗笼。窗笼者，耳中也。太阳为开，阳明为阖，少阳为枢。故开折，则肉节渎而暴病起矣。故暴病者，取之太阳，视有余不足。渎者，皮肉宛膲而弱也。阖折，则气无所止息而痿疾起矣。故痿疾者，取之阳明，视有余不足。无所止息者，真气稽留，邪气居之也。枢折，即骨繇而不安于地，故骨繇者，取之少阳，视有余不足。骨繇者，节缓而不收也，所谓骨繇者，摇故也，当穷其本也。

解析一 本段条文阐述了三阳经的根穴和结穴，其根在足趾端，其结在头面部。根，根本也，脉气所起为根；终，终结，脉气所归为结。足太阳经根于至阴穴，结于命门，即眼睛之睛明穴；足阳明经根于厉兑，结于颡大，颡大为颊下两耳之旁大迎穴；足少阳根于窍阴，结于窗笼，窗笼即听宫穴。

太阳为开，阳明为阖，少阳为枢。张景岳曰："此总三阳为言也。太阳为开，为阳气发于外，为三阳之表；阳明为阖，为阳气蓄于内，为三阳之里；少阳为枢，谓阳气在表里之间，可出可入如枢机也。所谓开阖枢者，不过欲明内外，而分其辨治之法也。"阳气的开阖枢与经络官窍的关系非常密切，头面部的官窍，多为经脉之气的终结，所归之处，头面五官的开合影响着精气、经气的出入。

条文二 足太阳根于至阴，溜于京骨，注于昆仑，入于天柱、飞扬也。足少阳根于窍阴，溜于丘墟，注于阳辅，入于天容、光明也。足阳明根于厉兑，溜于冲阳，注于下陵，入于人迎、丰隆也。手太阳根于少泽，溜于阳谷，注于小海，入于天窗，支正也。手少阳根于关冲，溜于阳池，注于支沟，入于天牖、外关也。手阳明根于商阳，溜于合谷，注于阳溪，入于扶突、偏历也。此所谓十二经者，盛络皆当取之。

解析二 本段条文中提到的"足少阳根于窍阴"，义同前文，此处不在赘言。本段条文陈述了六阳经根、溜、注、入的穴位。六阳经其根皆在指趾端井穴，其溜皆在跗上或手背部原穴(手太阳小肠经在经穴)，其注皆在腕膝或腕肘部经穴(手太阳小肠经在合穴)，其上入皆在颈项部，其下入皆在肘膝以下络穴。通过针、灸、刺、敷等方法，选择作用于经脉之根、溜、注、入的穴位，可以调节经气的虚实寒热。

人体是一个有机的整体，以五脏为中心，配以六腑，通过经络及穴位把五脏、六腑、五官、九窍、四肢、百骸等全身组织器官联系成有机整体，并通过气血精津液的作用，来完成机体统一的功能活动。经络之间纵横交贯，遍布全身，穴位如星罗棋布，贯通内外。人体气血的运行，脏腑器官功能活动之间的联系和协调，均须通过经络穴位系统的运输传导、联络调节等功能方可实现，并使其成为一个有机的整体。

营气第十六

条文 黄帝曰：营气之道，内谷为宝，谷入于胃，乃传之肺，流溢于中，布散于外，精专者行于经隧，常营无已，终而复始，是谓天地之纪。故气从太阴出，注手阳明，上行注足阳明，下行至跗上，注大趾间，与太阴合，上行抵髀，从脾注心中；循手少阴，出腋下臂，注小指，合手太阳，上行乘腋出䪼内，注目内眦，上巅下项，合足太阳，循脊下尻，下行注小指之端，循足心注足少阴，上行注肾，从肾注心，外散于胸中；循心主脉出腋下臂，出两筋之间，入掌中，出中指之端，还注小指次指之端，合手少阳，上行注膻中，散于三焦，从三焦注胆，出胁注足少阳，下行至跗上，复从跗注大趾间，合足厥阴，上行至肝，从肝上注肺。上循喉咙，入颃颡之窍，究于畜门；其支别者，上额循巅下项中，循脊入骶，是督脉也，络阴器，上过毛中，入脐中，上循腹里，入缺盆，下注肺中，复出太阴。此营气之所行也，逆顺之常也。

解析 本段条文提到了“颃颡之窍”“畜门”，和窍相关。颃颡者，口腔深部，腭之上窍，口鼻之气及涕唾，从此相通，即指鼻咽、口咽与喉咽部；畜门，畜音嗅，即嗅门，指外鼻道。

本段简明阐述了营气在人体中循脉运行的规律：从手太阴肺经开始，顺序流注于手阳明大肠经、足阳明胃经、足太阴脾经、手少阴心经、手太阳小肠经、足太阳膀胱经、足少阴肾经、手厥阴心包经、手少阳三焦经、足少阳胆经、足厥阴肝经，再由肝注入肺经。其之别者，又行于督任二脉，下注于肺中，再由肺开始，按照上述顺序营于诸脉，走于脏腑，荣于官窍，终而复始，常营无已。

营气来源于水谷，化生于中焦脾胃，故本篇提出“营气之道，内谷为宝。”《灵枢·营卫生会》也说：“中焦亦并胃中，出上焦之后，此所受气者，泌糟粕，蒸津液，化其精微，上注于肺脉，乃化而为血，以奉生身，莫贵于此，故独得行于经隧，命曰营气。”该文明确地指出，营气的生化是由水谷入胃，经人体的气化作用，脾胃的吸收转输，上注于肺脉，成为血脉的组成部分，并按照十四经常道运行于经脉之中。

营气在人体生命活动过程中，具有特殊的功能。《素问·痹论》说：“营者，水谷之精气也，和调于五脏，洒陈于六腑，乃能入于脉也，故循脉上下，贯五脏，络六腑也。”营气具有内养五脏六腑，外满皮毛筋骨的生理作用。只有血脉调和，营卫通利，人体的脏腑活动才能维持正常，全身的肌肉、筋骨、关节才能健壮有力，活动自如；官窍才能发挥其视、听、嗅、味、言、汗及开合功能。营之与血可分而不可离，《灵枢·邪客》说：“营气者，泌其津液，注之于脉，化以为血，以荣四末，内注五脏六腑”，说明营可化血，血中有营，营血俱行脉中，以行濡养全身的功能。故营气衰则血必不足，血虚者营必受损，营和血在生化过程、循行规律、生理功能、病理变化等诸方面，都有着休戚与共的密切关系，所以，通常将营血并称，但营和血还是有一定区别的，可概括为“血言营之体，营言血之用”。

营气的特性为精专柔顺，其循行有严格的规律性。营气出于中焦，注手太阴肺经，循十四经常道运行于全身，一昼夜共行五十周，终而复始，如环无端。营气和卫气同源异流，关系非常密切。《灵枢·营卫生会》篇说：“人受气于谷，谷入于胃，以传于肺，五脏六腑，皆以受气，其清者为营，浊者为卫”，由此可知，营卫都是水谷精微所化，但由于二者特性有别，故在人体中的生理作用也不相同。《素问·痹论》说：“卫气者，水谷之悍气也，其气慓疾滑利，不能入于脉也，故循皮肤之中，分肉之间，熏于肓膜，散于胸腹。”卫主气，营主血，卫属阳而营属阴，卫有捍卫于外的保卫作用，营气有充养于内的营养功能。一般来说，营卫主要体现在功能方面，气血主要体现在物质基础方面，即在人体的生理过程中，营卫通过气血的运行而发挥作用。这些阴阳、内外、物质、功能等对偶概念，揭示了营卫气血的相互依存关系，故《难经·三十难》曰：“荣行脉中，卫行脉外，营周不息，五十度而复大会，阴阳相贯，如环无端，故知营卫相随也”。

脉度第十七

条文 经脉为里，支而横者为络，络之别者为孙，盛而血者疾诛之，盛者泻之，虚者饮药以补之。五藏常内阅于上七窍也，故肺气通于鼻，肺和则鼻能知臭香矣；心气通于舌，心和则舌能知五味矣；肝气通于目，肝和则目能辨五色矣；脾气通于口，脾和则口能知五谷矣；肾气通于耳，肾和则耳能闻五音矣。五藏不和则七窍不通，六府不合则留为痈。故邪在府则阳脉不和，阳脉不和则气留之，气留之则阳气盛矣。阳气太盛则阴不利，阴脉不利则血留之，血留之则阴气盛矣。阴气太盛，则阳气不能荣也，故曰关。阳气太盛，则阴气弗能荣也，故曰格。阴阳俱盛，不得相荣，故曰关格。关格者，不得尽期而死也。

解析 本段条文首次提出“五藏常内阅于上七窍”和“五藏不和则七窍不通”的经典阐述，提出了脏腑的外在反映点是官窍，脏腑的不和可以导致官窍的不通和失用。五藏常内阅于上七窍，阅，即阅历相通的意思；上七窍，即颜面部的两目、两耳、鼻、口、舌。肺气通于鼻，肺和则鼻能知臭香；心气通于舌，心和则舌能知五味；肝气通于目，肝和则目能辨五色；脾气通于口，脾和则口能知五谷；肾气通于耳，肾和则耳能闻五音。五脏藏于内，其精气通过所属的经脉上通于七窍，使有诸内而形诸外，所以说五藏常内阅于上七窍。六腑不和，则气留滞而发热，热盛其气血留滞于肌腠，大热肉腐，发生疮疡痈肿。

本段在讨论脉度的基础上，进一步论述了经脉在人体生理活动、病理变化过程中的重要作用。“阴脉荣其脏，阳脉荣其腑”，气血津液“内溉脏腑，外濡腠理”。经脉输送五脏精气上阅于七窍，五脏之气和调则七窍和利；反之，“五脏不和则七窍不通，六腑不和则留为痈”，脏腑阴阳阻格不通，则形成关格。

口问第二十八

条文一 黄帝曰：人之哀而泣涕出者，何气使然？岐伯曰：心者，五藏六府之主也；目者，宗脉之所聚也，上液之道也；口鼻者，气之门户也。故悲哀愁忧则心动，心动则五藏六府皆摇，摇则宗脉感，宗脉感则液道开，液道开故泣涕出焉。液者，所以灌精濡空窍者也，故上液之道开则泣，泣不止则液竭，液竭则精不灌，精不灌则目无所见矣，故命曰夺精。补天柱经侠颈。

解析一 本段条文关于窍的阐述颇为经典，提出“口鼻为气之门户”“宗脉感则液道开，液道开则泣涕出”“液者所以灌精濡空窍者也”“液竭则精不灌，精不灌则目无所见矣，故命曰夺精”等诸说，较为完整地阐述了官窍与气、精、津液、涕泣、情志、心、五脏六腑、宗脉的关系。

本段中，黄帝先从一个常见的小问题为引子，就是问人悲哀的时候为什么会流眼泪鼻涕，逐步引出官窍相关的脏腑、宗脉、精气津液相关性阐述。岐伯回答说，人会因为悲哀忧愁而心神不宁，造成脏腑功能失常，心为五脏六腑之大主，心动则诸脉皆动，五藏六腑皆摇，摇则宗脉感，宗脉感则液道开，液道开，即泪涕之道皆开而导致涕泪俱下。涕泣不止则伤液而导致液竭，液竭则精不灌，精不灌则目无所见矣，故命曰夺精。治疗夺精的方法就是补天柱穴，该穴位于挟颈项部的足太阳膀胱经。

概括本段关于官窍的阐述，可以总结出以下几点。

（1）窍为气之门户，文中提出“口鼻为气之门户”，口鼻代之诸窍，气代指精气神、津液血气，在下文中还会提出“奇邪走空窍”，窍亦是邪气出入的通道。

（2）窍连宗脉，文中提出“宗脉感则液道开，液道开则泣涕出”，液道开于官窍，官窍连于宗脉。

（3）窍必有（津）液，“液者所以灌精濡空窍者也”，如目有泪（泣）、鼻有涕、耳有耵聍、口舌有津液涎唾，毛窍有汗液，二阴窍亦有相应的外分泌液等，液可以灌精濡养空窍，液是精窍功能发挥的基础，液不足则影响精窍的发挥，会导致精窍失用失聪。

（4）失精由窍，经文中虽然未明确提出此说，但综合前面所言，窍是精气的门户，内联经脉脏腑，窍的过度开放，会导致精气溢泄。譬如一个人如失眠或过度看视频看电影，窍处于过开状态，是会导致心精耗伤，心神外逸的。

条文二 凡此十二邪者，皆奇邪之走空窍者也。故邪之所在，皆为不足，故上气不足，脑为之不满，耳为之苦鸣，头为之苦倾，目为之眩；中气不足，溲便为之变，肠为之苦鸣；下气不足，则乃为痿厥心悗。补足外踝下留之。

解析二 本段条文提出了“奇邪走空窍”“邪之所在，皆为不足”的经典论述。邪气侵犯人体，常常是正气不足的情况下，从空窍而入，所以说窍也是邪气出入的门户。上气不足，会影响脑髓充养不足，从而导致耳鸣、头倾、目眩；中气不足，会影响中焦脾胃功能，从而导致肠鸣腹泻，大小便的改变；下气不足，会影响肝肾功能，从而导致四肢痿弱无力、厥冷或心胸满闷。

胀论第三十五

条文 黄帝曰：藏府之在胸胁腹里之内也，若匣匮之藏禁器也，各有次舍，异名而同处，一域之中，其气各异，愿闻其故。黄帝曰：未解其意，再问。岐伯曰：

夫胸腹，藏府之郭也。膻中者，心主之宫城也。胃者，太仓也。咽喉小肠者，传送也。胃之五窍者，闾里门户也。廉泉玉英者，津液之道也。故五藏六府者，各有畔界，其病各有形状。营气循脉，卫气逆为脉胀，卫气并脉，循分为肤胀。三里而泻，近者一下，远者三下，无问虚实，工在疾泻。

解析 本段条文提出了胃之五窍，张景岳曰：“闾，巷门也。里，邻里也。胃之五窍，为闾里门户者，非言胃有五窍，正以上自胃脘，下至小肠大肠，皆属于胃，故曰闾里门户，如咽门、贲门、幽门、阑门、魄门，皆胃气之所行也，故总属胃之五窍”。

廉泉、玉英二穴俱属任脉，玉英即玉堂穴，二穴是津液之通道。张隐庵曰：“盖水谷入胃，其味有五，津液各走其道：酸先入肝，苦先入心，甘先入脾，辛先入肺，咸先入肾。五脏主藏水谷之精者也，其流溢下焦之津液，从任脉而出于廉泉玉英，以濡上之空窍”。

阴阳清浊第四十

条文 黄帝曰：诸阳皆浊，何阳浊甚乎？岐伯曰：手太阳独受阳之浊，手太阴独受阴之清，其清者上走空窍，其浊者下行诸经。诸阴皆清，足太阴独受其浊。

解析 本段条文提出“清者上走空窍，浊者下行诸经”。手太阳独受阳之浊，此处手太阳指手太阳经所合之腑，即小肠，主要受纳胃腑传来之糟粕，有形质重者为浊，糟粕但浊无清，故称小肠受浊中之甚者。手太阴独受阴之清，此处手太阴指手太阴肺经，肺主气司呼吸，主治节，所受之气来自天之清气，其清气上出咽喉，为音为声，为煦腠皮肤，皆出入于一定的空窍，故称上走空窍，以清气上升故也。谷气为浊，天气为清。清者注阴，足太阴脾所受，乃胃中水谷所化生之精气，尚未与天气合，故较其他脏为浊。浊与清乃相对而言，脾受之浊与小肠所受之浊有本质的不同，一为精血，乃清中之浊，一为糟粕，乃浊中之甚者，必别之而勿混淆。

外揣第四十五

条文 岐伯曰：日与月焉，水与镜焉，鼓与响焉。夫日月之明，不失其影，水镜之察，不失其形，鼓响之应，不后其声，动摇则应和，尽得其情。黄帝曰：窘乎哉！昭昭之明不可蔽，其不可蔽，不失阴阳也。合而察之，切而验之，见而得之，若清水明镜之不失其形也。五音不彰，五色不明，五脏波荡，若是则内外相袭，若鼓之应桴，响之应声，影之似形。故远者，司外揣内，近者，司内揣外，是谓阴阳之极，天地之盖。

解析 本段提出“远者司外揣内，近者司内揣外”的学术认知，虽经文中没有窍字，但却揭示了官窍与脏腑的内外联系，是相互为用、相互影响、相互反衬的。人体是一个有机的整体，五脏在人身之内，虽不可见，但其内在病变却可通过外表的五音五色来推而知之。五音五色和五脏的相互关系，在《内经》中的论述是很多的，如《素问·阴阳应象大论》说：“在脏为肝，在色为苍，在音为角”“在脏为心，在色为赤，在音为徵”“在脏为脾，在色为黄，在音为宫”“在脏为肺，在色为白，在音为商”“在脏为肾，在色为黑，在音为羽”。因此，如果五音不彰，五色不明，就可以知道“五脏波荡”，因为它们是内外相袭的，若“鼓之应桴，响之应声，影之似形”，五音五色见于外，因脏气而彰明；五脏之气藏于内，因形声而发露。所以说，内外相袭，外内相应，司外可揣内，司内可揣外。

卫气第五十二

条文 岐伯曰：博哉圣帝之论！臣请尽意悉言之。足太阳之本，在跟以上五寸中，标在两络命门。命门者，目也。足少阳之本，在窍阴之间，标在窗笼之前。窗笼者，耳也。足少阴之本，在内踝下上三寸中，标在背俞与舌下两脉也。足厥阴之本，在行间上五寸所，标在背俞也。足阳明之本，在厉兑，标在人迎颊挟颃颡也。足太阴之本，在中封前上四寸之中，标在背俞与舌本也。

解析 本段条文论述了足三阳三阴经的标部、本部所在部位及其气穴。足太阳经标在两络命门，两络是指内眦外的睛明穴，左右各一，故称为两络命门，杨上善注："肾为命门，上通太阳于目，故目为命门"。足少阳之本在窍阴之间，标在窗笼（听宫穴）。窍阴，此处窍阴非窍，是指窍阴穴。在头部者，称头窍阴；在足部者，称足窍阴，同属足少阳胆经。头窍阴位于头部，耳后乳突后上方的位置，具有平肝镇痛、开窍聪耳的功效，对醉酒、晕车有一定的治疗作用。足窍阴在足第 4 趾外侧端，为足少阳经最下端的穴位，具有疏肝解郁、通经活络的功效，对头痛、耳鸣等症状有一定的治疗作用。

动输第六十二

条文 黄帝曰：足之阳明何因而动？岐伯曰：胃气上注于肺，其悍气上冲头者，循咽，上走空窍，循眼系，入络脑，出顑，下客主人，循牙车，合阳明，并下人迎，此胃气别走于阳明者也。故阴阳上下，其动也若一，故阳病而阳脉小者为逆，阴病而阴脉大者为逆。故阴阳俱静俱动，若引绳相倾者病。

解析 本段条文提出胃气及肺中之气相合，其悍气上冲于头，充实头面官窍，荣养脑髓，循经下入人迎，复合于胃经。此处上走空窍，实即指头面的五窍或七窍（两目、两耳、两鼻、口舌），胃气和清气是头面官窍行使功能的基础。官窍功能的异常可以反映内脏功能、经络气血是否异常，也可体现在经脉上，是后世三部九候脉诊的基础。

百病始生第六十六

条文 黄帝曰：愿尽闻其所由然。岐伯曰：其著孙络之脉而成积者，其积往来上下，臂手孙络之居也，浮而缓，不能句积而止之，故往来移行肠胃之间，水凑渗注灌，濯濯有音，有寒则䐜䐜满雷引，故时切痛。其著于阳明之经，则挟脐而居，饱食则益大，饥则益小。其著于缓筋也，似阳明之积，饱食则痛，饥则安。其著于肠胃之募原也，痛而外连于缓筋，饱食则安，饥则痛。其著于伏冲之脉者，揣之应手而动，发手则热气下于两股，如汤沃之状。其著于膂筋在肠后者，饥则积见，饱则积不见，按之不得。其著于输之脉者，闭塞不通，津液不下，孔窍干壅。此邪气之从外入内，从上下也。

解析 本段条文提出了“孔窍干壅”之说，邪气从外入内，留着于输之脉者，会导致经脉闭塞不通，津液不能下润，从而导致空窍干壅。空窍干壅会导致窍的功能失用，临床上可以表现为干眼症、干燥综合征、口干症等。以此条看，窍的功能要正常发挥，不仅需要脏气功能的正常，而且需要经脉通畅、津液正常输布、以及外避邪气毒气，如此方可以保证窍的灵敏性和感知性。

邪客第七十一

条文 黄帝问于伯高曰：愿闻人之肢节以应天地奈何？伯高答曰：天圆地方，人头圆足方以应之。天有日月，人有两目；地有九州，人有九窍；天有风雨，人有喜怒；天有雷电，人有声音；天有四时，人有四肢；天有五音，人有五脏；天有六律，人有六腑；天有冬夏，人有寒热；天有十日，人有手十指；辰有十二，人有足十指，茎垂以应之，女子不足二节，以抱人形；天有阴阳，人有夫妻；岁有三百六十五日，人有三百六十五节；地有高山，人有肩膝；地有深谷，人有腋腘；地有十二经水，人有十二经脉；地有泉脉，人有卫气；地有草蓂，人有毫毛；天有昼夜，人有卧起；天有列星，人有牙齿；地有小山，人有小节；地有山石，人有高骨；地有林木，人有募筋；地有聚邑，人有腘肉；岁有十二月，人有十二节；地有四时不生草，人有无子。此人与天地相应者也。

解析 本段条文采用取象比类的方法，将人之身形肢节、脏腑、男女等对应天地之日月星辰、山川、草木等，说明了天人相应的道理。地有九州，人有九窍，皆为灵气聚集之地。

刺节真邪第七十五

条文 黄帝曰：刺节言发蒙，余不得其意。夫发蒙者，耳无所闻，目无所见。夫子乃言刺府输，去府病，何输使然？愿闻其故。岐伯曰：妙乎哉问也！此刺之大约，针之极也，神明之类也，口说书卷，犹不能及也，请言发蒙耳，尚疾于发蒙也。黄帝曰：善。愿卒闻之。岐伯曰：刺此者，必于日中，刺其听宫，中其眸子，声闻于耳，此其输也。黄帝曰：善。何谓声闻于耳？岐伯曰：刺邪以手坚按其两鼻窍而疾偃，其声必应于针也。黄帝曰：善。此所谓弗见为之，而无目视，见而取之，神明相得者也。

解析 本段条文讲述了刺五节刺法中的发蒙刺法，主治耳无所闻、目无所见，通过刺府输，可以去府病。刺法要点：必于日中，刺其听宫，中其眸子，刺邪以手坚按其两鼻窍，而疾偃其声。

九针论第七十八

条文一 七者，星也。星者，人之七窍，邪之所客于经，而为痛痹，合于经络者也。故为之治针，令尖如蚊虻喙，静以徐往，微以久留，正气因之，真邪俱往，出针而养者也。

解析一 星者，人之七窍，这是用天空的七星来比拟人在面部的七窍，以两者均高高在上，故相应。这里的七星、七窍均是举其大者言，实际是概括地比拟人体周身的空窍如天空中的星辰一样繁多。而在天空的日月星辰中，星体最小，在九针之中毫针最细，把星、空窍和毫针联系起来，所以毫针最适宜各精的孔穴之用。真气养窍，真气不足则邪气亦从窍犯于人体，治疗时亦需用毫针从窍驱邪外出，引正气重新充养官窍毛窍。

条文二 黄帝曰：愿闻身形应九野奈何？岐伯曰：请言身形之应九野也，左足应立春，其日戊寅己丑。左胁应春分，其日乙卯。左手应立夏，其日戊辰己巳。膺喉首头应夏至，其日丙午。右手应立秋，其中戊申己未。右胁应秋分，其日辛酉。右足应立冬，其日戊戌己亥。腰尻下窍应冬至，其日壬子。六府膈下三藏应中州，其大禁，大禁太一所在之日及诸戊己。凡此九者，善候八正所在之处，所主左右上下身体有痈肿者，欲治之，无以其所直之日溃治之，是谓天忌日也。

解析二 本条文把人体的左右手足、两胁、头面、胸腹、二阴等分为 9 个部位，与二十四节气的四立、二分、二至以及太一居于中宫之日的九时节分别相应。这里所谓身形应九野的配合方式，主要是根据九宫八卦的位置，结合阴阳五行的属性，来取类比象的，也就是把人体的上下左右，按上为阳、下为阴、左为阳、右为阴以及阳主升、阴主降的属性，以及四季的阴阳盛衰所表现的温凉寒热等气候变化联系起来，说明人与天地相应的道理。经文中提及“腰尻下窍应冬至”，此处的下窍即指前后二阴之窍。

第三章

糖尿病（消渴病）与糖尿病窍病（消渴窍病）

糖尿病是临床常见病、多发病，中国在糖尿病人口绝对数上一直以来都是全球之冠。2013 年我国糖尿病患病率已达到 10.9%，这一数据引起国内外的广泛关注。然而，虽然近几年中国群众健康意识有所增强，但糖尿病患者人数快速增长这一趋势并未得到根本性的改变。

由中华医学会内分泌学分会前任主任委员、上海交通大学医学院附属瑞金医院院长宁光与中国疾病预防控制中心营养与健康所研究员赵文华带领的研究团队在 2010 年统计结果的基础上，进一步跟踪了近几年的中国糖尿病发病趋势，并对近 10 万人进行了长期随访调查显示，我国 18 岁及以上成人样本中，根据国际最新临床诊断标准进行诊断的糖尿病估测患病率为 11.6%，约 1.139 亿人。此外，本次研究还显示，中国成年人群中糖尿病前期患病率为 50.1%。糖尿病前期是介于糖尿病和正常血糖之间的一种状态，被认为是糖尿病的必经阶段，是糖尿病的预警信号，具体说就是餐后血糖为 7.8 ～ 11.1 mmol/L（即糖耐量减弱），或空腹血糖为 6.1 ～ 7.0 mmol/L（即空腹血糖受损）的状态。

糖尿病属于中医“消渴”“消瘅”“脾瘅”的范畴，现统称为消渴病，是临床上比较多见的疾病，备受历代医家重视。《黄帝内经》比较早地记载了此病，并有“五脏皆柔弱者，善病消瘅”之论，其中《素问·奇病论》中提道：“此人必数食甘美而多肥也。肥者令人热，甘者令人中满，故其气上溢，转为消渴。”汉代张仲景的《金匮要略》对此有消渴专篇讨论，记载有肾气丸、白虎加人参汤治疗本病等，隋代巢元方《诸病源候论》则论述其并发症如雀盲、痈疽、水肿，唐代《备急千金要方》对本病认识较前又有进步，《外台秘要》对消渴的临床特点做了明确的论述。从宋代开始用上中下三焦分型来指导该病的辨证论治。金元四大家之一的刘完素在《三消论》中提出三消燥热学说。清代发展的特点则侧重治肺，对肾的病机地位也越来越重视，进一步阐述了命门火衰不能蒸腾的病机。同时近代名医施今墨对本病有特别见解，不仅注重滋阴清热，而且主张健脾补气。

消渴病慢性并发症众多，遍及全身多组织器官，严重影响了患者的生活质量，甚至威胁到生命。元代张子和《儒门事亲》说：“夫消渴者，多变聋盲、疮癣、痤疿之类。”因此，全面控制糖尿病的慢性并发症，延缓疾病进展成为新的治疗目的。王永炎院士从中风病的长期临证经验中，提炼出“毒”的概念，认为以“毒邪”和“络病”为深入研究的切入点，是进一步提高中医药治疗脑血管疾病疗效的突破点，这一观点基于络病病变的基本特征，并在糖尿病慢性并发症中也具有指导意义。

消渴病日久，逐渐累及官窍（目窍、耳窍、口舌窍、鼻窍、二阴窍等），导致官窍受损而失能失用，可称为糖尿病窍病。笔者认为，毒损络脉、官窍受损，进而失能失用是消渴病（糖尿病）窍病的主要病机。糖尿病窍病可表现为一窍或多窍病变，糖尿病目窍病表现为目不精，视物不清、白内障、眼底病、黄斑病；糖尿病耳窍病表现为耳不精，耳聋、听力下降；糖尿病心窍病表现为心不精，心悸、胸痹；糖尿病前阴尿窍病表现为肾不藏，水肿、蛋白尿、肾衰病等；糖尿病脑窍病表现为中风病、痴呆病；糖尿病毛窍病表现为汗出异常，感觉异常、坏疽等。

第一节　糖尿病基本知识

一、什么是糖尿病

糖尿病是一组由胰岛素分泌缺陷和 / 或胰岛素作用障碍所致的以高血糖为特征的代谢性疾病。持续高血糖与长期代谢紊乱等可导致全身组织器官，特别是眼、肾，以及心脑血管与神经系统的损害及其功能障碍和衰竭。严重者可引起失水，电解质紊乱和酸碱平衡失调等，急性并发症如糖尿病酮症酸中毒和糖尿病非酮症高渗性昏迷。本病可使患者生活质量降低、寿命缩短、病死率增高，应积极防治。

二、糖尿病分为哪些类型

根据目前对糖尿病病因的认识，将糖尿病分为四大类：1 型糖尿病、2 型糖尿病、其他特殊类型糖尿病以及妊娠糖尿病。其中 1 型糖尿病又分为免疫介导性和特发性 2 个亚型；2 型糖尿病是临床最常见的糖尿病类型，是糖尿病人群的主体，约占糖尿病患者的 90%。

三、糖尿病的病因与发病机制

（一）遗传因素

举世公认，糖尿病是遗传性疾病。遗传学研究表明，糖尿病发病率在血统亲属中与非血统亲属中有显著差异，前者较后者高出 5 倍。在 1 型糖尿病的病因中遗传因素的重要性为 50%，而在糖尿病 2 型中其重要性达 90% 以上。因此，遗传因素引起 2 型糖尿病的概率明显高于 1 型糖尿病。

（二）精神因素

近年来，中外学者确认了精神因素在糖尿病发生、发展中的作用，认为伴随着精神的紧张、情绪的激动以及各种应激状态，会引起升高血糖激素的大量分泌，如生长激素、去甲肾上腺素、胰高血糖素以及肾上腺皮质激素等。

（三）肥胖因素

目前认为肥胖是糖尿病的一个重要诱发因素，60% ～ 80% 的成年糖尿病患者在发病前均为肥胖者，肥胖的程度与糖尿病的发病率呈正比。有基础研究材料表明，随着年龄增长，体力活动逐渐减少时，人体肌肉与脂肪的比例也在发生改变。自 25 岁至 75 岁，肌肉组织逐渐减少，由占体重的 47% 减少到 36% 左右，而脂肪由 20% 增加到 36% 左右，这是老年人（特别是肥胖多脂肪的老年人）糖尿病患病率明显升高的主要原因之一。

（四）长期摄食过多

饮食过多而不节制，营养过剩，使潜在有功能低下的胰岛素 β 细胞负担过重而诱发糖尿病，现在国内外亦形成了“生活越富裕，身体越丰满，糖尿病越增多”的现象。

近年来，随着对糖尿病研究和认识的不断深入，从分子生物学、电镜超微结构、免疫学、生理生化学等多角度进行探索，对糖尿病的病因与发病机制又有了新的认识。

（五）感染

幼年型糖尿病与病毒感染有显著关系，感染本身不会诱发糖尿病，仅可以使隐形糖尿病得以外显。

（六）妊娠

有关专家发现妊娠次数与糖尿病的发病有关，多次妊娠易使遗传因素转弱，从而诱发糖尿病。

（七）基因因素

目前科学认为糖尿病是由几种基因受损所造成的：1 型糖尿病，人类第 6 对染色体短臂上的 HLA 某些位点出现改变；2 型糖尿病，胰岛素基因、胰岛素受体基因、葡萄糖溶酶基因和线粒体基因损伤。

总之，不管哪种类型的糖尿病，也不论是因为遗传易感而发病，还是环境因素、病毒感染发病，归根结底都是基因受损所致。换言之，糖尿病是一种多基因遗传病。

四、糖尿病有哪些临床症状

许多糖尿病患者无任何症状，仅于健康检查或因各种疾病就诊化验时发现高血糖，典型的糖尿病有以下临床症状。

（一）多尿

糖尿病患者因血糖过高，肾小球滤液中的葡萄糖又不能完全被肾小管重吸收，以致形成渗透性利尿。故糖尿病患者尿量增加，每日可达 3 000～6 000 mL，甚至 10 000 mL 以上。同时，患者排尿次数也增加，每日排尿十余次或数十次，一般血糖水平越高尿量越多，从尿中排出的糖也越多。

（二）多饮

由于患者多尿，体内水分大量丢失，引起口渴，故出现多饮症状。糖尿病患者喝水很多，但饮不解渴。

（三）多食

由于患者尿中失去大量葡萄糖，需从体外补充，加上体内葡萄糖利用障碍，引起饥饿反应，故出现多食症状。患者多食又致高血糖，高血糖又致多尿、尿糖增加，如此形成恶性循环。

（四）消瘦

糖尿病患者由于体内胰岛素不足，葡萄糖不能充分利用，使脂肪和蛋白质分解加速，导致体内碳水化合物、蛋白质以及脂肪均大量消耗，使体重减轻或出现形体消瘦。

（五）疲乏

患者主要表现为肌无力，该症状与代谢紊乱、葡萄糖利用减少以及分解代谢增加有关。

（六）其他

患者可有皮肤瘙痒症状，尤其外阴瘙痒；血糖升高较快时，还可引起眼睛屈光改变而致视物模糊。

临床典型病例可表现上述“三多一少”代谢紊乱的症状，严重者易发感染、心脏病变、脑血管病变、肾衰竭、双目失明、下肢坏疽等，甚至成为致残致死的主要原因。糖尿病酮症酸中毒与糖尿病非酮症性高渗综合征是糖尿病的严重急性并发症，初始阶段可表现为多尿、多饮、倦怠乏力、反应迟钝等，随着机体失水量的增加，病情急剧发展，出现嗜睡、定向障碍、癫痫样抽搐、偏瘫等类似脑卒中的症状，甚至昏迷。

五、糖尿病有哪些危害

糖尿病在世界范围内的发病率有逐年增高的趋势，在发达国家已被列为继心血管疾病及肿瘤之后的第三大疾病。目前糖尿病对人类健康危害最大的是在动脉硬化及微血管病变基础上产生的多种慢性并发症，如糖尿病性心脏病、糖尿病性肢端坏疽、糖尿病性脑血管病、糖尿病性肾病、糖尿病性视网膜病变及神经病变等。糖尿病患者发生失明的概率比正常人高 10 ～ 25 倍，目前糖尿病性视网膜病变已成为四大主要致盲疾病之一；糖尿病患者发生坏疽和截肢的概率比正常人高 20 倍；糖尿病患者较非糖尿病患者心血管病的死亡概率增加 2 ～ 4 倍；糖尿病患者发生肾衰竭的概率比肾病患者高 1.7 倍；自主神经病变可引起胃肠道、泌尿生殖系统以及心血管等症状或功能障碍。总之，糖尿病及其慢性并发症对人类健康的危害是十分严重的，已引起全世界医学界的高度重视。

六、哪些人群需做糖尿病筛查

下列重点人群应加强糖尿病筛查，以尽早发现糖尿病，早发现，早干预。

（1）年龄≥ 40 岁，特别是≥ 45 岁伴超重或肥胖，以往有空腹或餐后血糖异常者。

（2）有糖尿病家族史者。

（3）有高密度脂蛋白胆固醇降低（≤ 35 mg/dL）和 / 或高甘油三酯血症（≥ 250 mg/dL）者。

（4）有高血压和 / 或心脑血管病变者。

（5）年龄≥ 30 岁的妊娠妇女，有妊娠糖尿病史者，曾分娩巨大儿（出生体重≥ 4 kg）者，有不能解释的滞产者，有多囊卵巢综合征的女性。

（6）常年不参加体力活动者。

（7）使用一些特殊药物者，如糖皮质激素、利尿剂等。

七、糖尿病诊断的实验室检查项目有哪些

（一）尿糖测定

尿糖测定阳性是诊断糖尿病的重要线索，提示血糖值超过肾糖阈（约 10 mmol/L），尿糖测定阴性不能排除糖尿病的可能。

（二）血糖测定和口服葡萄糖耐量试验

血糖水平升高既是诊断糖尿病的主要依据，又是判断糖尿病病情和控制情况的主要指标。口服葡萄糖耐量试验是指患者口服 75 g 无水葡萄糖（或 100 g 标准面粉制作的馒头），然后测其血糖水平变化，观察患者对葡萄糖的耐受能力，正常人口服葡萄糖后，迅速由胃肠道吸收入血，30 ～ 60 分钟时血糖值达高峰，但一般不超过 8.9 mmol/L。这是由于血糖水平迅速升高刺激胰岛素分泌增加，使血糖水平迅速下降，2 小时血糖接近正常，3 小时恢复空腹正常水平。而糖尿

病患者则不同，始终处于高峰值，持续时间过长。

（三）糖化血红蛋白

糖化血红蛋白能够反映患者过去 8 ～ 12 周总的血糖水平，为糖尿病控制情况的主要监测指标之一。

（四）胰岛素释放试验

胰岛素释放试验是让患者口服葡萄糖或用馒头餐使血糖水平升高而刺激胰岛 β 细胞分泌胰岛素，通过测定空腹及餐后 1 小时、2 小时、3 小时的血浆胰岛素水平，了解胰岛 β 细胞的储备功能，从而有助于糖尿病的早期诊断、分型和指导治疗。1 型糖尿病患者空腹血浆胰岛素水平明显低于正常，其基值一般在 5 mU/L 以下，服糖刺激后其胰岛素释放也不能随血糖水平升高而上升，常呈无高峰的低平曲线，有些患者甚至不能测得。2 型糖尿病患者空腹胰岛素水平可正常或稍低，但往往高峰出现的时间延迟，如在服糖后 2 小时或 3 小时出现，呈分泌延迟高峰后移。

（五）C 肽释放试验

C 肽释放试验方法同胰岛素释放试验，但 C 肽不受血清中的胰岛素抗体和外源性胰岛素的影响。

八、糖尿病的诊断标准有哪些

糖尿病的诊断标准包括以下内容。

（1）典型糖尿病症状＋随机血糖≥ 11.1 mmol/L。

（2）或空腹血糖≥ 7.0 mmol/L。

（3）或口服葡萄糖耐量试验 2 小时血糖≥ 11.1 mmol/L。

糖尿病是依据空腹、随机或口服葡萄糖耐量试验 2 小时血糖值诊断的。空腹是指 8 ～ 14 小时内无任何热量摄入；随机是指 1 天内任何时间，与上次进餐时间及食物摄入量无关；口服葡萄糖耐量试验是指以 75 g 无水葡萄糖（或 100 g

标准面粉制作的馒头）为负荷量，溶于水内口服。典型糖尿病症状是指多尿、烦渴多饮和难于解释的体重减轻。

九、糖尿病的治疗主要包括哪些内容

由于糖尿病的病因与发病机制尚未完全阐明，因此糖尿病目前还不能根治，但可采用多种方式综合治疗，减少或延缓各种并发症的发生，提高生活质量。治疗强调须早期和长期、积极而理性以及治疗措施个体化的原则。治疗要点主要有5个（通常称为“五驾马车”），分别是饮食治疗、运动疗法、血糖监测、药物治疗、糖尿病教育。糖尿病治疗的目标主要为纠正高血糖和高血脂等代谢紊乱，促使糖、蛋白质和脂肪的正常代谢；缓解高血糖等代谢紊乱所引起的症状；肥胖者应积极减肥，维持正常体重，保证儿童和青少年的正常生长发育，保证糖尿病孕妇和妊娠糖尿病产妇的顺利分娩，维持成年人正常劳动力，提高老年糖尿病患者的生存质量；防治糖尿病酮症酸中毒等急性并发症和防治心血管、肾脏、眼睛及神经系统等慢性病变，延长患者寿命，降低病死率。

第二节　中西合参论2型糖尿病的中医病因及病机演变

糖尿病相当于中医学之消渴病。随着人们生活水平的提高及老龄化社会的到来，消渴病已成为继心脑血管疾病及肿瘤之后严重威胁人类健康的第三大疾病，并成为人们生活质量下降、致残、致死的主要原因。在传统阴虚燥热的病机基础上，气阴两虚兼有血瘀的病机理论则广为流传，已为广大临床医师所习用，以脾虚、肝郁、肾虚为糖尿病之基本病机理论亦为临床所常用。有的学者提出了痰、湿、毒等病机理论，取得了一些可喜的进展，为今后进一步研究打开了思路。但

这些病因病机理论尚不能完全解释糖尿病的发生、发展及转归。糖尿病分为 1 型和 2 型，而临床以 2 型糖尿病最为多见，对于 2 型糖尿病的中医病因及病机演变过程，陈长青认为“2 型糖尿病潜于先天，起于脂毒，发于热毒，甚于阴虚燥热，终于阴阳两虚和痰瘀”。本文主要试图从中西合参的角度做出一种合理的解释，为临床治疗和研究提供有益帮助。

一、禀赋不足是消渴病的发病的内在因素

个体脏腑组织有坚脆刚柔的不同，由于体质的特殊性，常导致对某种致病因素或疾病的易感性。通常认为素体阴虚，五脏虚弱是消渴发病的内在因素，禀赋不足包括以下方面。

（一）先天禀赋不足、五脏虚弱

早在《灵枢》就认识到“五脏皆柔弱者，善病消瘅。”《灵枢·本脏》又曰：“心脆则善病消瘅热中”，肺脆肝脆脾脆肾脆，则俱善病消渴易伤。五脏为阴，主藏精，五脏虚弱则藏精不力而致阴津素亏。

（二）后天阴津亏耗或化生不足

2 型糖尿病多发生在中年以后，“五八，肾气衰，发堕齿槁”（《素问·上古天真论》），说明肾虚与 2 型糖尿病的发病密切相关；后天脾胃虚弱影响津液的生成输布，导致阴津亏虚，也引起 2 型糖尿病的发生。早在《黄帝内经》就提出消渴病与脾虚密切相关，《灵枢·本脏》曰：“脾脆，善病消渴”，《灵枢·邪气脏腑病形》亦说：“脾脉微小为消瘅”，近贤张锡纯则明确指出：“消渴证，皆起于中焦，而及于上下，因中焦病，而累及于脾也”。

现代医学则进一步证实 2 型糖尿病是一种多基因遗传性疾病，每个基因的作用程度不同，不同基因之间存在交互作用，各个致病易感基因作用于代谢的不同环节，同时环境因素在 2 型糖尿病的发病过程中也发挥着十分重要的作用，提示糖尿病患者不仅存在基因结构的异常，而且在基因表达水平和表达后修饰过程中

可能也存在缺陷。还明确了部分发病基因及易感基因，有胰岛素受体基因、胰岛素受体底物 1、胰岛素受体底物 2、脂联素、过氧化物酶体增殖物激活受体、胰高血糖素受体基因等。β3 肾上腺素能受体基因、人类肥胖基因、脂蛋白脂酶基因、肿瘤坏死因子基因、人耦联蛋白 3 基因的表达增强或突变都是导致肥胖与 2 型糖尿病的重要候选遗传因素。

禀赋不足是 2 型糖尿病发病的重要因素，但并不意味着 2 型糖尿病必定发生，它的发病是先天和后天、内环境和外环境综合作用的结果。在禀赋不足的基础上，以及脂毒、热毒的综合作用下，出现阴津亏虚进一步加重，超出机体的代偿能力，才导致 2 型糖尿病的发生。

二、2 型糖尿病的病因为脂毒

《黄帝内经》早就认识到肥胖是消渴病发病的重要因素，《素问·奇病论》曰："此五气之溢也，名为脾瘅。夫五味入口，藏于胃，脾为之行其精气，津液在脾，故令人口甘也。此肥美之所发也。此人必数食甘美而多肥也。肥者令人内热，甘者令人中满，故其气上溢，转为消渴。"《素问·通评虚实论》又曰："消瘅……偏枯……肥贵人，则高梁之疾也。"《景岳全书》云："消渴病，其为病之肇端则皆膏粱肥甘之变，酒色劳伤之过，皆富贵人病之，而贫贱者鲜有也。"由此可知，古人早就认识到了消渴病与脂毒、热毒有关，但由于以前肥胖之人少，肥胖导致的消渴病也少，故肥胖致病说未能得到应有的重视。随着经济条件提高，肥胖的人逐渐增多，由此导致的 2 型糖尿病逐渐增多，肥胖致病说得到了应有的重视，其中的发病机制在现代医学得很好的证实和阐述。现代医学研究发现，肥胖者体内脂肪异常分布、过多堆积，造成了 2 型糖尿病的发病。

现代医学证实，糖代谢异常来源于胰岛素抵抗，胰岛素抵抗的原因是脂肪代谢异常，脂肪异常分布、过多堆积是胰岛素抵抗的主要原因，脂肪代谢异常是糖代谢紊乱的驱动因素。脂肪代谢异常在 2 型糖尿病发病中的作用反映在 2 个方面：

①过多的脂肪自身具有毒性，引起胰岛素抵抗和胰岛 β 细胞的损害。②脂肪组织分泌大量脂肪因子，加重了胰岛素抵抗和胰岛 β 细胞的损害。

肥胖（尤其是中心型肥胖）形成后，具有较高的脂肪分解速率和脂肪转换率，其产物高游离脂肪酸大量进入肝脏，肝内高游离脂肪酸氧化增加，抑制肝糖利用，下调肝胰岛素受体，形成肝胰岛素抵抗。同时，肌肉高游离脂肪酸氧化增加，抑制外周糖氧化，形成外周的胰岛素抵抗，而长期高浓度游离脂肪酸对胰岛 β 细胞也有直接的脂毒性作用。脂肪细胞能分泌许多因子，其中一部分属于炎症因子或炎症介质，如肿瘤坏死因子 –α（tumor necrosis factor–α，TNF–α）、白细胞介素 –6（interleukin，IL–6）、纤溶酶原激活物抑制剂 –1、游离脂肪酸、瘦素、脂联素及抵抗素等是引起性胰岛素抵抗、2 型糖尿病的强有力的独立危险因素，这些炎症因子作用于胰岛素信号传导系统，干扰胰岛素受体后信号转导而改变胰岛素的敏感性。慢性炎症状态下，各种炎症因子如 IL、TNF–α、C 反应蛋白（C–reactive protein，CRP）触发的氧化应激过程也是导致 β 细胞凋亡，致使葡萄糖刺激的胰岛素分泌障碍的原因。脂毒导致了 2 型糖尿病的发病，发病早期以胰岛素抵抗为主，胰岛 β 细胞损害轻微，胰岛素常代偿性分泌增多，随着病情进展，逐渐出现胰岛功能衰退，胰岛素分泌减少，最终出现胰岛功能衰竭，胰岛素分泌严重不足。

中医如何认识这种观点？中医认为人体不断从外界摄取食物和清气，并将这些物质通过气化作用，升清降浊，摄其精微而充养自身。同时又将代谢产物排出体外，以维持物质代谢和能量转换的动态平衡，这种动态平衡是维持正常生命的关键。当体内产生的水谷精微超过机体的代谢能力时，过多的水谷精微就会以膏脂的形式储藏于体内，在人体不能进食或进食较少时，再转化为营气供人体应用。人体具有适当的膏脂储备是必要的，也是必需的，以便人体能更好地适应自然界的变化。当人们长期过食肥甘又运动过少时，过多的水谷精微都化生为膏脂，膏脂便大量在体内堆积。当堆积到一定程度时，性质便发生质的改变，由正常的物质转化成一种毒物，引起一系列疾病，也就成了脂毒。

肾虚、脾虚、肝郁等在肥胖的形成中发挥了一定作用，但过食肥甘和运动过少是最直接的原因。因膏脂由水谷精微中的营气化生而来，营气和津液同质而异名，二者在体内过多积聚都会表现为痰湿，故脂毒是一种浊毒，是一种特殊的痰湿。脂毒作为一种痰湿，它同样能阻滞气机，影响脏腑气机的升降，使脏腑功能失调，又可流注经络，阻碍气血的运行。脂毒重浊黏腻，尤易困阻脾胃，使脾胃运化和升清失常，脾胃受伤气血化生不足，并影响津液的生成输布，导致阴津亏虚；阻滞气机，气血运行不畅，导致痰瘀互阻，同时也易郁而化热，素有阴虚者更易发生，表现为热毒，热盛灼伤阴津，导致阴津亏虚。以上诸种因素相互作用，最终导致 2 型糖尿病的发生。

三、2 型糖尿病发病于热毒内盛

王如沾认为一些超常的、亢奋的、有余的表现可归于热毒，如自身免疫反应、心理失调、病毒感染、营养过剩等均可产生热毒。从肥胖到 2 型糖尿病有一漫长的进展过程，在这个过程中热毒起了至关重要的作用。脂毒虽属痰湿，但其性重浊黏滞，易闭气机，郁而化热，表现为热毒。热毒充斥体内，多燔灼阴津，耗伤正气，导致阴虚燥热、气阴两伤等，发为消渴病。许多医家认为热毒是糖尿病的重要病机，从热毒论治糖尿病取得了较好的效果。古往今来，阴虚燥热一直被认为是消渴病的主要病机，仍在临床中发挥着重要作用，清热药在临床中必不可缺，从另一个方面说明热毒在消渴发病过程中的重要性。郭氏认为，糖尿病其发生过程及演变转归，莫不以火热蕴毒、灼损津液为病因关键，毒热内生、阴津亏损是糖尿病发生的基本病因病机。周氏等根据糖尿病患者热势深重、缠绵难愈、变证繁杂、有遗传性等临床特点，认为其病理机制除了阴虚、燥热、脾弱、血瘀等之外，毒邪深伏不得透泄，也是重要一环。糖尿病反复难愈与毒邪的深伏不无密切的关系，且脂毒、热毒、湿毒、痰毒、瘀毒又常交错为患，使得病情复杂多变。

2003 年 6 月在美国旧金山召开的第 62 届美国糖尿病学术年会上，炎症学说在 2 型糖尿病发病机制中的作用已得到广泛认可，并明确 2 型糖尿病也是一种炎症性疾病。试验也证实了糖尿病患者胰岛 β 细胞周围存在 IL、TNF-α、CRP、转化生长因子等细胞因子。早在 20 世纪 80 年代后期，一些研究发现某些炎症状态的患者循环中 TNF-α、IL-6 等炎症细胞因子水平升高，可以导致周围性胰岛素抵抗。Strelitz 糖尿病研究所的研究者认为在糖尿病发生之前，环境因素就可以导致一系列初始事件的发生，而炎症反应是事件的核心，其重要作用持续存在于整个病程，乃至远期大血管并发症，其中脂肪内分泌学的发展，为其提供了重要依据。脂肪细胞能产生炎症因子或炎症介质，如 TNF-a、IL-6、纤溶酶原激活物抑制剂 -1、游离脂肪酸等是引起性胰岛素抵抗、2 型糖尿病的危险因素。胰岛素抵抗和相关的炎症介质 IL-6、CRP 水平的升高是糖尿病发生的很强的预测指标。炎症因子或炎症介质从某种角度而言属于热毒的范畴，但此热毒与外感热毒有所不同，它是慢性炎症反应，进展缓慢，热毒不局限个别脏腑，分布比较弥散，临床表现很少或很轻微，患者感觉不到或甚至仪器检查也难以确定，常常不能及时就诊，得到应有的治疗。现代医学的糖耐量试验和炎症因子检测为我们及时发现早期患者提供了帮助，使得消渴病的超早期治疗成为可能。

四、阴津亏虚是 2 型糖尿病病机关键

南征等人认为消渴病的病机认识有以下几种学说：阴虚燥热说、气阴两虚说、阴阳两虚说、脾肾阳虚说、肝郁气滞说、痰浊阻络说、毒邪伤络说以及瘀血致渴说等，前 3 种学说与阴津亏虚的关系都不难理解，后 5 种学说乍一看似乎与阴津亏虚无关，但对它们进一步分析就会发现其中奥妙。

脾肾阳虚说虽认为阳虚致渴，但对消渴的治疗与阴阳两虚无区别，选用了桂附八味丸、右归丸、右归饮、肾气丸等。肝郁气滞说则认为肝气郁结，化火侵犯肺胃，耗伤肺胃之阴，又损及肾阴，导致消渴发病。痰浊阻络说则指出，气阴两

虚是消渴的重要病理基础。毒邪伤络说认为过食辛辣燥热，脾湿胃热日久与积热蕴毒并作，毒攻脏腑，灼津耗液，在胃则消谷，在肺则伤津口渴，在肾与膀胱则尿甜而多。瘀血致渴说认为“瘀血发渴者，以津液之生，其根出于肾水。水与血交会转运，皆在胞中。胞中有瘀血，则气为血阻，不得上升，水津因不能随气上布。但去下焦之瘀，则水津上布，而渴自止”（《血证论》）。种种学说都未脱离阴津亏虚，都是在阴津亏虚的基础上的进一步发挥，由此可以断定阴津亏虚是消渴病的病机关键。

邪气总是作用于人体后才能发病，由于体质的差异性，邪正之间的相互作用也就有差异，决定了其发病及疾病的发展变化有不同的趋势。脂毒和热毒也是邪气，其致病也遵守这一规律。虽然肥胖的患者都有脂毒和热毒，但是因为他们体质的不同，表现了发病的不同倾向，素有阴津亏虚者在脂毒、热毒的综合作用下，阴津亏虚进一步加重，超出机体的代偿能力，最终导致 2 型糖尿病的发生；而另一些人出现了不同病理变化，发为其他疾病。

在脂毒和热毒阶段，患者的表现较轻或无症状，常常不就诊，只有在查体时才发现，一旦就诊常处于阴虚燥热或气阴两虚阶段，而临床上以气阴两虚最为多见。因肥胖的人多气虚，而“少火生气，壮火食气。”热毒日久既可伤阴又可耗气，到此阶段阴虚、燥热、气虚、痰瘀常同时并存，只是不同的患者有所偏重而已，根据偏重的不同又分为不同的证型。古代的医家认为消渴病的病机是阴虚燥热，在此基础上又根据表现的不同分为上、中、下三消，实际阴虚燥热只是消渴病的一个病理阶段，或者说是一种病理分型。病变的脏腑主要在肺、胃、肾，尤以肾为关键，虽有所偏重，但常常又互相影响。在此阶段虽然脂毒表现不明显，但是并不是脂毒已消失，而是其他突出表现掩盖了脂毒，脂毒影响贯彻于消渴病的始终。

五、消渴病的终末阶段表现为阴阳两虚和痰瘀，阴阳两虚为本，痰瘀交阻为标

阴阳互根互生，消渴日久，阴损及阳，“阳无阴不生”而致阳气亦虚，且气虚极则阳气伤；阴血无阳气的温煦和固摄，“阴无阳不长”则阴不能守于内而耗于外。这样，最终导致脏腑阴阳皆虚，以肾脏的阴阳两虚为常见。命门火衰则温煦失职，气化无权，不能振奋阳气，出现形寒肢冷，面色苍白，神疲倦怠，腰膝酸冷，舌淡而胖有齿印，苔白滑，脉沉细无力，耳鸣，时有潮热盗汗等阴阳两虚的症状。肾主生殖，阳虚火衰，性功能衰退，故男子阳痿、滑精、早泄，女子宫寒不孕、闭经。肾阳虚衰，膀胱不能气化津液，以致水液排泄不利，滞留体内，泛滥肌肤，故身肿，水液下趋，腰以下肿甚；阳虚水停，气机阻滞则腹胀满，大便溏薄；水邪凌心射肺，故心悸咳喘、气短。肾阳为一身阳气之根本，乃生命之火，故肾阳虚多表现出全身阳气的虚衰。临床表明，消渴病阳虚甚者，其预后不良，应引以注意。

脂毒隶属痰湿，易阻滞气机运行，进而影响血的运行，出现痰瘀互阻。发病早期，痰瘀较轻者临床表现常不明显；热毒阶段，热灼津液导致津伤液耗，不能载血畅行导致体内血行瘀滞，热又灼津生痰，出现痰瘀互阻。阴血亏虚不能载血畅行导致体内血行瘀滞，阴愈虚则血愈瘀，阴虚则燥热，热又灼津生痰，出现痰瘀互阻；阳气虚衰而无力温运阴血，阴血遇寒则凝，瘀阻脉道，且阳虚不能蒸腾气化，水湿停聚成痰。由此可见，痰瘀贯彻消渴病的始终，与其他因素共同致病。痰瘀交阻可出现一系列的并发症，如痰瘀阻滞胸中，则“不通则痛”，可见胸痹、心痛等；痰瘀阻滞脑府，则可见头痛、眩晕、中风等；四肢血脉为痰瘀所阻，则可见四肢麻木、下肢坏疽等表现。

总之，笔者认为 2 型糖尿病的病机关键是阴津亏虚，而其病理发展阶段经过包括脂毒、热毒内盛、阴虚燥热、气阴两虚和阴阳两虚，在此同时也可兼有肝郁气滞和痰瘀的病理改变，临床上应具体情况具体分析，给予综合治疗。

第三节　糖尿病慢性并发症“毒损络脉官窍”病机探微

糖尿病慢性并发症涉及多组织器官，严重影响了患者的生活质量，甚至威胁到生命。因此，全面控制慢性并发症，延缓疾病进展成为新的治疗目的。王永炎院士从中风病的长期临证经验中，提炼出“毒”的概念，认为以“毒邪”和“络病”为深入研究的切入点，是进一步提高中医药治疗脑血管疾病疗效的突破。这一观点基于络病病变的基本特征，并在糖尿病慢性并发症中也具有指导意义。笔者认为，毒损络脉、官窍是糖尿病慢性并发症的主要病机。

一、毒邪是致病因素

“毒”在中医学中主要指病因及继发的病理产物，气味偏盛之药性或毒药，或丹毒、瘟毒、痈疽等部分病证。本文探讨的病因之毒，泛指对机体有危害的性质或有这些性质的物质，非指某一具体的致病因素，所谓“无邪不有毒，热从毒化，变从毒起，瘀从毒结”。毒邪又分外来邪毒和内生邪毒。外袭之毒有邪化为毒与邪蕴为毒 2 种变化方式，前者常由六淫之邪转化，后者多由外邪内侵，久而不除，蕴积而成。清代刘吉人在《伏邪新书》中曰：“感六淫而不即病，过后方发者，总谓之曰伏邪。已发者而治不得法，病情隐伏，亦谓之曰伏邪。”清代叶子雨在《伏气解》也谓：“伏气之为病，六淫皆可，岂仅一端？”且列举消渴亦为伏气病。内生之毒产生则为脏腑功能和气血运行失常，体内病理生理产物代谢障碍，蓄积、停滞体内过多，以致邪盛化毒。有学者提出，现代医学的毒性氧自由基、酸中毒、微生物毒、凝血及纤溶产物、微小血栓、血脂、突变细胞、自身衰老及死亡细胞、炎性介质和血管活性物质的过度释放等，均可看成是中医的“内生毒邪”。毒又作为病因严重干扰脏腑阴阳的正常运行，既可加重原有病情，又能产生新的病证。内外毒邪致病，常相关联。外毒侵入人体，可造成脏腑功能失常，气血运行障碍，由此产生内毒；内毒生成之后，耗伤正气，正气虚衰，又可招致外毒。两者互为因果，共害人体，使病情愈加严重。

根据长期临床观察，发现糖尿病发病特点与毒邪致病特点非常契合，具体如下。

（1）广泛性：致病范围宽广，脏腑、经络、官窍、四肢皆可累及。糖尿病慢性并发症病变影响广泛，涉及多组织器官并包括官窍，如皮肤、心脑血管系统、消化系统、泌尿系统。《宣明论文·消渴总论》中提到“故可变为雀目或内障”，张子和《儒门事亲·三消论》亦云：“夫消渴者，多变聋、盲、疮、癣、痤、痱之类”“或蒸热虚汗，肺痿劳嗽”。

（2）酷烈性：致病力强，危害严重，变证多见，毒邪常伏气血，耗伤阴液，败坏脏腑，其病情多呈急、危、疑难之象。糖尿病并发心、脑梗死、坏疽，危害严重，可致偏瘫、截肢、痿证，甚至危及生命。

（3）火热性：毒邪致病，证多属火属热，邪变为毒，多从火化。若并发疖、痈以及泌尿系统感染，可见局部皮肤红、肿、热、痛，或尿频、尿急、尿痛，甚至全身发热。《中藏经》曰：“痈疽疮肿之作，皆五脏六腑蓄毒不流，非独荣卫壅塞而发”。

（4）从化性：毒具有体质学说为根据发生变化的性质，随个体体质所偏而表现有异。中老年、肥胖者、高血压者、脂质代谢紊乱者多发糖尿病。

（5）善变性：毒邪致病，病变无常，因所害客体的状况而表现出丰富多变的临床症状。糖尿病慢性并发症症状多端。

（6）顽固性：毒邪内伏，营卫失和，气血亏损，脏腑败伤，官窍受损，其病多深重难愈，后遗症、变症蜂起，治疗难度极大。糖尿病病情复杂多变，迁延难愈。

二、病发部位在络脉、官窍

叶天士在《临证指南医案》中指出："百日久恙，血络必伤""经年宿病，病必在络""初为气结在经，久则血伤入络"，说明久治不愈之病多有络病存在。叶氏把病程长短作为络病的重要诊断依据，糖尿病病程漫长，缠绵难愈，"久病入络"必然也是其重要的病理机制。络脉是从经脉支横别出，又逐级细分，形成由别络至孙络的各级分支组成的网络系统。既布于表里，《素问·金匮真言论》曰："外为阳，内有阴"；又居于半表半里、骨空间隙，如叶天士所谓络病"散之不解，邪非在表；攻之不驱，邪非着里"（《临证指南医案》）。络脉呈束状弥散于上下内外，交接"脏腑、油膜之阴络"与"肌肉、皮肤之阳络"，发挥沟通表里、渗灌血气、互渗津血的生理功能。若络脉这一重要的枢纽出问题，脏腑百骸皆可受累，则变证百出。糖尿病慢性并发症病变遍地开"花"，临床表现为肢体麻木、肢体疼痛、胸痛、偏瘫等，华玉堂对叶天士《临证指南医案·诸痛》的注解中云："络中气血，虚实寒热，稍有留邪，皆能致痛。"《金匮要略·中风历节病脉证并治》云："邪在于络，肌肤不仁。"糖尿病的发病及临床特点具有久、痛、顽、杂等络病特点，可见糖尿病慢性并发症与络病有密切联系。

中医关于络脉逐级细化的网络分支，与西医学对血管和神经逐级细化分支的认识基本相似。如从大血管分出中、小血管，又逐级细化为微血管直至微循环的各级微细动静脉，维持人体正常的血液循环；从脑神经和脊神经分出的神经又依次分支直至神经末梢，构成遍布全身的神经网络，发挥着控制和调节作用。由此可见，中医络脉的网络层次涵盖了西医学血管和神经的概念。有学者认为"中医的经脉学说是古人对循环系统和神经系统混淆不清的朴素认识"，糖尿病慢性并发症主要是血管和神经病变，血管病变除动脉粥样硬化外，突出的改变是毛细血管内皮细胞增生、基底膜增厚；神经病变有神经细胞轴突变性、髓鞘脱失等，即为络脉损伤。

三、毒损络脉、官窍是其主要病机

络脉既是气血运行的通道，也是病邪侵入的通路。内外毒邪相合，袭入络脉，影响其运行气血功能而致络病。毒邪致病初期，病位浅，致病力弱，机体正气尚能与之抗衡，病情轻微。若毒邪不除，随气血运行经络中，络脉随逐级分支，络体愈细窄迂曲，络中气血运行愈渐缓慢，一旦毒邪蓄结于络脉，易致脉道不畅。正如《黄帝内经》所言："病久入深，营卫之行涩，经络时疏，故不痛。"络脉为有形之体，毒邪作祟，损伤络脉，脉体会发生形质的变化。脉道不畅，气血不能达于络脉，络脉得不到荣养，更加重其破坏。脉体及脉道病变互相影响，络脉渗灌转输、整体协调功能失常，最终致脏腑百骸气血逆乱、官窍失能失用，阴阳失调，疾病痼结难解。

毒致络病主要有络脉阻滞和络虚不荣 2 种形式，络脉阻滞虽然有瘀血表现，但却并不等同于血瘀证，两者是在内涵及外延上都不尽相同的 2 个病机概念。正如沟渠填塞，非只泥沙可阻，树枝、杂草皆可阻，诸毒如痰浊、伏邪及络体自身损伤均可使络脉阻滞，非瘀血一种病因。且血瘀证重点是反映血液瘀滞，运行不畅的状态，并未能反映络脉自身病变、其病机特点及继发性病理过程。络脉的生理结构和气血循环特点决定络病易入难出的特点，治疗上除化瘀通络外，多用辛味药辛香走窜之性入络，使络中结者开，瘀者行，并透邪外达。络脉阻滞，气血运行不畅，脏腑失去气血的温养濡润，功能紊乱，会产生新的病理产物，又阻于络脉，形成恶性循环。邪气胶结，"遂成窠囊"。

维持络脉功能的前提，除了络道畅通，络中气血无阻外，络中气血的充实是其重要条件之一。疾病日久，毒邪耗伤正气；络脉阻滞，气血不达，致络中气血不足。络虚不荣，既包括脏腑百骸失养，也包括络脉自身虚而不荣。络脉空虚，同样影响其血气流注的正常运行，致使血气运行稽留，阻塞络脉。叶天士论："夫痛则不通，通字须究气血阴阳，便是诊看要旨矣"，并提出"络虚则痛"，又谓

“最虚之处，便是客邪之处”。毒邪痹阻，胸阳不振则胸痹心痛；阻滞脑络，元神失养则中风、痴呆；毒邪留着四肢络脉，气血运行不畅，不通则痛；络虚不荣，不荣则痛，故见肢体麻木、疼痛；络脉瘀滞，肝肾亏虚，气血不能上荣于目；络体损伤，血溢于脉外，导致眼底出血，可出现视物模糊，甚至于失明。久病入肾，肾络阻滞，肾中阴阳失衡，气化、固摄功能衰退，则发生水肿、蛋白尿。络病日久，脏腑功能衰退，病情更加险恶，治疗难度加大。

四、糖尿病窍病概念的提出

糖尿病以上并发症根据其发病机制可命名为糖尿病络病（消渴病络病），但因为其常常表现官窍的病变，有官窍的特殊性，所以本学术流派首次提出糖尿病窍病（消渴病窍病）的概念。糖尿病窍病是指糖尿病患者由于气血津液运化输布异常导致机体诸官窍发生病变，影响官窍功能而出现的一组并发症。包括糖尿病目窍病：目不精，视物不清、白内障、眼底病、黄斑病等；耳窍病：耳不精，耳聋等；心窍病：心不精，心悸、胸痹等；肾窍病：肾不藏，水肿、蛋白尿、肾衰病等；脑窍病：中风病、痴呆病等；毛窍病：汗出异常、感觉异常、坏疽等。

综上所述，本学术流派认为，毒损络脉、官窍是糖尿病慢性并发症（糖尿病络病、糖尿病窍病）的主要病机，同时结合本学术流派的研究成果，在国内首次提出了“糖尿病窍病”的概念。对于糖尿病慢性并发症的治疗，包括糖尿病窍病，应本着中医学“未病先防，既病防变”的原则，强调早期治疗，截毒防变，矫正病理，通畅络脉，复能官窍。临床研究，用活络汤及化瘀活血通络治疗糖尿病周围神经病变，取效显著，这为从络病论治（含从窍论治）糖尿病慢性并发症提供临床依据。

第四节　从络、从窍论治糖尿病慢性并发症

糖尿病的治疗，自从 1922 年胰岛素问世以来，糖尿病患者的预后获得极大改善，寿命普遍得到延长。随之，糖尿病的慢性并发症成为影响患者预后的主要因素，受到临床医师的高度重视。

糖尿病是一种终身性疾病，即持续一生，不断进展，可防可治但不能根治，是典型的慢性病、久病。清代医学大家叶天士指出“久病已入血络”“经几年宿病，病必在络”。因此，糖尿病日久，“久病必瘀闭”，甚至“经年累月，外邪留着，气血皆伤，其化为败瘀凝痰，混处经络”，必然会导致经脉不畅，络脉闭塞，官窍受损，从而发展为各种慢性并发症。

一、糖尿病久病入络（窍）的病机

糖尿病的慢性并发症众多，因此糖尿病有“百病之源”之称。但考察诸慢性并发症的发生机制，皆为糖尿病病程久延，精气衰耗，络脉瘀滞。糖尿病日久损及肢体脉络毛窍，则并发糖尿病周围神经病变，症见肢端感觉异常，分布如袜套或手套状，伴麻木、针刺灼热感或踏棉垫感，或感觉过敏，随后可见肢痛，呈隐痛、刺痛或烧灼样痛，夜间及寒冷季节加重，伴见肢体发凉、酸胀、沉重，后期可有肌肉萎缩或瘫痪。损及肾络肾窍则并发糖尿病肾脏病变，症见水肿、少尿或无尿、腰酸乏力、恶心纳差、小便浑浊等；损及心络心窍则并发糖尿病心脏病，症见胸闷、心悸或心痛、手足青至节、不耐劳作；损及脑络脑窍则并发出血性或缺血性脑血管病，症见神志不清、言语謇涩、口舌㖞斜、半身不遂等；损及目络目窍则并发糖尿病视网膜病变，症见视物模糊不清。其病机不仅与肝肾阴虚、目

络失养有关，血络瘀滞、灵机不运亦为重要因素；损及胃络胃窍则并发糖尿病性胃轻瘫，症见胃脘痞满、不欲饮食、嗳气、全身乏力等；损及肠络阴窍则并发糖尿病胃肠功能紊乱，症见便秘与溏泻交替，伴见腹痛或腹胀；损及膀胱之络及尿窍则并发糖尿病神经源性膀胱，见癃闭之证；损及体表之浮络则并发糖尿病性瘙痒症，为燥热之邪流窜而入浮络所致，症见全身瘙痒，其中以阴部瘙痒多见；损及宗筋之络则并发糖尿病性阳痿，性欲低下，为肾虚络闭，宗筋失用所致。诸慢性并发症无不与络脉相关，而且与陈宪民归纳的络病之临床特点相符合：①发病范围广泛；②不易传变；③多为有形之积滞；④热邪易伤阳络；⑤久病入阴络，故可将其归属于中医学的“络病”范畴。易法银指出，络病多属难以治愈慢性病或慢性痛证。因此，在治疗糖尿病慢性并发症（糖尿病络病、糖尿病窍病）时，应注重从络入手。

治络学说，《黄帝内经》发其端。《灵枢·百病始生第六十六》云：“是故虚邪中人也，始于皮肤……留而不去，则传舍于络脉……稽留而不去，息而成积。或著孙脉，或著络脉，或著经脉，或著输脉，或著于伏冲之脉，或著于膂筋，或著于肠胃之募原，上连于缓筋，邪气淫泆，不可胜论。”《金匮要略》血痹诸方见其用，“血痹，阴阳俱微，寸口关上微，尺中小紧，外证身体不仁，如风痹状，黄芪桂枝五物汤主之。”至清代，叶天士扩充其法，集其大成。他认为慢性疾病，只要邪气久羁，必然伤及血络，“其初在经在气，其久入络入血”，“久发、频发之恙必伤及络”，这就是著名的“久病入络”学说。他还指出久痛亦能入络，“痛为脉络中气血不和”“久痛必入络，气血不行”。清代名医叶天士得以诊察大量久病案例，从而开拓了新的治疗思路。据“久病入络”理论，“治经千百，历有明验”。该理论还得到了后世医家的证实和推崇，如吴瑭提出“治肝必治络”“定痛之药，无不走络；走络之药，无不定痛”，并创立“宣络定痛”法则，王旭高治肝病往往注意“参入搜络之法”，余听鸿认为“久病入络，累及奇经带脉之隧道被气血阻滞”，秦伯未指出“久病必瘀闭”。以上诸论开创了久病、慢性病及复发性疾病“入络、治络”的理论先河。

糖尿病的慢性并发症属络病范畴，其治亦当参照叶天士“络以辛为治”的法则，即通络法，取辛能行、能散、能通之功，使血络瘀滞得行，气机调畅，邪去正自安。

二、从络、从窍论治糖尿病慢性并发症要点

（一）注重对原发病——糖尿病的调理

据标本理论，原发病为本，并发病为标，可知糖尿病是其并发症的根本所在。“治病必求于本”，故当注重对糖尿病的调理。糖尿病属中医学消渴病的范畴，病机多为阴虚燥热，其中阴虚为本、燥热为标，治当益气养阴、清热润燥。代表方如《备急千金要方》消渴方（人参、麦冬、茯苓、玉竹、黄芩、黄连、龙胆草、生石膏、升麻、天花粉、枳实、枸杞子），张锡纯之玉液汤（山药、黄芪、知母、鸡内金、葛根、天花粉、五味子），以及张仲景之白虎加人参汤（人参、石膏、知母、甘草、粳米）。

（二）久病入络多因虚，故当重视补虚，以补为通

黄世敬提出“虚气流滞”学说，认为虚可致滞。脏气亏虚，经络失养则脉道艰涩，气血运行不畅，故当重视补虚，以补为通。易法银提出通络八法，其中有四法宗此，即辛甘通补法、滋润通补法、清润通补法、温润通补法。例如在治疗糖尿病肾病时，常选用山药、熟地黄、枸杞子、女贞子、山茱萸、人参以补肾填精，濡养经络。

（三）通络化瘀，调和气血治络病

易法银所总结之通络八法中有四法宗此，即辛润通络法、辛温通络法、辛香通络法、虫蚁通络法。临床治疗糖尿病并发周围神经病变常加用全蝎、水蛭、苏木、砂仁、葛根、沉香等药；治疗糖尿病性胃轻瘫常加用橘络、沉香、砂仁、全蝎、水蛭；治疗糖尿病所并发的心脑病之常用中成药脉血康、脑血康、通心络其主要成分皆为化瘀通络、调畅气血之品。

王伟明等结合临床观察及实验室检查，认为瘀血是糖尿病血管并发症及神经

并发症的主要原因，并且贯穿该病始终，指出糖尿病当从瘀论治。钱秋海认为瘀血是糖尿病及其并发症的重要病理基础，临床用药注重加用活血化瘀之品，取得较为满意的疗效。

（四）补虚药与通络药必须配合使用

补可使通，但补虚药必须以伍用通络药为先遣，则可补而不滞，可达经络；通络药以补虚药为基础，则通而不伤，使经络通养相济而复其职。只补而不通则留积为患，只通而不补则耗气伤血，加重病情，故二者须配伍应用。

（五）注重应用虫类药和辛香药

初病者多属气机失调，尚可以草木类药加以调理，而病久则血伤入络，阳动之气无以旋运，使瘀血凝痰，混处络脉，以至痼结难解，必须用虫类药物治疗。虫类药为血肉之质，而又具有动跃攻冲之象，能深入隧络攻剔痼结之瘀痰，旋转阳动之气。虻虫、水蛭、全蝎、鳖甲、蜣螂、地龙都是开闭络之常用药。临床糖尿病患者多食易饥症状常不明显，而纳差、上腹痞闷者反而多见，为损伤胃络胃窍之证，临床用药常加用沉香、丁香、檀香、小茴香、砂仁、肉桂等辛香之品，既醒脾复胃，又疏通胃络，疗效确切。

综上所述，糖尿病诸多慢性并发症皆病程漫长，缠绵难愈，属叶天士络病、窍病范畴。“络以辛为泄”，临床应用通络法以开络闭，通经脉，荣官窍，畅达脏腑之气，疗效显著，是治疗糖尿病慢性并发症的一大法则。

第四章

齐鲁医派程冯内科学术流派精气神窍理论与糖尿病窍病

齐鲁医派中医学术流派传承项目是山东省卫生健康委员会贯彻落实山东省委、山东省人民政府《关于促进中医药传承创新发展的若干措施》，大力推进齐鲁医派传承创新发展而推出的有效举措。齐鲁医派程冯内科学术流派传承工作室于 2021 年 2 月成立（山东省卫生健康委员会鲁卫函〔2021〕45 号），依托于前期建设基础山东中医药大学第二附属医院冯建华全国名老中医药专家传承工作室、冯建华山东省名老中医药专家传承工作室、高建东全国名老中医药专家传承工作室等项目。

齐鲁程冯内科学术流派重视健脾，“从脾论治内科杂病”是本流派的核心思想。本学术流派具有以下特点：①传承脉络清晰，学术思想突出，本土特色鲜明。②人才队伍合理，工作积极性高，凝聚力高，学术水平高。③辐射面广：依托医院医联体、医共体及师承体系，人员涵盖省、市、县、社区各级医疗机构，遍布全省 8 个市地。④中医传承经验丰富，工作室大部分人员是冯建华全国名老中医药专家传承工作室、冯建华山东省名老中医药专家传承工作室、高建东全国名老中医药专家传承工作室的主要成员，在名老中医药专家传承工作方面有丰富的经验，是保证本流派传承工作有效开展的重要基础。⑤医院重视，组织支持，山东中医药大学第二附属医院高度重视本流派的传承工作，由人力资源部派专人负责，财务科大力配合保证了项目的顺利实施。⑥第二代传承人冯建华教授老骥伏枥，宝刀不老，坚持临床一线，能为流派的发展把舵导航。

本流派经验传承和学术继承工作正在有条不紊地推进，通过进一步整理程益春教授、冯建华教授的回顾性临床资料及对目前所收集的临床资料进行挖掘整理研究，提炼形成临床学术思想，已发表期刊论文 50 余篇，形成临床研究报告 10 余篇，收集冯建华教授建室前医（验）案 300 余篇，收集教案、讲稿、文稿、书稿等 100 余篇，撰写跟师笔记 1 500 余篇，整理总结医（验）案 600 余篇，撰写读书临证心得 700 余篇，围绕冯建华教授的学术思想定期举办专题讲座，开展病案讨论、医案评价 500 余次，出版论著 5 部，分别为《名老中医冯建华学术经验辑要——甲状腺疾病临床治验》《糖尿病临床治验 名老中医冯建华学术经验辑要》《冯建华学术经验辑要》《壶天泌验录 名老中医冯建华医话医案集》《齐鲁程冯内科学术流派临证精要》。

第一节　齐鲁医派程冯内科学术流派传承谱系简介

齐鲁医派程冯内科学术流派的创始人是国家级名老中医、山东省中医院程益春教授，并经第二代传承人山东省名老中医药专家、山东中医药大学第二附属医院冯建华教授，第三代流派代表性传承人山东省名中医药专家、山东中医药大学第二附属医院司廷林主任医师以及山东省妇幼保健院徐灿坤副主任医师等传承、发扬而壮大，现第四代传承人如郑如吏、高霞、郑新华、梁梦莹等也进入临床和教学科研岗位，延续流派的学术传承和临床实践。流派历经四代传承，在传承中创新，在创新中发展，形成了独具特色的“衷中参西”的诊疗模式。

齐鲁程冯内科学术流派秉承“脾虚致消，理脾愈消”的学术观点，运用理脾法治疗糖尿病及其并发症，本流派的核心思想为“从脾论治内科杂病”。总结提出“理脾法”，即运用醒脾、泄脾、补脾、法以及调和五脏阴阳气血的调补脾胃、调和肝脾、温补脾肾等方法，调整脾气的气化，使升降有序，恢复脾的正常的运化功能。本流派强调以脾为本的中心病机地位，通过调理脾气，使机体气血阴阳调和，达到阴平阳秘的动态平衡。在此学术思想的指导下，第三代传承人司廷林教授、滕涛副教授创立了“理脾法结合开阖六气针法治疗糖尿病及其并发症的特色技术”和“齐鲁程冯内科调中－辨证－辨体法治疗甲状腺特色技术”2 项山东省中医药特色优势技术，在全省推广应用并取得了良好的临床效果。

齐鲁程冯内科学术流派传承工作室人员现有 21 人，年龄最大 73 岁，最小 29 岁，平均 42 岁。学历构成：博士 3 人，硕士 13 人，本科 5 人。职称构成：高级职称 12 人，中级职称 8 人，初级职称 1 人。工作单位：三级中医院 8 人，三级中西医结合医院 7 人，三级西医院 3 人，二级中医院 2 人，社区医院 1 人。

齐鲁程冯内科学术流派在各位同仁的共同努力下，把流派学术思想、名老中医经验传承下去，把流派传承基地、推广站建设完善，进一步提高学科整体学术水平，带动地区学术发展。在继承的基础上，总结学派临床诊疗中的规律和特点，并推广应用，发展创新；整理并推广流派的学术思想，组织开展对平时擅长治疗的 3 ～ 6 个常见病、疑难病进行系统地总结研究，形成相应的临床诊疗方案，推广应用于临床；组建专家团队，在文献挖掘、临床带教、推广站巡诊、学术讲座方面建立强大的学术团体，为流派的建设锻炼队伍；建立培养人才机制，在年轻医师中发掘培养，派任务、定目标，为人才的成长打下基础；培养基层、推广站人才，为流派的发展储备人才。齐鲁程冯内科学术流派传承谱系具体如下（图 4–1）。

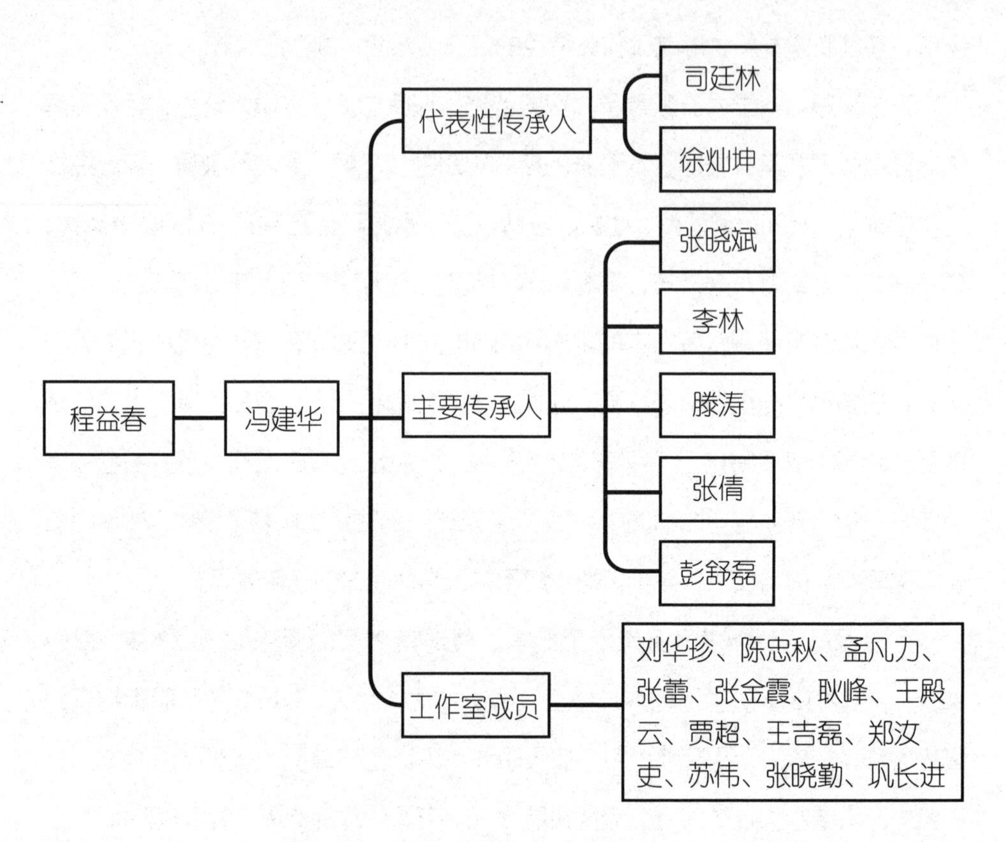

图 4-1　齐鲁程冯内科学术流派传承谱系

第二节　齐鲁医派程冯内科学术流派传承人及学术思想摘要

一、齐鲁医派程冯内科学术流派第一代创始人

程益春教授（1938.3 － 2016.4），山东省淄博市高青县人，主任医师。毕业于山东中医学院（现山东中医药大学），历任山东中医药大学附属医院内科主任，

医务科主任，常务副院长，教授，博士生导师。全国第二、三、四批老中医药专家学术经验继承工作指导老师，山东省名中医药专家，山东省卫生厅专业技术拔尖人才，享受国务院政府特殊津贴。兼任世界中医联合会糖尿病专业委员会副会长，中国中医药学会第三届理事会理事，中华中医药学会糖尿病学会第一、二届专业委员会副主任委员，山东中医药学会糖尿病专业委员会第一、二届主任委员和第三、四届名誉主任委员，药品评审委员会委员，济南市第十一届、十二届人大代表。

擅长治疗内分泌代谢性疾病，尤其擅长糖尿病及其并发症的治疗。在大量临床统计和科研观察的基础上，提出糖尿病的病机关键在于脾虚致消，独创了“程氏健脾法”，为糖尿病的治疗开辟了一条新途径。先后主持了“消渴平片治疗糖尿病的临床试验研究”“糖肾康治疗糖尿病肾病的临床与实验研究”等多项学术研究，其成果分别获山东省科技进步二等奖、三等奖。研制出国家四类中药新药消渴平片、七味降糖胶囊等，使广大糖尿病患者获益。其工作成绩曾被《中国当代名人词典》《中国名人名方》《中央电视台·东方之子》等图书载录、电台报道。先后在国家级和省级刊物发表论文 40 余篇，主编《糖尿病良方》《糖尿病非药物良方》等 4 部著作，参编《糖尿病中西医诊疗学》《中医内科学》《实用中医保健学》等 20 余部著作。

（一）母亲早逝，立志学医

程老 1938 年 3 月出生于山东省淄博市高青县唐坊乡程家村，自幼家境贫寒，父亲参加革命常年在外，母亲体弱多病，还要照顾程老和年幼的弟弟。在程老 7 岁的时候，母亲积劳成疾，一病不起，并最终离开了人世。这件事情使程老早早体会到失去亲人的痛苦，程老立下志向，长大以后当一名医师，使像母亲这样的患者能够重获新生。从此程老努力学习，靠国家助学金读完了小学、初中、高中，在报考志愿之时，程老郑重填写了山东中医学院（现山东中医药大学），并被顺利录取。

（二）锋芒初显，主攻糖尿病

在山东中医学院（现山东中医药大学）学习期间，程老十分珍惜这来之不易的机会，如饥似渴地学习，在著名中医大家张珍玉、李克绍、周凤梧等教授亲自授课下，系统学习了中医基础理论、中药、方剂及《黄帝内经》《伤寒论》等中医经典，打下了深厚的中医基础。毕业后程老被分配到山东中医学院（现山东中医药大学）内科教研室，从事中医内科临床与教学工作，同教研室的还有著名中医专家周次清教授、刘献琳教授等。周老和刘老都是中医内科学大家，程老在中医内科教学和临床工作方面都得到两位前辈的悉心指导，中医临床水平也有了长足的提高。

1973 年春天，一位来自河北的糖尿病患者，慕名找到程老寻求治疗。这位患者已患糖尿病 10 年有余，期间遍访名医，疗效不佳，血糖水平始终控制不理想，消瘦明显，而且已经出现视物模糊、手足麻木发凉等并发症。程老仔细询问，四诊合参，审时度势，为他开了中药，并嘱咐他回家后服用一段时间。3 个月后，这位患者从老家专程赶来感谢程老，不仅血糖水平明显下降，而且视物模糊等症状均明显减轻，这使程老信心大增，下定决心开始专攻糖尿病的研究治疗，为更多的糖尿病患者解除病痛。

糖尿病属于中医学“消渴病”的范畴，中医古典文献多有论述，程老系统研究《黄帝内经》《三消论》《脾胃论》《临证指南医案》《医学衷中参西录》等古今中医名著中关于消渴病的病因病机论述和治疗，逐渐形成了自己对于消渴病的独特观点和治疗的理论体系。1976 年，山东中医学院（现山东中医药大学）内科教研室逐渐分成心血管、内分泌、消化、免疫、血液肿瘤等 8 个学组，程老担任内分泌学组的组长，创立山东省中医院内分泌科，从此与糖尿病结下不解之缘。

（三）尊古创新，创立程氏健脾法

传统的中医对于糖尿病的治疗往往从“三消”立论，正如《证治准绳 · 消瘅》中所言：“渴而多饮为上消（经谓膈消），消谷善饥为中消（经谓消中），渴而便数有膏为下消（经谓肾消）。”主要病机为肺燥、胃热和肾虚，治疗多以滋阴清热为法，而倡行从脾论治，益气为主者甚少。程老在长期临证中发现，从门诊随机询问病情，进行主证记录的结果来看，2 000例糖尿病门诊病例中，有乏力症状（或四肢倦怠无力）者约占89%，其发生率高于“三多一少”症状；而以乏力为第一主诉者约占62%。程老曾报道333例糖尿病患者，有乏力者304例；熊氏报道104例糖尿病患者，有乏力者占77.9%。由此可见，乏力是糖尿病的一个主要症状。此外，自汗、形体消瘦或体态虚胖、脉弱无力也多责之于脾气亏虚，临床观察中也占相当大的比例。这一临床观察与我国糖尿病调查结果也相当吻合，如发病年龄以60岁左右为高峰，此时脏腑功能衰退，脾功能也有所下降，因此多食之证并不多见（约占17%），而纳呆者却常常见到。我国调查显示，超重者糖尿病患病率上升更为明显，职业与患病率的关系为体力劳动者低于脑力劳动者。现代文明的发展，脑力劳动者增多，体力劳动减少，据统计，干部、知识分子缺乏活动量的患者占多数，这也符合中医“久卧伤气”的理论，这里的“气”主要指的是“脾气”。从糖尿病的主证特征看，大量津液从尿中流失，患者的临床表现是一派津液亏耗。这种多饮、多食并不能以饮食来补充，越食越饮就越尿越消，程老认为这是气化不足所致。

人体津液是由精微物质气化所生，中焦气化不足，纵然饮水再多，水液入胃，不能化津生液，敷布全身，只能从尿中排出。多食善饥一证，也是同样道理，中焦气化不足，不能化血化津生液，不能为机体所用，其精微反随糟粕排出体外，则食而不能充饥。中气虚者即脾气虚，脾主四肢肌肉，故消渴脾虚，疲乏无力，四肢消瘦。从以上发病特点和临床特征看，糖尿病“脾”病为先，造成气化不足，诸证丛生，然后涉及其他脏腑。

所以程老认为糖尿病是本虚标实证，脾气亏虚是其发病的关键，提出了“脾”在糖尿病病因病机中占主要地位，以及以健脾益气为主要治疗大法的理论体系，即“脾虚致消，健脾愈消”，被中医界同仁称为“程氏健脾法”。

“程氏健脾法”具有深厚的理论渊源，并非凭空创立，最早在黄帝内经中就隐含了健脾法的思想。《灵枢·五变》中说：“五脏皆柔弱者，善病消瘅”，《灵枢·本脏》进一步指出：“脾脆则善病消瘅”，明确指出脾虚是消瘅的重要病因。又认为本病为“膏粱之疾”“肥美之所发”，指出过食肥甘，损伤脾胃，可导致消渴病。对于消渴病之口甘、溲便之变，也从脾胃入手进行解释，正如《灵枢·口问》中说：“中气不足，溲便为之变”，《素问·奇病论》中说：“此五气之溢也，名曰脾瘅……津液在脾，故令人口甘也”，并最早提出了“消渴治之以兰”的理论，用兰草一类芳香化浊、醒脾健脾的药物来治疗糖尿病。张仲景在治疗消渴病的白虎加人参汤、瓜蒌瞿麦丸中应用了茯苓、薯蓣等健脾之品。唐、宋、金、元医家对健脾法的论述散见于各家论述中，如宋朝杨士瀛在《仁斋直指方论·消渴》中指出：“消渴证候，人皆知其心火上炎，肾水下泄……孰知脾土不能制肾水，而心肾二者皆取气于胃乎？治法总要当服真料参苓白术散，可以养脾，自生津液”。金朝张元素在《医学启源》中有“四君子汤，治烦热燥渴”和“白术散治烦渴，津液内耗，不问阴阳，服之则渴生津液”的论述。李杲为张氏高徒，他在《兰室秘藏·消渴门》中记述：“洁古老人分而治之，能食而消渴者，白虎加人参汤；不能食而渴者，钱氏白术散倍加葛根治之”。元朝朱丹溪治病强调阴虚，他在治疗消渴时也酌情加入健脾之品。明清时期消渴病理论得到进一步发扬，李梴在《医学入门》中指出：“消渴初宜养肺降心，久则滋肾健脾……养脾则津液自生，参苓白术散是也。”以温补见长的赵献可更是主张应用七味白术散、人参生脉散等方治疗消渴病，以复脾胃输布津液之职。又如李时珍用黄芪止渴补虚，为治疗消渴合并痈疽之要药。健脾理论的论述虽早，但均未成理论体系，也没有人明确提出。

在20世纪90年代初，程老首次把健脾法治疗糖尿病作为一种理论提出来，并做了临床观察，发表在1991年的《山东中医学院学报》，此理论得到中医内分泌同仁的广泛关注和认可，被称为“程氏健脾法”。程教授认为“脾虚”是消渴病重要的病理基础，以脾为主的气机升降失常是消渴病的重要病机，而五脏俱虚是消渴病的病理转归。《黄帝内经》中有关于消渴病与脾虚密切关系的论述，如《素问·脏气法时论》曰："脾病者，身重善饥"，《灵枢·本脏》曰："脾脆则善病消瘅易伤"，《灵枢·邪气脏腑病形》亦曰："脾脉微小为消瘅"。近代医家张锡纯指出："消渴一证皆起于中焦而及于上下""因中焦病，而累及于脾也……致脾气不能散津达肺则津液少，不能通调水道则小便无节，是以渴而多饮多溲也"。脾为后天之本，气血生化之源。

脾虚最多见脾气虚弱，脾气虚弱在消渴病中首先影响"脾气散精"的功能。《素问·经脉别论》曰："饮入于胃，游溢精气，上输于脾；脾气散精，上归于肺，通调水道，下输膀胱；水精四布，五经并行"。津液来源于饮食物，津液的生成，靠胃的"游溢精气"，赖"脾气散精"，一方面津液"上归于肺"，另一方面将津液布散全身，即《素问·玉机真脏论》所说脾的"灌注四旁"功能。由此可见，脾在津液的代谢过程中处于首要地位。脾虚失其散精作用，不能将水谷精微上输于肺，使津液干涸，化燥生热，也不能输液于胃，胃阴亏生热，从而产生口渴多饮、消谷善饥的消渴证候，故消渴的发生主要是津液代谢失调所致。

脾虚是生化功能失常。脾虚气血生化无源，不能充养四肢百骸，故乏力、消瘦；肾精也失其滋养，肾阴亏耗，亦生消渴，或加重消渴，或原来有肾虚，使之脾肾双亏，加重病情。脾虚，以至脾气为主的气机升降失常，脾气不升，反而下降，津液趋下，注入小肠，渗入膀胱，故小便频数而量多，正如《灵枢·口问》指出"中气不足，溲便为之变"；或脾虚不运，水湿停聚而生变证水肿等；或湿久酿热，热灼阴伤，阴津不足，不能上承于肺，而致肺燥。

古代没有胰腺这一名称，从现代研究中胰的生理功能来看，当隶属中医学所说的"脾"的范畴。胰腺的病理改变也大多归属于脾的病理变化之中，可以认为"胰"病等于"脾"病。胰腺，古称为"脺"，《难经》亦称"散膏"。食物中的糖、脂肪、蛋白质及各种微量元素等营养物质，须经胰腺外分泌细胞分泌的胰淀粉酶、胰脂肪酶、胰蛋白酶消化后，才能被机体吸收利用，而胰岛素及各种微量元素等营养物质，须经胰腺外分泌细胞分泌的胰淀粉酶、胰脂肪酶、胰蛋白酶消化后，才能被机体吸收利用，而胰岛素又是糖原分解与合成、能量利用的主要物质。无论胰腺外分泌异常还是内分泌异常，其主要症状均以脾虚所引起的一系列症状为主。现代动物实验研究也证实，健脾益气的方法能增加胰岛 β 细胞数目，恢复 β 细胞功能，增加胰岛素的敏感性及周围组织对葡萄糖的利用。因此也证明了“脾虚”是糖尿病的主要病机，“脾虚”在糖尿病发病中的重要作用愈来愈受到重视。

因此糖尿病“脾”病为先，造成气化不足，累及他脏，变证丛生。因此，脾虚是消渴病的重要病理基础，以脾为主的气机升降失常是消渴病的重要病机，五脏俱虚是消渴病的最后转归。所以治疗健脾益气为主，恢复脾的运化和升清功能，并据此创立了健脾降糖饮系列方剂。健脾降糖饮的基本组成为黄芪、黄精、白术、山药、鸡内金、葛根、天花粉、丹参。方中首选黄芪、白术健脾益气为君药，黄芪味甘，性微温，入脾、肺二经，重用黄芪取其补气力强又能升阳，其升发之性可“助脾之升清，复其散精达肺”；白术味苦，性甘温，归脾胃经，白术炒用则燥性减弱，功专健运脾气以生津液，《医学启源》有云：“白术，和中益气，强脾胃，生津液止渴”，《本经逢原》指出：“白术，生用除湿益燥，制熟则有和中补气、止渴生津之效”；山药、黄精甘淡性平，滋养脾阴，山药补气又能养阴，“善摄脾精”“生津以止消渴”；黄精补脾养阴，又能润肺，二药相合，既可助黄芪、白术健脾益气，其阴柔之性又可防之偏燥，并且还有助于他脏阴津的恢复；葛根清热生津，除烦止渴，取其升阳的作用，助黄芪健脾升阳，益气布津，所用最妙；鸡内金健胃消食，助脾气的运化，又可使补气药补而不滞；天花粉苦寒，清热生津，消肿排脓，为“消渴圣药”，生津润肺，养阴益胃，以除燥热之标，佐以丹参，取其活血之中寓有养血之功，善于活血化瘀又能除烦安神，与芪、术相合又有益气活血之功。程老又根据脾为后天之本，脾与五脏六腑、气血津液的关系，在健脾降糖饮的基础上创制了健脾八法，分别是健脾清胃法、健脾润肺法、健脾调肝法、健脾养心法、健脾补肾法、健脾活血法、健脾化湿法、健脾解毒法，用于治疗糖尿病发展的不同阶段及产生的相关并发症，临床疗效显著，至今仍在程老传人中广泛应用。

（四）立足临床，科研成果丰硕

程老一向主张理论和实践相结合，科研要和临床相结合，反对没有临床实践的空洞的科研。在对健脾降糖饮临床观察的基础上，程老进行了动物实验研究，验证了健脾法理论的正确性，探讨了健脾法的作用机制。程老主持研究的课题“消渴平片治疗糖尿病的临床试验研究”“奇可力胶囊治疗糖尿病的临床试验研究”与“糖肾康治疗糖尿病肾病的临床与实验研究”均在学术上有重大突破，佐证了健脾法的正确性，得到了医学专家的一致赞同，分别获山东省科学进步二等奖、三等奖。

以程老的方子为基础的消渴平片目前已被广州白云山制药厂生产，奇可力胶囊、天虫雄宝胶囊已获得新药批准。以程老的经验方制成的院内制剂，如消渴合剂、糖肾康颗粒、糖心舒片、强肾胶囊、消瘿片等长期应用于临床，疗效显著，创造了良好的社会效益和经济效益。

（五）打破藩篱，讲求临床实效

在临床治疗上，程老认为要讲求实效，既要多读书，继承古人的经验，又不能拘泥于一家之言，要师古而不泥古，古为今用，洋为中用。

如糖尿病肾脏病变，中西医都认为是疑难病，程老在研究历代医家经验的基础上，认为此病不能单拘泥于古人“水肿”“关格”等病的认识，应该以现代医学的“糖尿病肾病”为病名，分轻、中、重3个阶段，作为一个完整的疾病，进行分期治疗。总的治疗原则是健脾补肾、活血利水，贯穿于疾病的整个治疗过程中。分期治疗中，早期当健脾益气、滋补肝肾；中期健脾补肾、活血利水；晚期常见湿毒内攻和水气凌心，故以降逆和胃、化浊利水、通脉宁心、健脾温肾为治疗方法，并采用中西医结合的治疗抢救措施，把许多糖尿病肾病患者从死亡线上抢救了过来。

对糖尿病足的治疗，目前西医也没有特效方法，患者痛苦万分，甚至要截肢。程老认为本病的病机关键是瘀血阻络，治疗时应抓住活血化瘀这一关键，然后针对不同病因病机辨证施治。程老将其总结为活血化瘀、通络止痛法，活血化瘀、滋阴清热法，活血化瘀、清利湿毒法，活血通络、温阳散寒法，益气养血、活血通络法等进行治疗。除此之外还配合中药外敷法，疗效显著，许多患者经过治疗，避免了截肢的痛苦。

再如对甲状腺功能亢进症的治疗，过往以疏肝清热为主进行治疗，患者在发病不久就出现乏力、心慌、消瘦等症状。程老辨证为气阴两虚证，治疗以益气养阴、软坚散结、活血化瘀为主的治法，取得满意效果，而且缩短了疗程，临床不易复发。

程老认为疾病的治疗要追根溯源，抓住主症与主要病机。程老常跟学生们说“抓中间，带两头”，即主要病机和症状得到治疗后，其他病机、伴随症状就迎刃而解了。所以开方不用大方，一般在7～10味，剂量上，君药量大力宏，臣、佐、使药用量一般较少，且药对、药组较多。配伍精炼，方简意明，重点突出，解决主要矛盾。临床用药程老反对用大苦、大寒、大热之药，一是因为“是药三分毒”，此类药物用量过大伤及人体正气；二是大寒大热之药容易伤及胃气。程老主张治病要通过调动人体的正气，通过正气来调节自身的阴阳平衡。临床用药少而精，并时时不忘顾护胃气。

（六）治调结合，医者仁心

内分泌疾病发病原因复杂，既有内因又有外因，与饮食、情志、劳倦、水土、先天发育等诸多因素皆有关系。所以程老认为内分泌疾病的治疗，要多种措施综合治疗。

例如对于糖尿病的治疗，程老提出“三平衡一动”疗法。“三平衡”是指心理平衡，即心理治疗，医师在给患者诊治时，运用心理学知识，帮助患者解除心理顾虑；饮食平衡，即饮食疗法，是指利用不同的食物来影响机体的功能，使其获得健康或治愈疾病；脏腑功能平衡，即根据临床表现，运用中医辨证施治的方法，达到脏腑气血、阴阳平衡，使机体恢复健康。“一动”是指体育疗法，即采用适当的体育锻炼防治糖尿病，对老年糖尿病患者提出了“管住嘴，多动腿”的治疗口诀，浅显易懂，朗朗上口。

对于遗尿、痤疮、肥胖等由情志引起或影响患者心情的疾病，程老主张对患者进行心理疏导，鼓励他们树立战胜疾病的信心，告诉他们“病来如山倒，病去如抽丝”的道理，让他们安心治疗，不要急于求成。

曾经有一位坐着轮椅来看病的患者，十几年前经历一场车祸后，又发现自己患有糖尿病。由于糖尿病的影响，该患者最终没有保住伤腿。截肢手术后，她的意志曾一度消沉，对糖尿病没有积极地治疗，不久糖尿病严重的并发症——脑中风又降临到她的身上，当被家人抬着来找程老看病时，她几乎不能动了。但最终，程老不仅帮她很好地控制了糖尿病并发症，而且在心理上鼓励她，让她有了积极生活下去的希望，使血糖控制达标，病情得到控制，身心得到康复。

（七）重视养生，未病先防

中医学博大精深，未病先防，既病防变的理念贯穿始终，所以程老认为防病重于治病，平时就要注意养生。在养生防病方面，首先是调情志，《黄帝内经》中讲“恬淡虚无，精神内守”是指人要清静安闲，排除私心杂念，使真气顺畅，精神守持于内，这样疾病就无从发生；其次要饮食有节，劳逸结合，随着生活水平的提高，人们过食肥甘厚腻并且活动减少，是导致糖尿病、高脂血症、冠心病等疾病发生的主要原因。程老总结的“三平衡一动”就包括饮食平衡和多运动。程老根据老年人的特点，总结了老年养生十法：坚持冷水洗脸，清晨喝杯温开水，适当户外运动，午间按摩头皮，午后饮用茶水，傍晚要做腰部运动，洗澡擦胸搓背，热水浴足护脚，睡前双手摩腹，饮食药膳进补，受到广大老年患者的欢迎。

（八）名医经验，薪火相传

名医经验，薪火相传，中医事业方兴未艾，中医事业的振兴，需要中医人才的培养。程老一向重视中医后继人才的培养，在临床带教中程老对学生从严要求，严谨治学，毫无保留地将自己的多年经验传授给学生。老师对学生要言传身教，老师的行为就是最好的教学。要急患者之所急，帮患者之所需，任劳任怨工作。程老多年养成的习惯，对患者的来访信、求医信，一定回复，信件再多也要亲笔回信；对患者和蔼可亲，从不厌烦；门诊患者再多，也要耐心应诊，经常工作延时；并且利用节假日义诊，义务宣传糖尿病教育等医学知识。这些点点滴滴也影响了程老的学生，使他们勤于学习，精于工作。

程老从 1990 年开始带硕士研究生、博士研究生，迄今早已桃李满天下，而且作为全国第二、三、四批老中医药专家学术经验继承工作指导老师，培养了 6 名高徒。如今他们大都已晋升教授、学科带头人，为中医内分泌事业的发展注入了新的活力。

二、齐鲁医派程冯内科学术流派第二代传承人

冯建华（1950.8 －），山东省兰陵人，二级教授、博士研究生导师、中国中医科学院师承博士后合作导师。毕业于山东中医学院（现山东中医药大学）中医专业，留校任中医内科学教研室临床教师。1985 年后历任山东中医学院附属医院（现山东省中医院）医教科副科长、科教科科长，山东中医药大学科研处副处长、处长 / 党总支书记，山东中医药大学党委 / 校长办公室主任，山东中医药大学第二附属医院党委书记、博士研究生导师。先后承担国家“十五”“十一五”重大科技专项课题，主持国家自然科学基金项目及省“十五”“十一五”中医和中药现代化攻关课题，获省部级科技成果奖 10 余项，出版学术专著 15 部，发表学术论文 90 余篇。国家中医药管理局重点学科学术带头人，第三批国家中医药管理局名中医药工作室传承人，全国第四、五批名老中医药专家学术经验传承工作指导老师，山东省五级师承指导老师，山东省首批名中医药工作室传承人。山东省名中医药专家、山东省首届杰出医师、山东省千百万优秀人才、山东省高校科研先进个人、中国中西医结合学会先进个人。

兼任世界中医药学会联合会糖尿病分会副会长，自然科学基金委员会评审委员，国家及省新药评审专家委员会委员，国家教育部学位论文评审专家，中华中医药学会名老中医药专家学术传承专业委员会常务委员，中华中医药学会糖尿病专业委员会第三、四届副主任委员，中华中医药学会瘀血症专业委员会副主任委员，中华中医药学会甲状腺病专业委员会副主任委员，山东中西医结合学会副会长，山东中医药学会第三届常务理事兼副秘书长，山东中医药学会糖尿病专业委员会名誉主任委员，山东省医师协会中西医结合分会会长，山东中西医结合学会首届职业病专业委员会主任委员，山东中西医结合学会内分泌专业委员会第一、二届副主任委员，山东省健康促进会常务理事兼副秘书长，山东省卫生管理专家委员会委员，山东省科学技术成果评审专家，山东省首届老专家咨询委员会委员，济南市老科协常务理事，《中药新药临床研究指导原则》（第四辑）起草专家，《糖尿病中医防治指南》起草专家，《糖尿病之友》专家委员会委员等职。

从事中医临床工作40余年，专业方向为中医、中西医结合防治内分泌与代谢性疾病的临床研究。临床擅长糖尿病及其并发症、各种甲状腺疾病（甲状腺功能亢进症、甲状腺功能减退症、甲状腺结节、桥本甲状腺炎等）的中西医结合诊治，且对内科疑难杂病等有独到经验。

（一）立志杏林，走上中医之路

冯教授年轻时，机缘巧合地成为了一名赤脚医师，参加了公社卫生院组织的赤脚医师培训班。当时卫生院有个出名的大夫，冯教授有幸与另外3位同学一同拜师，除了上课以外，还有侍诊、抄方，得窥医界奥妙一二。回到工作岗位后，运用所学为父老乡亲治病，有些常见病用一些验方或针灸取得了很好的疗效，在当地崭露头角，自己也尝到了甜头，遂立志学习中医，做一名中医大夫，为当地的老百姓解除病痛。大学招生之后，唯一的志愿就是山东中医学院（现山东中医药大学），从此走上中医之路。毕业后留校任中医内科学教研室临床教师，曾分别参加了南京中医药大学举办的“国家中医药管理局中医内科高级师资培训班”

学习和齐鲁医院举办的全省内分泌学习班学习。1984 年协助程益春教授、陈金锭教授成立了山东中医学院附属医院（现山东省中医院）内分泌科，是当时全国为数不多的中医院独立设置内分泌科，全省首个中医内分泌专科，从此立足内分泌学临床研究，取得卓越的成绩。

（二）努力求索，创出一片天地

冯教授立志学习中医，到成为医学大家，历经 4 个阶段，具体如下。

1. 认识阶段

该阶段也可以叫朦胧阶段。在家乡当赤脚医师的日子里，对中医只是一种喜欢和向往，从书籍上学习和在公社卫生院培训中，以及后来跟随老师学到的一点治病知识，试探着给患者治愈了一些常见病，当时感觉非常惊喜，获得了很大的满足感，对中医也就产生了浓厚的兴趣。那时候农村的合作医疗政策是充分发挥“一根针一把草”的作用，为贫下中农防治疾病。一根银针、一把草药突出了中医药的优势，本着节约经费、降低成本的原则，鼓励就地取材，运用野生中药材和针灸治疗疾病。当时这一根针一把草的确解决了农村老百姓很多的问题，所以从那时起就立下了学习中医的决心。但是当时农村条件比较差，买不到也买不起中医方面的书籍，到县城书店跑过多次也没有找到类似的书，只限于跟随老中医学习了 2 个月，而掌握的只是一些常用的治病技能，理论上不清楚，即使是治好了的病，也是知其然不知其所以然。拜师学习是冯教授学习中医的第 1 个阶段。

2. 求知阶段

自冯教授进入山东中医学院（现山东中医药大学），从此便开始了规范学习中医的路子，但是由于当时学制短，只有短短的三年半，还有半年多的实习时间，老师课堂上讲的内容比较多，主要靠自学，老师要求学生对中医经典、中药药性、中药方剂等必须死记硬背，只有熟记才能学好中医。所以，冯教授几乎每天早晨起床背诵 2 个小时的书，晚上睡觉之前还要背诵，时时刻刻不忘背诵，可以说废寝忘食，如饥似渴。背诵的中医药知识，对临床有诸多的帮助。直到今天，冯教授回忆当年的学习情景时，还深有感触地感谢老师们的治学态度和谆谆教诲，在老师们的辛勤教诲下，才有了自己刻苦学习获得的成绩。

3. 解惑阶段

进入临床以后，经过临床实践的检验，冯教授感受到理论与实践还有很大的差距，同时也明白了“书到用时方恨少”这句话的含义。譬如中医的望闻问切、疾病诊断、辨证论治、遣方用药等，自认为对这些知识和技能的掌握不够充分。虽然信心满满，但患者往往反映疗效不理想，所以决心向医院的临床大家学习。当时冯教授跟随陆永昌教授、吕同杰教授、周次清教授、刘献琳教授、尚德俊教授、张鸣鹤教授、程益春教授等诸位老师随诊、查房、抄方，把每位老师的处方认真抄录在笔记本上，晚上对每一张方子和药物进行认真分析，查阅资料，寻找出老师的用药经验与辨证技巧，探究老师们的学术思想等。并且到院外进修学习，在南京中医药大学附属医院学习期间，上午上课，下午跟随周仲瑛教授侍诊抄方学习，学到了周仲瑛教授诊治呼吸系统疾病，尤其是出血热的临床经验，基本掌握了周仲瑛教授的用方用药规律。平时冯教授经常看一些临床大家的经验书籍，多种渠道学习名家的临床经验，经过长期的艰苦努力，使自己逐渐成长成熟起来。

4. 成熟阶段

该阶段是冯教授对中医有了成熟认识的阶段，以前在对某些疾病的治疗，尤其是疑难疾病的治疗，总对中药的信心不足，过多地采用中西医结合的方法去治疗。通过长期的实践，冯教授对中医药的治疗作用越来越有信心，尤其是用中药治愈了许多疑难杂病，体会到中医药确实有独特的疗效，在一些疾病的临床研究过程中，也逐渐形成了自己的学术认识及学术观点。

（三）继承发展，丰富脾虚致消的理论

冯教授在糖尿病及其并发症的诊治中继承了程老“脾虚致消”的理念，重视“脾”在糖尿病发生、发展、治疗的核心地位。禀赋不足是消渴病的发病的内在

因素，早在《灵枢》就认识到“五脏皆柔弱者，善病消瘅”，五脏为阴，主藏精，五脏虚弱则藏精不力而致阴津素亏。而后天脾胃虚弱影响津液的生成输布，导致阴津亏虚，是引起2型糖尿病的关键因素，《灵枢·本脏》曰：“脾脆，善病消渴”，《灵枢·邪气脏腑病形》亦说：“脾脉微小为消瘅”，近贤张锡纯则明确指出：“消渴证，皆起于中焦，而及于上下，因中焦病，而累及于脾也”。这些认识与程老对糖尿病的认识一脉相承，并在治疗糖尿病及其并发症中取得了极佳的临床效果。例如在论治糖尿病周围神经病变时，冯教授认为此病为消渴继发病，是久病体虚，脾脏受戕，连及他腑，正气不足，无力生血运血，经络受病，痹阻不通所导致的肢体经络病证，可称为“消渴肢痹”“血痹”“络病”等，为本虚标实，正虚邪实之证。

早期病位以脾胃为主，后期逐渐涉及肝、肾等他脏，久病入络，最终影响经络。冯教授依据多年临床经验指出，糖尿病患者平时饮食无节，多嗜食肥甘厚味，起居无常，作息不规律。嗜食肥甘厚味者，易化湿生热，脾喜燥恶湿，湿则脾困，损伤脾胃，致脾胃运化失职。一方面，糖者甘味也，水谷精微不能散化结聚成糖；另一方面，积热内蕴而化燥，化燥则伤津液，发为消渴。消渴久病，耗气伤阴，或起居无常，作息不规律，阴阳失调，都会导致正气愈虚，无力运脾，则脾愈弱。脾主运化，为气血生化之源，气虚不能生血，血虚则不能荣养四末，四末之功，亦均赖于脾胃所运化的水谷精微来营养，《素问·阴阳应象大论篇》曰：“清阳实四肢”，说明四肢的营养输送，有赖于脾主升清的功能。脾主四肢肌肉，脾失健运，清阳不升，布散精微无力，“四肢不得禀谷气，气日以衰，脉道不利，筋骨肌肉皆无气以生”是谓失养；气为血之帅，气虚无力帅血，血瘀阻于脉络，是谓失通，以上皆为内因。正虚卫外不固，风寒湿邪易于侵袭机体，痹阻经络，影响气血运行，为外因。故冯教授认为此病病因病机在于脾气虚弱，功能失司，无力化生气血，无能御邪，以致经络不通，其中以脾气亏虚为本，络脉痹阻为标。

基于糖尿病周围神经病变以脾气亏虚为本，络脉痹阻为标的病机，冯教授提出针对糖尿病周围神经病变益气健脾、活血通络的治疗原则，临床常用补阳还五汤、黄芪桂枝五物汤加减治疗，尤其值得注意的是，冯建华教授在使用以上两方时，特别强调对黄芪的应用。黄芪一药当首选必选，用足用好，大剂量黄芪能够发挥其大补元气之效，元气充盛，外达肌表，内充脏腑，内外之间则可通经活络。冯教授使用黄芪少则 60 g，多则 120 g，远超《中药学》教材中黄芪的常用剂量。冯教授认为糖尿病病程日久，脾气亏虚较重，络脉失养，痹阻不通，此时应用大量黄芪方足以补气健脾，配伍活血药物方能补气养血通络，缓解患者临床症状和病情，改善预后。

除重用补气之黄芪外，针对周围神经病变的病理机制和临床特征，冯教授还每方必用虫类药，诸如水蛭、全蝎、地龙、土元等，认为瘀血阻滞脉络是本病之标邪，唯搜剔作用之虫类药而不能祛除瘀血病邪，达到瘀散络通改善症状。在此充分看出冯教授在继承程老的“脾虚致消”的学术思想方面已经有了发展和创新，丰富了本流派的理论。

（四）创新理论，立毒邪内聚观

冯教授在临床上发现，大多数糖尿病患者都有肥胖、高脂血症等易感因素。其平素多有嗜食肥甘、醇酒厚味、辛辣炙搏等不良饮食的习惯，致脾胃运化失职，水谷精微不归正化，停聚体内，反聚湿为痰，形成痰湿内聚，郁久化热，消谷耗液，发为消渴；或郁怒伤肝，肝气郁结，也可因劳心竭虑，营谋强思，致郁久化火，火热内燔，消灼肺胃津液发为消渴；或房事不节，劳欲过度，耗损肾精，虚火内生，火因水竭而益烈，水因火竭而益干，终至肾虚肺燥、胃热俱现，发为消渴。热毒灼伤肺津，则面赤烘热、多汗、口燥咽干、口渴喜饮；热伤脾胃则消谷善饥、牙龈肿痛、皮肤疮疡、溲黄便干、舌红苔黄、脉弦而有力；热毒下耗肾水，致肾阴不足，虚火内扰，则口干咽燥、腰膝酸软、舌红苔少、脉细数等。

消渴既成，生理与病理产物积而成毒。毒邪留积体内而损害脏腑，导致脏腑亏虚，脏腑亏虚，运化代谢不及，生理与病理产物日益堆积，内毒更盛。热毒进一步损伤体内正气，导致变证丛生。灼伤肺津，肺失滋养，日久可并发肺痈；肾阴亏损，肝失濡养，肝肾精血不能上乘耳目，则可并发白内障，雀目、耳聋；燥热内结，营阴被灼，脉络瘀阻，蕴毒成脓，则发为痈疽疔疖。

内生之毒是由内、外之邪伤人，导致脏腑功能受损，气血津液运行不畅，机体的生理与病理产物代谢障碍，留积体内，日久化热，积热成毒；或为饮食不节，过食肥甘，脾胃受损，运化失常，痰湿蕴结，胃肠积热为毒；或为情志刺激，肝气郁结，气滞血瘀化热成毒；或为消渴既成生理病理产物积而成毒。而毒邪伤人“其性烈善变”，损伤人体的气血津液，两者相合则因毒借火势，“热挟毒性”多直伤脏腑致变证丛生。这与现代医学中的“糖毒性”和“脂毒性”有着极为密切联系，糖毒、脂毒易阻滞气机，气机运行不畅，则血滞为瘀，气郁日久，郁而化热，积而成毒，渐致热毒互结，导致胰岛细胞损伤，阻于经络，滞于脏腑，则变证丛生。

冯教授认为，热毒蕴结，气阴耗伤贯穿消渴病病程的始终，毒邪内聚、热毒伤阴是消渴病及各种变证发生的基本病机，治疗当宜清热解毒为主，佐以养阴生津。从此，发展了本流派的学术内涵，更好地指导消渴病的临床诊治。

（五）脾肾相关，论治糖尿病肾病

冯教授在继承程益春教授学术思想精华的同时，汲取历代医家对消渴病的论述，认为消渴病多由饮食不节，脾胃功能失调；或禀赋不足，五脏虚弱，燥热内生；或劳倦内伤，气阴两虚；或情志过极，气郁化火，伤及气阴引起。这些都是导致人体正气内虚的始动因素，正气主要体现在气阴两虚，脏腑功能失调，日久阴损及阳，最后阴阳两虚。五脏又以脾肾最为关键，因脾肾为人体先后天之本，“肾为先天之本，脾为后天之源”，冯教授认为脾肾亏虚是消渴病发病的关键。临床所见，2 型糖尿病多发于中老年，且大多形体偏胖，因人至中年五脏始弱，尤其是先后天首当其冲。脾肾亏虚，脾虚以气虚为主，气虚则人体易于疲劳、懒动，加之脾虚失运，热量释放不及，堆积体内而形成肥胖，水湿、浊毒内蕴；气虚不能推动或帅血而行，致气血瘀滞；肾中精气有赖于脾化生之水谷精微的培育和补养才能不断充盈，肾气旺盛，发挥正常功能。脾与肾在生理上是后天与先天的关系，它们是相互资助，相互促进；在病理上亦常相互影响，互为因果，人到中年肾本身功能开始下降，又因脾虚失健，使肾失濡养，肾气更虚。而脾的健运，化生精微，须借助于肾阳的推动，故有“脾阳根于肾阳”之说，尤其是消渴病日久更易导致脾肾亏虚，故气阴两虚是消渴病最常见的证型。所以，冯教授认为消渴病的发生发展与脾肾关系最为密切，这一观点发展了程益春教授的脾虚致消理论，为糖尿病的辨证治疗拓宽了思路。

冯教授根据“脾肾相关”理论指导了糖尿病肾脏病变的辨治，也取得了许多经验。他认为糖尿病肾脏病变即消渴肾病，本病是在糖尿病的基础上发展而来。糖尿病肾脏病变的病理重点为本虚标实，本虚以脾肾亏虚为主，标实则为水湿、浊毒、瘀血内阻。脾虚，水湿不运，水湿、浊毒内蕴；气虚，则血行瘀滞，瘀阻肾络。肾虚不藏精，则精液外泄、开阖失灵则水湿浊毒内停，故《诸病源候论·水通身肿候》曰：“水病者，由脾肾俱虚故也”。在肾脏病变中，神疲乏力、食欲不振、大便稀溏、大便干结、口淡不渴、口干喜饮、腰膝酸痛、腹胀尿少、恶心呕吐、颜面下肢浮肿皆为脾肾本质虚弱所致。治病必求其本，正本方可清源。因此，冯教授在诊治过程中，十分注重标本虚实，在辨证施治中又注重扶正祛邪并重。他在临床常用加味参芪地黄汤为基础方化裁治疗，运用得心应手，随证加减，灵活变通，效果显著，不但能够显著改善临床症状，并且可有效降低尿清蛋白，改善肾功能。方中大剂量黄芪健脾益气，药理研究黄芪有增强机体免疫力、利尿、抗应激、消除实验性肾病尿清蛋白等作用。临床常用 50～100 g，遇到倦怠乏力、水肿、大量清蛋白尿的患者大剂量用至 150 g，甚至 200 g；又因肾病患者长期大量精微物质丢失，导致气血亏虚，方中常用阿胶、鹿角胶、龟板胶等；益肾常用菟丝子、枸杞子、补骨脂、肉苁蓉、淫羊藿等；利尿消肿常用玉米须、车前子、益母草等，但益母草具有活血利水作用，大量长期应用有可能有肾脏损伤作用，故尽量不可长期大量应用，使之中病即止。冯教授认为气虚必然导致血行瘀滞，瘀血阻滞肾络，其病理特点是肾脏毛细血管基底膜增厚、肾小球结节性硬化、弥漫性硬化、远端肾小管细胞肿胀变性、间质纤维化，晚期发展为肾小管萎缩、基底膜增厚和管腔扩张等。所以，在临证时无论患者有无典型的瘀血体征，都须加用活血通络药，诸如水蛭、丹参、红花等，尤其是大量清蛋白尿而不降者，加用活血通络之品会有意想不到的效果。热象明显者，如舌红、苔黄厚或黄腻者，加用蒲公英、黄连、熟大黄等清热解毒。通过补益脾肾，脾实健运，肾开阖有章，清浊得分，浊毒得排，水湿得泄。

（六）以脾立论，论治甲状腺疾病

冯教授尤其善长诊治甲状腺疾病，对于此类疾病，也多从“脾”论治，发展了本流派重视“脾”的学术思想。例如对于桥本甲状腺炎的诊治，冯教授认为，本病属于中医学的瘿病范畴，核心病机是本虚标实。“本虚”是正气亏虚，以脾虚为主；“标实”是气滞、痰凝、血瘀之毒结聚。桥本甲状腺炎是一种自身免疫性疾病，也是甲状腺肿合并甲状腺功能减退的最常见的原因。由于自身抗体的损害，病变甲状腺组织被大量淋巴细胞、浆细胞和纤维化所取代。血清中可检测出抗甲状腺球蛋白抗体、甲状腺过氧化物酶抗体等多种抗体。组织学显示甲状腺滤泡被淋巴细胞和浆细胞广泛浸润，并形成淋巴滤泡及生发中心。本病多发生于30～50岁女性，早期或病变较轻的甲状腺功能可以是正常的，一般轻型的可以没有任何症状，许多患者是体检时发现的，所以中老年人尤其是女性，如果检查到甲状腺结节性肿大，质地偏硬，没有明显的症状，一定要检测甲状腺功能和甲状腺自身抗体。

典型桥本甲状腺炎发生发展的规律分以下几个阶段。初期可以并发甲状腺功能亢进症，症状与毒性弥漫性甲状腺肿相同，即毒性甲状腺肿伴甲状腺功能亢进症，治疗方法也相同，也可以采用抗甲状腺药物来治疗；中晚期甲状腺细胞部分或完全失去功能，可以出现亚临床甲状腺功能减退症或临床甲状腺功能减退症，而且大多为不可逆，治疗同一般甲状腺功能减退症。无论是在哪一个阶段，患者都表现为或多或少的气虚症状，如倦怠乏力、气短等，到甲状腺功能减退症的阶段患者可出现畏寒怕冷、倦怠乏力明显等症状。所以本病辨证为正气亏虚，与西医自身免疫低下相吻合，治疗上根据病情发展的不同阶段来辨证施治。

甲状腺功能亢进症阶段的中医治疗，一般常见的是心肝火旺证，治宜清肝降火、清热解毒、滋阴除烦、化痰活血、消瘿散结，方药可选用龙胆泻肝汤、栀子清肝汤、加味消瘰丸等化裁。甲状腺功能正常的患者，治疗以益气消瘿为主，方用加味消瘰丸、柴香散结方加减。甲状腺功能减退期，治宜益气温阳、软坚散结，方用加味消瘰丸或者金匮肾气丸加减。冯教授的经验是无论患者有无气虚的症状都须应用大剂量的黄芪，体现了以补脾气为主的理念。黄芪为补气要药，并且补而不燥，现代药理研究发现黄芪有调节人体自身免疫的作用，能降低甲状腺自身抗体滴度，而且比左甲状腺素疗效有优势。冯教授在临床上治疗桥本甲状腺炎常用的方子有加味消瘰方、柴胡散结汤等。

加味消瘰方由黄芪、茯苓、白术、半夏、莪术、夏枯草、生牡蛎、玄参、赤芍、浙贝母、桃仁、山慈菇、炙甘草等药物组成，功效为健脾益气、化痰活血、软坚散结，由消瘰丸、桂枝茯苓丸、二陈汤化裁而来。方中大剂量黄芪补气扶正为君；茯苓、白术、半夏、莪术、赤芍燥湿健脾，化痰活血为主为臣药；夏枯草、牡蛎、玄参、浙贝母、山慈菇化痰解毒，软坚散结为佐；炙甘草调和诸药，又可减缓山慈菇的毒性。

柴胡散结汤由柴胡、香附、夏枯草、玄参、浙贝母、生牡蛎、莪术、制鳖甲（原用炮甲片）、橘核、皂角刺、山慈菇、黄芪、炙甘草等组成，功效为疏肝理气，软坚散结，活血化瘀。柴胡和香附疏肝理气为君；橘核、皂角刺、莪术、浙贝母、生牡蛎、炙鳖甲行气化痰、活血、祛瘀，软坚散结为臣；橘核行气散结，莪术活血散结，浙贝母化痰散结，生牡蛎、炙鳖甲软坚散结为主，夏枯草、玄参、山慈菇清热解毒散结为主共为佐药，其中夏枯草清热散结，擅长消散瘿结，玄参、山慈菇解毒散结，山慈菇有毒性但是不良反应很少有报道，而且炙甘草可以调和它的毒性，黄芪、炙甘草益气，黄芪与活血药配伍又增强了活血的作用，甘草调和诸药。全方理气化痰、益气活血、清热解毒、软坚散结，对本病有其特殊疗效，尤其是降低甲状腺自身抗体滴度非常理想，开辟了本病中医药治疗的新途径和新方法。

（七）不断探索，科研成果丰硕

冯建华教授在长期的临床实践中，坚持发挥中医药的特色优势，还注重新技术新成果的应用，不断总结经验，积极探索并开展科学研究工作。通过研究发现2型糖尿病除具有胰岛素抵抗和进行性胰岛β细胞功能衰竭的特征外，运用中医辨证论治理论，探索到凡胰岛素抵抗的患者大多形体偏胖，为中医学之痰湿内阻证，痰湿内阻脾气更虚，气虚血行不畅而瘀滞，痰瘀交阻使病程缠绵难愈。治疗上采取健脾化痰、活血通脉之法，依法组方治疗，临床收效显著。

为深入探讨化痰活血方药治疗胰岛素抵抗的机制，以“化痰活血法治疗2型糖尿病胰岛素抵抗的研究”为题，2004年被国家自然科学基金委立项资助。研究证实化痰活血为主的中药复方是通过提高大鼠模型骨骼肌葡糖转运蛋白4的mRNA水平，增强肝组织葡糖激酶、磷酸烯醇丙酮酸羧化激酶活性，抑制血浆TNF-α mRNA表达，从而增强了胰岛素敏感性，改善了胰岛素抵抗，使血糖摄取增加，起到了对糖尿病的治疗作用。并同时通过临床对160例2型糖尿病胰岛素抵抗患者的研究发现，化痰活血法具有明显改善胰岛素敏感性指数、血液流变学指标、降低血糖、血脂，改善症状体征的作用，与对照组比较具有显著性差异。通过实验研究和临床研究证实，2型糖尿病胰岛素抵抗的病理重点主要为痰瘀互结，化痰活血法可有效改善2型糖尿病胰岛素抵抗。该研究成果证实了2型糖尿病胰岛素抵抗的痰瘀互结理论，为2型糖尿病胰岛素抵抗的治疗探索出了新的途径和方法，为2型糖尿病胰岛素抵抗的防治研究提供了新的思路和实验依据，具有十分重要的意义。

在本课题研究中发现中药是通过抑制 TNF-α 等炎症因子和 mRNA 表达而增强了胰岛素敏感性，改善了胰岛素抵抗，提示炎症因子起到了产生胰岛素抵抗的介导作用。对此又提出了炎症因子反应属中医学“内生之毒”的理论假说，采用清热解毒为主的中药复方治疗 2 型糖尿病，并观察炎症因子的变化，结果具有显著的统计学意义。所以又以“清热解毒方对 2 型糖尿病炎症因子及 NF-κB/IκB 信号途径的调节作用”为题，并被国家自然科学基金委立项资助。通过实验研究发现，2 型糖尿病模型大鼠存在炎症反应、瘦素抵抗以及 NF-κB/IκB 炎症通路的过度激活，清热解毒方可以降低大鼠体内的炎症因子水平并抑制 NF-κB/IκB 炎症通路，缓解瘦素抵抗。临床研究发现，中医辨证属肺胃热盛、热毒内蕴的 2 型糖尿病患者血清中 TNF-α 与 IL-6 水平明显高于正常人，经过清热解毒方干预后患者的症状、体征明显改善，血清 TNF-α、IL-6 水平明显降低，胰岛素抵抗程度亦得到显著改善。本研究证明了“内生之毒”的理论假说，证实了清热解毒方疗效显著，作用于多个靶点、多个方面和多个环节，改善 2 型糖尿病证属肺胃热盛、热毒内蕴的患者实验室指标和临床征候，无毒副作用，且作用持久，具有较高的实用价值，为 2 型糖尿病的治疗开辟了新的思路和方法，研究成果均获得山东省科技进步奖。

（八）薪火相传，桃李满园

中华传统医学的复兴，离不开薪火相传，中医事业的振兴，需要中医人才的培养。冯教授像程老一样，非常重视中医后继人才的培养，在临床带教中对学生从严要求，倾囊相授，毫无保留地将自己多年的经验传授给学生。生活、工作中的点点滴滴影响了他的学生一生，使他们勤于学习，精于工作。

桃李不言，下自成蹊。冯教授自 1999 年成为山东中医药大学硕士研究导师，后被选聘为博士研究生导师，兼任中国中医科学院师承博士后合作导师，所带研究生有 60 余人，迄今早已桃李满天下，而且作为第三批国家中医药管理局名中医药工作室传承人，全国第四、五批名老中医药专家学术经验传承工作指导老师，山东省五级师承指导老师，培养了15名高徒。如今他的学生和弟子们大都已晋升高级职称，成为科室负责人或学科带头人，为中医药事业的发展注入了新的活力。

三、齐鲁医派程冯内科学术流派第三代代表性传承人

（一）司廷林（1973.9—）

山东省禹城市人，山东中医药大学第二附属医院肾病诊疗中心副主任、主任医师、教授、硕士研究生导师。齐鲁程冯内科学术流派传承工作室负责人，高建东全国名中医药专家传承工作室负责人，冯建华全国名中医药专家传承工作室传承人。1995年司廷林毕业于山东中医学院（现山东中医药大学）中医专业，2008年考取全国第四批名中医药专家学术继承人，师从山东省名老中医冯建华教授，专攻糖尿病肾病的中西医诊治，尽得其传。2016年通过了山东中医药大学硕士研究生指导老师的遴选，取得硕士研究生导师资格，2020年考取全国第五批中医优秀临床人才研修项目。先后主持、参与省部级中医和中西医结合攻关课题5项，出版学术专著7部，发表学术论文30余篇。

司廷林兼任中华中医药学会补肾活血法专委会委员、山东中西医结合学会肾脏病专委会委员、山东中医药学会糖尿病专委会委员、山东中医药学会络病专委会委员、山东医师协会高血压病专委会委员、山东医学会肾脏病专业委员会委员。

作为冯建华教授的学术传承人，齐鲁程冯内科学术流派传承工作室负责人，司廷林跟师十余年来，以优异的成绩顺利通过第四批全国名老中医药专家学术继承人考核，系统收集和整理冯建华的学术思想和临床经验，主编《冯建华学术经验辑要》《壶天泌验录 名老中医冯建华医话医案集》，参编《冯建华学术经验辑要——甲状腺疾病临床治验》《糖尿病临床治验 名老中医冯建华学术经验辑要》等，全面继承吸收了程老、冯老“脾虚致消，理脾愈消”的学术思想，临证重视以脾为中心的辨证思维，总结提出本流派“理脾法”的理论内涵。提出

所谓“理脾”者，即采用不同方法顺从脾脏生理特性，最终达到恢复脾脏的生理功能，具体包括运用醒脾、泄脾、运脾、补脾、助脾、健脾或通过调和五脏阴阳气血的调补脾胃、调和肝脾、温补脾肾、祛脾湿、滋脾阴等方法，调理、鼓舞、振奋脾气的气化，使升降有序，恢复正常的运化功能，以适应机体新的状态，建立新的自稳平衡机制。以上都可以称作“理脾法”，其所指的不是某一种具体的治法，而是包含了一类治法，即使脾功能恢复正常的各种治法的统称。临床运用理脾法温运脾阳，助脾散精治疗糖尿病肾脏病变取得良好的临床效果。

司廷林特别重视中医四大经典的学习与临床运用，坚持中医思维方式，将五运六气理论中的开阖枢理论引入本流派学术体系中，重视阳气的升降出入，擅长运用五运六气与方证辨证结合的辨证思路，运用经方、开阖六气针法针药结合、中西医结合的手段诊治内分泌、肾脏疾病、原发性高血压、冠心病等内科杂病方面形成自己独特的诊疗思路，取得较好的临床疗效。主持研究的“理脾法结合开阖六气针法治疗糖尿病及其并发症”项目于 2021 年被山东省卫生健康委员会确定为中医药特色优势技术全省推广。

司廷林临证秉承“五脏元真通畅，人即安和”的理念，在内分泌及肾脏病等内科疾病诊治中形成了“以通为用”的规范、科学、全面、系统的治疗大法和科学研究思路，形成了针对个体制定的优化治疗方案，包括中药内服、穴位敷贴、中药足浴、全息耳穴、中药保留灌肠、温针灸、开阖六气针法等独具特色的中医治疗方法，临床疗效确切，在省内肾科领域具有先进性。

司廷林重视“必先岁气，勿伐天和”的“天人合一”思想，形成因时、因人、因病的“三因”治疗思路，运用开阖六气针法与经方相结合的治疗手段，在糖尿病及其并发症、慢性肾炎、肾病综合征、尿路感染、慢性肾功能不全延缓进展等方面取得良好的临床疗效，对顽固性蛋白尿、慢性肾衰竭的疗效尤为显著。

司廷林衷中参西，坚持两条腿走路的思维模式，在大力发展中医治疗方式的基础上，紧跟现代医学的发展前沿，熟悉现代内分泌、肾病医学的诊疗模式、治疗手段，着眼整体辨证，合理运用西医治疗手段，在胰岛素抵抗、顽固性高血压、激素与中药结合、慢性肾病营养支持、血液透析患者的症状改善方面取得满意疗效，为广大患者提供了最好的卫生与健康服务。

司廷林重视教学工作，围绕冯建华教授的学术思想定期举办专题讲座，开展病案讨论、医案评价，至今已培养研究生 12 人，已经毕业 6 人，带教规培医师 60 余人，带教进修医师 50 余人，带教本科生 160 余人，为本科生、研究生、规培生理论授课 200 余学时，在传承、挖掘、创新、发展的道路上努力前行。

（二）徐灿坤（1977.8 —）

山东济宁人，山东省妇幼保健院中医内科主任、副主任医师、副教授、硕士研究导师，学科带头人，中医经典研究室负责人。山东省中医临床优秀人才，山东省中医药高层次人才，山东省中医药文化科普巡讲专家。齐鲁程冯内科学术流派传承工作室主要传承人，全国名中医药专家冯建华传承工作室负责人，山东省名中医药专家冯建华传承工作室负责人。

徐灿坤兼任世界中医药联合会糖尿病分会理事，中华中医药学会名医学术研究分会委员、糖尿病分会委员，山东中医药学会第六届理事会理事、糖尿病专业委员会副主任委员，山东医师协会内分泌科医师分会常务委员、糖尿病专业委员会委员，山东中西医结合学会糖尿病专业委员会委员、内分泌专业委员会委员，山东预防医学会糖尿病专业委员会委员等职。

2006 年，徐灿坤毕业于天津医科大学中西医结合临床专业，获得医学博士学位。毕业后先后就职于山东中医药大学基础医学院、第二临床医学院，从事《内科学》《内科学进展》《诊断学》《临床医学概论》等课程的教学及临床工作 15 年。2012 年考取全国第五批名中医药专家学术继承人，师从山东省名老中医冯建华教授，专攻内分泌疾病的中西医诊治，学有初成。2014 年通过了山东中医药大学硕士研究生指导老师的遴选，取得硕士研究生导师资格。2021 年 10月工作变动，调至山东省妇幼保健院工作，担任中医内科主任等职。先后主持、参与国家自然基金课题、省级、厅局级、校级中医和中西医结合课题10余项，主编学术专著4部，参编教材3部，发表各级学术论文30余篇。

作为程益春教授研究生中关门弟子、冯建华教授国家级及省级工作室负责人，以及齐鲁程冯内科学术流派传承工作室代表性传承人，徐灿坤跟师20余年来，以优异的成绩顺利通过第五批全国名老中医药专家学术继承人考核，系统收集和整理冯建华的学术思想和临床经验，主编《名老中医冯建华学术经验辑要——甲状腺疾病临床治验》《名老中医冯建华学术经验辑要——糖尿病临床治验》《络以治微》《壶天泌验录——名老中医冯建华医话医案集》等著作。全面吸收程教授、冯教授"脾虚致消"的学术思想，继承和发扬两位教授重视脾气升清和清热解毒的学术思想，在此基础上提出了糖尿病当分型论治，1型糖尿病肾虚为主，2型糖尿病脾虚为主。治疗上1型糖尿病重视补肾，以肾气丸为主方；2型糖尿病重视健脾，以健脾降糖饮为主方，取得较好的临床效果。提出了糖尿病窍病的概念和从窍论调治糖尿病的临床思维方法。同时，深入探讨甲状腺疾病与肝的关系，重视从肝论治甲状腺疾病，临床善用疏肝理气、清泻肝火、养阴柔肝等调肝八法治疗各种甲状腺疾病，总结出益气调肝消瘿方。

临床工作中，徐灿坤特别重视中医四大经典的学习与临床运用，认识到中医四大经典《黄帝内经》《难经》《伤寒杂病论》《神农本草经》是中医学的灵魂，并认为《黄帝内经》《难经》是中医学的理论根基，《伤寒杂病论》是中医学的临证典范，《神农本草经》是中医学的用药规矩。虽时世变易，然天道昭彰，自然之理不易。临证中坚持中医思维方式，将《伤寒论》《金匮要略》等方证相应思维贯彻于内分泌疾病及原发性高血压、冠心病等内科杂病诊疗实践中去，形成了自己独特的诊疗思路，取得较好的临床疗效。

徐灿坤重视中西医结合，认为中西医各有所长，各有所用，只有相互取长补短，扬长避短，才能充分发挥中西医结合的优势，从而提高疗效，并将中医理论与临床疗效提高到一个新的水平。在处方用药方面，擅用经方、成方化裁治疗疾病，同时还能参照当代药理研究而用药，将二者有机地结合起来，其方药既遵法度，又有新的内容和意义，临床疗效切实可靠，为中医学的遣方用药增加了新的内涵，从而提高了中医辨证论治的水平。在临证时强调辨病与辨证相结合，重视天人合一思想，形成因时、因人、因病的“三因”治疗思路，运用经方和中医药特色诊疗技术相结合的治疗手段，在糖尿病及其并发症、各种甲状腺疾病如甲状腺功能亢进症、甲状腺功能减退症、甲状腺炎、甲状腺结节等方面取得良好的临床疗效，尤其对糖尿病视网膜病变、糖尿病肾脏病变、甲状腺眼病等总结出糖尿病窍病、甲状腺窍病新认识，提出开窍祛邪法，临床疗效显著。

徐灿坤重视教学工作，围绕程益春教授、冯建华教授的学术思想定期举办专题讲座和中医经典讲座，开展病案讨论、医案评价，至今已培养研究生 11 人，带教规培医师、进修医师100余人，为本科生、研究生、规培生理论授课5 000余学时，在传承、挖掘、创新、发展的道路上努力前行。

第三节　齐鲁医派程冯内科学术流派精气神窍一体理论

齐鲁医派程冯内科学术流派传承三代，现其第四代传承人也已经走上临床或教学科研岗位，逐渐发扬壮大，开花结果。流派历经四代传承，在传承中创新，在创新中发展，形成了独具特色的“衷中参西”的诊疗模式。

齐鲁医派程冯内科学术流派秉承“脾虚致消，理脾愈消”的学术观点，从理脾法治疗糖尿病及其并发症的基础上，逐渐发展出“从脾论治内科杂病”，重视从脾论治施本流派的核心思想。脾位于中焦，人体气血、阴阳的升降出入运动，都以脾为枢纽，脾脏于中焦斡旋，其功能失常所致疾病的治疗非健脾、补脾等方法所能囊括，故本流派总结提出“理脾法”。所谓“理脾法”，即运用醒脾、泄脾、运脾、补脾、助脾、健脾法，及调和五脏阴阳气血的如调补脾胃、调和肝脾、温补脾肾、祛脾湿、滋脾阴等方法，调理、鼓舞、振奋脾气的气化，使升降有序，恢复脾的正常的运化功能，以适应机体新的状态，建立新的自稳平衡机制的一类治法。本流派在临证运用理脾一法时，温脾阳，不忘理湿；补脾土，注意平肝；养胃阴，须佐降泄，强调了以脾为本的中心病机地位，通过调理脾气，恢复脾脏的生理功能，使机体气血阴阳调和，达到阴平阳秘的动态平衡。

本流派除了重视从脾论治糖尿病及其并发症，从脾论治内科杂病，还重视脾与精气神、窍的关系。脾胃五行属土，具化生万物之功，秉坤性，有厚德载物之功。脾胃为后天之本，气血生化之源，是精气神的主要来源。脾胃为人体气血之本，人体的气血是维系生命的根本，而气血的充养有赖于胃气。气血是健康之本，气血之充足皆由脾胃无所伤，而后能滋养气血的缘故，若脾胃之气既伤，则气血也不能充而衰少，则人体阴阳失衡，从而导致疾病的发生。气血的盛衰全在脾胃，所以一定要重视脾胃，所以说养生当调脾胃。

同时，脾胃还是精气升降的枢纽，胃之功能全赖脾之运化，脾与胃，一属脏，一属腑；一主升，一主降，互为表里。胃之受纳腐热，以通降为顺，脾之运化转输，以升为健，脾与胃，一升一降，共同完成水谷的消化吸收和升降输布。

脾胃虚则精微不化，中气不生，气不生血，而导致气血两亏，气为血帅，气可生血，可统血。观之脾胃虚则气虚，则血虚，则不生血，则不统血。脾胃虚则升降失职，清阳不升，浊阴不降，清阳在下则生飧泄，浊阴在上则生䐜胀，发为阴阳失调诸疾病。现结合研究状况，归纳本学术流派精气神窍学术思想如下。

一、精气养窍，窍出神机

精气神常用于官窍，见于官窍，达于官窍，出入于官窍。精气充足，则官窍见其神机，在目则能视，在耳则能闻，在鼻则能嗅，在口则能言，在舌则能味，神用无方。精气夺，精气塞，精气窒则官窍丧其神机，在目则视不清，在耳则闻不清，在鼻则嗅不利，在口则语不利，在舌则味不利。因此，精气的充沛是窍可发挥其功能的基础，神是窍的外在体现，通过窍可察神机的出入。概言之，即精气养窍，窍出神机。

二、窍必有津液，九窍为水注之气

《素问·阴阳应象大论》曰：“六经为川，肠胃为海，九窍为水注之气”。本段提出了九窍为水注之气，并论述了九窍之气与六经和肠胃的关系。人体的六经好比河川，肠胃犹如大海，九窍中充满了水注之气。第一，说明了窍中必有水气，如目中有泪，鼻中有涕，这是窍发挥其功能的必要条件，本学术流派将该要点总结为窍必有津液，窍若失津液濡养则影响其功能发挥。第二，点明了窍中水注之气源于海川，即肠胃和六经，肠胃生成，六经输布。

《灵枢·口问》曰：“心动则五藏六府皆摇，摇则宗脉感，宗脉感则液道开，液道开故泣涕出焉。液者，所以灌精濡空窍者也，故上液之道开则泣，泣不止则液竭，液竭则精不灌，精不灌则目无所见矣，故命曰夺精”。窍必有（津）液，“液者，所以灌精濡空窍者也”，如目有泪（泣）、鼻有涕、耳有耵聍、口舌有津液涎唾、毛窍有汗液，二阴窍亦有相应的外分泌液等，液可以灌精濡养空窍，液是精窍功能发挥的基础，液不足则影响精窍的发挥，会导致精窍失用失聪。

三、窍必出神，失精由窍

精气神常用于官窍，见于官窍，达于官窍，出入于官窍。经文中虽然未明确讲及窍必出神，但综合前面所言，窍是精气的门户，内联经脉脏腑，外通天地八方，窍的过度开放，是可以导致精气溢泄的，即失精由窍。譬如一个人如严重失眠，或者过度用眼看视频看电影，目窍处于过开状态，会导致心精耗伤，心神外逸。精气的丢失，往往都是从窍道而出的，且不仅仅局限于目窍。若耳窍多听、口舌窍多言多味、二阴窍不固，同样可以导致精气溢泄，失精亡气的。精气从窍溢泄，丢失了精气，也就丢失神机。所以说，窍溢必出神，失精由窍。从养生角度讲，合理管理和应用好自己的官窍，是调养精气神的关键点所在。

四、窍出欲望，谨慎管理欲望

五官是欲望的门户，是管理欲望的开端。天门开阖，能为雌乎？天门，指的是人的五官，眼耳鼻舌口。为什么叫天门呢？因为这五官是人与外界进行交互的门户，是与生俱来的。这五官各司其职，对应着与世界不同的感知信号。

窍是出欲望的。眼有色欲、耳有声欲，两者消耗最大，所以古人常讲声色犬马或溺于声色；此外，还有鼻之气味欲，舌之美味欲，阴窍之性欲和排泄欲。眼睛是色之门，看到五彩缤纷，光怪陆离的世界；耳朵是声之门，听到悦音噪音语言动静的世界；鼻子是气味之门，能闻到由基本的7种气味组合而成的嗅觉世界：薄荷味、花香味、乙醚味、麝香味、树脂味、臭味和酸味等；舌头是味觉之门，酸甜苦辣咸；口和舌头还是参与言语重要门户，舌能言能辨，所以世人常说口舌之争，逞口舌之能。

正是因为窍是出欲望的，因此需要谨慎管理欲望。目为肝之门，属木，对应怒。眼睛用得太多，开合无度，则可能伤肝；肝火盛，则容易发怒生气。少用眼，可以养肝，眼不见心不烦；看得少，心情则会平和不会起波澜。耳为肾之门，属水，主恐。长期过听或在噪音的环境下，可导致肾虚肾衰，听觉下降，胆子变小，魂不守舍。鼻为肺之门，属金，主悲。气味的浓淡、多少，直接影响肺功能，也影响悲的情绪。为什么浓淡相宜的香氛，会让人感觉神清气爽？好的香水可以改善人的情绪的。舌头是心之门，属火，主喜。美食让人开心，也容易心火盛，看舌苔与舌质则可以看出心的状态。饮食要清淡、有规律，不能贪吃不能重口味，就是养心的过程。口唇是脾之门，属土，主思。脾虚胃口就不好，食欲不振。人思虑过重会伤脾，常常茶不思饭不想，这就是相思之苦，食之无味尽在相思。

控制欲望就要控制五官，管理好我们的官窍，管理好我们的精气神。前文已讲到失精气，由官窍，诸官窍如目、耳、口、鼻、舌、二阴均可以成为精气出入窍的通道，尤其是目窍为精之总开关之所在，精之窠（老巢）为眼，人之神发于目。《黄帝内经素问·上古天真论》曰：“以欲竭其精，以耗散其真，不知持满，不时御神”，强调的就是欲望会通过过用或过开官窍耗伤人的精气真元，所以要做五官控制，从而养精御神。五官控制是一种认知世界的方法，也是自我心法的修炼，它的要领就是开合有度，动静相宜，不能贪心和功利，伤及自身。

五、精之总开关在目窍，养精藏精重在学会合理闭目

《灵枢·大惑论》中明确提出五藏六府之精气皆上注于目而成就了目之精华，眼睛是一个人最有神采的地方，是人与外界信息沟通主要的器官，俗语道，“一个眼神即懂”“眼睛也会说话”。所以，养精藏精的其中一个关键就是把握精的总开关——目窍，目闭得当，精气方能得藏得守。若一天中大量的时间看手机、看视频，目过开，则精过泄。精过泄则不得藏不得守，伤精而耗气，则可能会导致大病一场。

《黄帝阴符经》中曰：“心生于物，死于物，机在目”，《皇极经世书》云：“天之神，栖于日。人之神，发于目”。机不动则弓弩住，目不动则心神停，所以适当闭目可以养神，闭目可以藏神。反之，过度开目，譬如过度失眠、甲状腺功能亢进症突眼之病情时，眼睛过度睁开，精气长时间外泄，神气从目窍外逸是会耗伤心神、心气的，甚至导致心律失常（心气心血不足）、心功能下降、心力衰竭（阳气耗伤）、猝死（阴阳离决）。

六、精气宜谨养护，慎滥用

精是构成生命之体的始基，是生命活动的物质基础，故有“人始生，先成精”（《灵枢·经脉》）与“精者，身之本也”（《素问·金匮真言论》）之说。精

化为气，气化为神，人的生命活动，需要从“天地之气”中摄取营养成分，以充养五脏之气，从而维持机体的生理活动。人的五脏、六腑、形体、官窍、血和津液等，皆有形而静之物，必须在气的推动下才能活动。当气的运动失衡时，就会引发疾病。古人称精、气、神为人身“三宝”，有“精脱者死，气脱者死，失神者死”的说法，以此也不难看出“精、气、神”三者是人生命存亡的根本。

精气对人体的重要性不言而喻，对于精气而言，其难得难充却易于丢失。人有欲望，五官是欲望的门户，是管理欲望的开端。《道德经》讲：“五味令人口爽……五色令人目盲。”《黄帝内经素问·上古天真论》曰：“今时之人，以酒为浆，以妄为常，醉以入房，以欲竭其精，以耗散其真，不知持满，不时御神，务快其心，逆于生乐，起居无节，故半百而衰也。”所以好的养生应该是合理控制官窍欲望，谨慎养护精气，切记勿滥用官窍，勿无谓的泄露精气。

《寿亲养老新书》归纳出古人养气的一些经验，“一者，少语言，养气血；二者，戒色欲，养精气；三者，薄滋味，养血气；四者，咽津液，养脏气；五者，莫嗔怒，养肝气：六者，美饮食，养胃气；七者，少思虑，养心气。”此七者强调了“慎养”，但由于气是流行于全身、不断运动的，所以人体也要适当地运动，促进脏腑气机的升降出入，才会有利于维持机体的正常生理功能。古人提倡“人体欲得劳动，但不可使之极（过度）”，我国流传下来的多种健身运动及气功，也是以动养气的宝贵遗产。

七、治神的关键在于治窍

治神的关键在于治窍，精气宜谨养护，慎滥用，即护窍。《黄帝内经》曰：“圣人抟精神，服天气，而通神明”，强调的是抟聚精神而不散漫外泄，所以可以通神明。《道德经》曰：“塞其兑，闭其门，挫其锐，解其纷，和其光，同其尘，是谓玄同。合于道，德全不危”，强调的是适当关闭门窍，挫解纷瑞，和光同尘，从而达到合道德全不危。《黄帝阴符经》曰：“瞽者善听，聋者善视。绝利一源，用师十倍。

三返昼夜，用师万倍”，强调的是适当绝利官窍，可以达到用师十倍甚至万倍的效果。

如何治窍呢？《黄帝内经素问·上古天真论》曰：“上古之人，其知道者，法于阴阳，和于术数，食饮有节，起居有常，不妄作劳，故能形与神俱而尽终其天年，度百岁乃去。”又曰：“虚邪贼风，避之有时，恬淡虚无，真气从之，精神内守，病安从来。是以志闲而少欲，心安而不惧，形劳而不倦，气从以顺，各从所欲，皆得所愿。故美其食，任其服，乐其俗，高下不相慕，其民故曰朴。是以嗜欲不能劳其目，淫邪不能惑其心，愚智贤不肖不惧于物。”从上述经文中，可以归纳出古圣人治窍养神要诀包括志闲而少欲，心安而不惧，形劳而不倦；嗜欲不能劳其目，淫邪不能惑其心；气从以顺，各从所欲，皆得所愿。

第四节　基于程冯内科学术流派精气神窍一体理论研析糖尿病窍病

糖尿病（消渴病）的病机主要是阴津亏损，燥热偏盛，其病变主要累及肺、胃、肾 3 个脏腑，其主证便见有多饮、多尿、尿中有甜味等窍的功能异常表现；而日久容易发生诸多变证，且病变影响广泛，涉及诸多脏腑，表现于外便是相应的官窍病变。如刘河间曾在《宣明论方·消渴总论》中论述，言消渴一证“可变为雀目或内障”，又见元代张子和《儒门事亲·三消论》中云：“夫消渴者，多变聋盲、疮癣、痤痱之类。”皆体现出消渴一证变生诸多窍病，其中不乏五官、毛窍之类。现代研究认为，瘀血为患是贯穿糖尿病发病过程的重要病机，是导致诸多官窍病变的原因之一。

一、糖尿病与目、耳及二阴

消渴目病是消渴病最常见的并发症之一，也是失明的主要原因之一，即现代医学的糖尿病视网膜病变，此病多见于消渴病的晚期，而且消渴病晚期多伴有听力下降甚则耳聋等表现。目又称“精明”，为视觉器官，其主要赖于肝血的濡养和肝气的疏泄；耳为听觉器官，听觉灵敏与否，与肾精、肾气的盛衰密切相关。消渴病后期，阴虚燥热日久，阴愈虚则燥热愈盛，燥热愈盛则阴愈虚，如此肾阴亏耗已极，乙癸本就同源，则肝失濡养，肝肾精血不足，不能上承于耳目，故容易发生干眼、视力下降、白内障、雀目、耳聋等耳目疾病。

消渴既已成，日久则生理与病理产物积而成毒。毒邪留积体内而损害脏腑，导致脏腑亏虚，运化代谢不及，津液输布失常则可以生湿成痰，阻滞脉道导致血行不畅则形成瘀血，“瘀”从“毒”化，共损目络，而成消渴目病。

《黄帝内经》中认为目为肝之外候，肝脏的病变会导致目疾的发生。除肝之外，目的视物功能还有赖于五脏六腑的濡养，如《灵枢·大惑论》曰：“五藏六府之精气，皆上注于目而为之精。精之窠为眼，骨之精为瞳子，筋之精为黑眼，血之精为络，其窠气之精为白眼，肌肉之精为约束”，可见五脏六腑之精气皆上注于目，故五脏六腑的病变皆可导致目疾的发生。消渴一病可导致诸多脏腑的病变，除肝之外，与目病关系最为密切的当属于心。《素问·解精微论》云：“夫心者，五脏之专精也，目者其窍也”，表明除了最主流的五脏主五窍理论以外，仍有观点认为目为心之窍。心为君主之官，亦为五脏六腑之大主，而目睛能够候五脏六腑之精气，此两者不谋而合；其次在经脉络属上，手少阴心经分支连及目系；并有现代研究认为，糖尿病多种并发症的病理基础是血管损害，《素问·五脏生成篇》曰：“诸脉者皆属于目”，而心主血脉，且不论目为心之窍，由上便可知心与目窍关系十分密切。糖尿病本就瘀血为患，晚期瘀血阻滞心脉，导致心脏发生病变，心主血脉功能异常，则血脉瘀滞更甚，累及全身，可导致糖尿病眼底病变、糖尿病心脑血管病变以及糖尿病肾脏病变等并发症。

根据“肾在窍为耳”理论，后代医家常用耳穴疗法治疗糖尿病，并获得了较好疗效。《素问·金匮真言论》中言：“肾……开窍于二阴”，体现了肾之窍不仅有耳，还有二阴。消渴病之初，若肺胃热盛，肺为水之上源，主行水，肺脏受累不能输布津液而直趋下行，随小便排出体外，则尿频量多；肺与大肠互为表里，胃中燥热，肠道失于濡润，则会出现大便干结；日久肾阴不足，凉润作用减退，虚热内生，耗伤肠道津液，可导致便秘；阴损及阳，肾阳不足而温煦作用减弱，气化失常，也容易导致便秘或泄泻；若膀胱气化失司，可导致小便失调，或尿少水肿，或尿频而数，亦可导致尿失禁等。“肝肾同源”指两脏在生理上息息相关，所以病理上往往也相互影响。肾司前后二阴，主阴器之功能；肝主宗筋，司阴器之活动，两脏皆与男性的勃起功能关系密切。另外，肝主疏泄、主藏血，可以调畅男子排精、女子排卵和月经来潮等，为经血生成之源；肾主闭藏、主生殖，肾精及肾气充盈，才能产生癸水和男子之精，得以促成人体生殖器官发育成熟并维持人体的生殖功能。两脏皆在生成和调节男女的生殖之精上起着至关重要的作用，所以糖尿病患者肝肾两虚型更容易伴发二阴的病变，男性患者容易伴发勃起功能障碍，女性患者则容易伴发月经不调甚或闭经、不孕。

二、糖尿病与口、舌

消渴病的典型临床表现便有口干渴，《素问·阴阳应象大论》曰：“中央生湿……脾主口，其在天为湿……在窍为口。”口为脾之窍，脾主运化，为胃行其津液者也；肺主行水，能将脾上输的津液布散至头面诸窍。正如《素问·经脉别论》中言：“饮入于胃，游溢精气，上输于脾，脾气散精，上归于肺，通调水道，下输膀胱”，可见肺脾两脏在津液的输布上发挥着不可或缺的作用。消渴病中肺胃燥热皆可耗伤津液，且肺脏输布津液功能受损，导致口中津液匮乏，失于濡润则口渴多饮；而胃热炽盛，胃火循经上蒸，可导致牙龈肿痛；迫血妄行，可导致齿龈出血；后至气阴两虚，脾气虚弱不能布散水精，则口干渴愈盛。已有研究发现，糖尿病患者同时伴有口腔疾病者高达 87.3%，是正常人口腔疾病患者的 2～3 倍，糖尿病患者常有口干、牙龈红肿出血等口腔疾病。由此可发现糖尿病与口腔疾病有密切的关系。

《灵枢·五阅五使》说："舌者，心之官也。"在消渴病中，舌与心的关系主要体现在舌象的变化上，《中医诊断学》中认为舌质候五脏病变，舌苔候六腑病变，舌面的各个部分分别反映体内的各个脏腑的变化，如舌尖反映心肺，舌边反映肝胆，舌中反应脾胃，舌根反映肾。这与心为"五脏六腑之大主"之说相符合，可见舌象对于糖尿病的分期、辨证分型有着至关重要的意义，可以协助指导临床诊断和防治。

三、糖尿病与鼻、肌肤毛窍

糖尿病后期病变累及肌肤毛窍，可见有消渴汗证、皮肤瘙痒、疮痈等皮肤异常表现。消渴一病，一般多属肺脏先受累，继之则胃，日久及肾。肺脏外合皮毛，其窍在鼻。消渴病日久不愈可以合并有汗出异常的表现，其相当于现代医学糖尿病周围神经病变中的自主神经病变的范畴，是糖尿病常见慢性并发症之一，中医称之为消渴汗证。卫气主司腠理之开合，其生成和输布有赖于脾胃的运化和肺气的宣发肃降功能，消渴病后期肺、脾、肾三脏之气皆虚，甚则阴阳两虚，此时卫气虚弱，司开阖之功能异常，可见有出汗，且以头、颈、胸为主，四肢少汗或无汗等汗出异常的表现。而消渴病本就阴虚燥热，阴液亏耗不能充养皮肤，则容易出现皮肤干燥；阴血亏虚，血虚风动，可发为肌肤麻木不仁、筋肉跳动等症，即糖尿病周围神经感觉异常；而燥热内盛，容易生风动血，热迫血行，血溢脉外，则可出现皮肤瘙痒、皮肤黑斑等表现，若燥热尤甚，内结于里，导致脉络瘀阻，毒蕴成脓，可发为痈疽疔疖等皮肤病变。糖尿病与肌肤毛窍之间，除了糖尿病可以导致皮肤发生病变这样的联系之外，还有现代研究表示，通过皮肤给药可以减轻糖尿病周围神经病变大鼠的炎症反应。

糖尿病在临床与鼻的病变之间的直接联系暂未见有系统研究，但亦有文献表明糖尿病伴发鼻窦炎在控制血糖有效的情况下能够得到有效治疗，且血糖水平高低与黏膜上皮化有关。

综上所述，糖尿病的发生发展过程中容易产生五官九窍、毛窍等发生不同程度的病变，其中研究最为广泛的便是目窍和毛窍的病变，即糖尿病视网膜病变和糖尿病性皮肤病。本节提出“糖尿病窍病”这个理论，并主要以《黄帝内经》中的脏窍理论为基础，简要探讨了糖尿病和官窍之间的病理联系，旨在进一步丰富中医学辨证论治体系，引导大家在临床工作中若遇到非目窍、毛窍等典型糖尿病窍病时亦能联想到糖尿病。但是在临床诊疗过程中，除了考虑单纯的一脏对应一窍，还当注意到一脏对应多窍、一窍对应多脏等特点。治疗时见象而治藏，在遇到发生糖尿病窍病的患者时，不仅要治疗窍病，还应当积极治疗糖尿病。并且已有部分研究显示，通过某些官窍给药或是治疗可以在一定程度上改善糖尿病或其并发症的临床症状，可见糖尿病与官窍不仅在病理上息息相关，在临床治疗上亦有所联系，值得大家重视并深入研究。

第五章

治窍法在糖尿病窍病并发症中的应用

齐鲁医派程冯内科学术流派不仅秉承“脾虚致消，理脾愈消”的学术观点，而且在理脾法治疗糖尿病（消渴病）及其并发症的基础上，逐渐发展出“从脾论治内科杂病”，重视从脾论治本流派的核心思想。本流派除了重视从脾论治糖尿病及其并发症，从脾论治内科杂病，还重视脾与精气神、窍的关系。本学术流派结合多年研究成果，在国内较早地提出了“糖尿病窍病”的概念，并认为毒损络脉、官窍受损是糖尿病慢性并发症（糖尿病窍病）的主要病机。

糖尿病窍病是指糖尿病患者由于气血津液运化输布异常导致机体诸官窍发生病变，影响官窍功能而出现的一组并发症，主要包括以下几种。①糖尿病目窍病：目不精，视物不清、白内障、眼底病、黄斑病。②糖尿病耳窍病：耳不精，耳聋。③糖尿病前阴尿窍病：肾不藏，水肿、蛋白尿、肾衰病等。④糖尿病心窍病：心不精，心悸、胸痹。⑤糖尿病脑窍病：中风病、痴呆病。⑥糖尿病络窍病。⑦糖尿病毛窍病：汗出异常，感觉异常，坏疽。⑧糖尿病后阴肛窍病。

糖尿病窍病病程漫长，缠绵难愈，属叶天士络病、窍病范畴，“络以辛为泄”。本学术流派在糖尿病窍病的治疗上，除了重视健脾益气填精，活血化瘀通脉，还重视应用通络法以开络闭，通经脉，荣官窍，畅达脏腑之气，并认为治窍法是糖尿病窍病并发症的关键所在。对于糖尿病窍病的治疗，应本着中医学“未病先防，既病防变”的原则，强调早期治疗、截毒防变、矫正病理、通畅络脉、复能官窍。临床研究显示，用养营活络汤及化痰活血通络方剂治疗糖尿病外周神经病变、血管病变、泌汗异常，疗效显著，这为从络论治和从窍论治糖尿病窍病提供了临床依据。

第一节 治窍法概要

窍病治疗，即使用不同的方法对各种类型的窍病进行治疗的过程，本研究将窍病的治疗方法分为通窍法、敛窍法、填窍法、荣窍法、治络法、整体调窍法六大类。每种类型的治疗方法都包含与之对应的具体治疗措施，下面将分别对其进行阐述。

一、通窍法

通窍法，即通利诸窍，促进窍门开放和畅通，也可称为开窍法、利窍法。通窍一词，最早见于隋·杨上善《黄帝内经太素》，其卷第二十九·水论曰：“心为五藏身之总主，故为专精。目为心之通窍，华色为心之荣显。”此处目为心之通窍，为“连通之窍”之义，即表示目为心之外窍。明代李时珍《本草纲目·草部第十六卷·蜀葵》曰：“治带下，目中溜火，和血润燥，通窍，利大小肠。”表明通窍的含义为疏通、通利人体闭塞之窍。《瘟疫论·标本》曰：“诸窍乃人身之户牖，邪自窍入，必由窍出”，说明诸窍乃外邪出入之通道。因此，通窍不仅能保证人体内外信息的正常交换，还具有迫邪外出的重要作用。

通窍法是指用于治疗诸窍闭塞而导致的内外沟通失常、气血逆乱、神机受阻等疾病的方法，将临床常用的通窍法分为通利体窍、通利枢机以及开窍醒神三类。

（一）通利体窍

通利体窍是通窍法之一，指通利人体体表诸窍的方法，也可称为宣窍利窍法。通利九窍，即使用具有宣通诸窍作用的方药，治疗九窍闭塞不通的病症。临床常用的通利九窍类药物包括麝香、木通、菖蒲、虻虫、蔓荆子等，常用的方剂包括通窍活血汤、安宫牛黄丸等。

1. 宣通鼻窍

宣通鼻窍，即使用辛散药物，开通阻塞之鼻窍，属于通利九窍的一种。临床常用的宣通鼻窍药物有苍耳子、白芷、辛夷、细辛等，常用的方剂有苍耳子散、银翘辛夷汤、通鼻散等。

2. 畅通耳窍

畅通耳窍，即使用行气理气的药物，开通阻塞的耳窍，恢复耳的听力。见于王清任《医林改错》里的通气散，柴胡一两，香附一两，川芎五钱，治耳聋不闻雷声。从现代中医视角看，就是疏肝解郁、理气行气，开通耳窍，对耳鸣和耳聋有治疗意义。通气散治疗耳鸣，病因往往需要和外感有联系，如外感风热或外感风寒等。总之，外邪郁闭耳窍导致的耳鸣，适合用通气散。还有一种认识，以徐景藩前辈为代表的学者认为虚症耳鸣，只要病情在百日以内，也是可以用的，可选用耳聋左慈丸配上通气散。

3. 畅通乳窍

畅通乳窍，即使用具有通乳作用的方药使产妇的排乳过程畅通。临床常用的畅通乳窍的药物有漏芦、王不留行等；常用的方剂有通乳汤、漏芦汤、通乳涌泉散等。

（二）通利枢机

通利枢机是通窍法之一，指以和解少阳 / 少阴进而通利人体半表半里诸窍的方法。根据“少阳 / 少阴为枢”的理论，和解少阳 / 少阴即可疏通半表半里之郁滞，使人体内外的沟通正常通利。

1. 和解少阳

临床上常用于和解少阳药物有柴胡、青蒿、黄芩、半夏等，常用的方剂有小柴胡汤、蒿芩清胆汤等，现对小柴胡汤进行详细介绍。

小柴胡汤中，柴胡推陈致新，黄芩主治诸热，柴芩合用能解半表半里之邪，配半夏、生姜和胃降逆止呕，能开能降，兼助柴胡透达经中之邪，配人参、甘草、大枣益气调中，扶正去邪，以杜内传太阴之路，同时姜枣相伍，可以调和营卫，通行津液，以本方证之寒热往来，皆有关营卫之故。本方寒热并用，攻补兼施，集辛开，苦降，甘调于一方之中，虽治在肝胆，又旁顾脾胃，既清解邪热，又培补正气，而使三焦疏达，脾胃调和，内外宣通，枢机畅利，则半表半里之邪解，所以本方为邪在少阳胆经的代表方剂，也是和剂的主方。

太阳为开，其病为表证，阳明为阖，其病为里证，少阳为枢，其病为半表半里证，又少阳与厥阴，肝胆相连，同居胁下，表里相依，共有疏泄作用，可通达表里内外。少阳受邪，正邪分争，常进退于表里之间，致联系病证较多。柯琴谓“仲景独出‘桂枝证’‘柴胡证’之称，见二方任重”，临证证明，桂枝汤治证固多，小柴胡汤治疗的病证更多。

小柴胡汤中既有祛邪清热之药，又有扶正补虚之品，集寒热补泻于一方。本方药物可分 3 组。

（1）一组是柴胡配黄芩，为方中主药，柴胡能疏解少阳经中邪热，黄芩可轻泄少阳胆腑邪热，柴胡与黄芩合用经腑皆治，同时柴胡还能疏利肝胆，条达气机使气郁得解，火郁得发。

（2）二组是半夏配生姜，又名小半夏汤，因其能和胃降逆，散饮去痰，故为止呕的圣药。少阳病“喜呕”是少阳的主证之一，故半夏生姜在所必用，同时半夏、生姜味辛能散，对疏通少阳郁滞也有裨益。

（3）三组是人参、甘草、大枣相配，扶中益气，本方选用此组有两意。①一为扶正去邪，升少阳之气。②二是补脾以防邪气之传变，犹如“见肝之病，知肝传脾，当先实脾”之旨。

从药物性味来看，柴胡、黄芩味苦，半夏、生姜味辛，人参、甘草、大枣味甘合其成辛开，苦降，甘调之法，既各显其功又相辅相成，构成了一个联系的治疗整体。

现代药理研究证实小柴胡汤有解热抗炎促进消化的作用，并有镇吐止咳祛痰，保肝利胆镇静的作用，本方主要用于少阳郁热或邪在少阳，证见寒热往来、胸胁苦满、不欲纳食、心烦喜呕、口苦、咽干、目眩、脉弦等。特异诊断依据为项筋拘急疼痛（即胸锁乳突肌触痛明显），应用本方时少阳病诸证不必悉具，但见一证即可。小柴胡汤为杂病首方，有理胃土、调升降、和阴阳、疏气机之功，可广泛地用于临床各种病症。

2. 和解少阴

少阴属心肾，统水火二气，真阴真阳寄寓其中，心火下达于肾，肾水上交于心，水升火降，以维持体内阴阳之平衡。临床常用的通利少阴药物有附子、肉桂、巴戟天、石斛、山茱萸等，常用的方剂有交泰丸、半夏泻心汤、地黄饮子等，现对半夏泻心汤进行详细介绍。

半夏泻心汤出自东汉著名医学家张仲景所撰的《伤寒论》，是调理脾胃的经典方剂之一。脾胃同居中焦，为气机升降及水饮上达下输之枢机。脾主升，胃主降，脾胃功能正常，则清气得升，浊阴得降。脾胃功能失常，则清气不升，浊阴不降，在上则为呃逆、反酸、嗳气等，在中则为腹痛、腹胀、痞满等，在下则为肠鸣、下利等。故而治疗脾胃疾病，首要关键在于调理脾升胃降的功能。又“太阴湿土，得阳始运；阳明燥土，得阴自安”“脾喜刚燥，胃喜柔润”“脾为阴脏，脾虚易湿盛；胃为阳腑，胃病多热盛”，所以脾胃为病，多见湿热互结，寒热错杂之证。

半夏泻心汤则正对以上病机而设，脾胃疾病中用之最广，如现代疾病中的胃食管反流病、慢性胃炎、胃溃疡、十二指肠溃疡、功能性消化不良、慢性结肠炎等。该方由半夏、黄芩、黄连、炙甘草、干姜、人参、大枣共 7 味药组成。方中重用半夏和胃降逆止呕，为全方之君药；黄芩、黄连苦寒泄热；干姜、半夏辛温散寒，寒热并用，辛开苦降；更佐人参、大枣、炙甘草补益脾胃，共达调和中焦脾胃升降之功。本方为少阳误下成痞所设，是辛开苦降、寒温并用、攻补兼施、调和脾胃的代表方剂。因其配伍精当，效专力宏，故后世广泛应用于各种消化系统等疾病的治疗。

在应用半夏泻心汤时，应重点掌握虚实寒热四要点。①一为虚：脾气虚、胃阳弱而见乏力便溏、泄泻。②二为实：气机升降失常而见胃脘痞满、腹胀。③三为寒：胃阳不足而见恶食生冷、脘腹冷痛。④四为热：脾胃运纳不健、食积化热上蒸而见口舌生疮、口干口苦、舌红。

（三）开窍醒神

开窍醒神是通窍法之一，也是最为人所知的治窍法，是指使用不同的开窍方法以达到醒神的目的。临床常见的开窍醒神法有芳香开窍、化痰开窍、清心开窍和醒脑开窍等。

1. 芳香开窍

芳香开窍，即使用性味芳香，具有宣闭开窍作用的方药治疗秽浊之邪阻闭心包所致的神昏病症。常用的芳香开窍类药物有麝香、乳香、苏合香、安息香等，常用的方剂有苏合香丸、辟瘟丹等。

2. 化痰开窍

化痰开窍，即使用具有祛除痰浊、宣闭开窍作用的方药治疗痰蒙心窍导致的神昏病症。常用的化痰开窍类药物有远志、礞石、石菖蒲等，常用的方剂有涤痰汤、滚痰丸、洗心汤、菖蒲导痰汤等。

3. 清心开窍

清心开窍，即将芳香开窍药和清热药同用，治疗温热病神志昏迷的方法。常用的清心开窍药有冰片、牛黄、水牛角等，常用的方剂有安宫牛黄丸、紫雪丹、至宝丹、牛黄清心丸、清营汤等。

4. 醒脑开窍

醒脑开窍，即使用具有开窍醒神作用的方药或方法，治疗九窍闭塞、昏迷、昏聩等病症，常用的醒脑开窍药物有麝香、牛黄、珍珠、菖蒲等，常用的方剂有安宫牛黄丸、牛黄清心丸等。

除此之外，针灸疗法也可达到醒脑开窍的目的，如石学敏院士提出的醒脑开窍针刺法也可用于治疗此类疾病。

二、敛窍法

敛窍法是指收敛、固涩与肾相关的精窍，所以亦可称为固窍法、合窍法。敛窍一词，最早见于明代龚居中《红炉点雪》，《红炉点雪·梦遗滑精》曰："有梦交而遗者，以火动水沸，神驰精泄，此君不务德，乱命所致，法当君以养心宁神，佐以益肾而敛窍也。"《精校本草新编·卷之四·白芨》曰："白芨善能收敛，同参、芪、归、芎直入胃中，将胃中之窍敛塞，窍闭则血从何来，此血之所以能止也。"表明了白及具有敛窍以止血的作用。敛窍除了上述涩精止遗、敛窍止血之外，还具有敛汗固表、升阳止泻、益气固脱等功效。

本文所述敛窍法是指运用收敛的药物或方剂使开之太过的诸窍得以恢复其正常功能的方法。临床常见的敛窍法有敛肺止咳、固表敛汗、固精止遗、涩肠固脱、固崩止带和升阳举陷等。

（一）敛肺止咳

该方法为使用具有补益、收敛肺气作用的方药，以达到止咳的目的。常用的敛肺止咳药物有五味子、罂粟壳、诃子、乌梅等，常用的方剂有九仙散、咳血方、小青龙汤等。

（二）固表敛汗

该方法为使用具有收湿止汗作用的方药，治疗自汗、盗汗等汗窍收敛异常的病症。常用的固表敛汗药物有麻黄根、浮小麦、黄芪、龙骨、牡蛎等，常用的方剂有玉屏风散、牡蛎散、当归六黄汤等。

（三）固精止遗

该方法为使用具有固精缩尿、补肾涩精作用的方药，治疗遗精、遗尿、滑精等精窍、溺窍收敛异常的病症。常用的固精止遗药物有莲须、芡实、金樱子、桑螵蛸、覆盆子等，常用的方剂有桑螵蛸散、金锁固精丸、缩泉丸等。

（四）涩肠固脱

该方法为使用具有涩肠、止泻、固脱作用的方药，治疗泻痢日久、滑脱不禁等阴窍收敛异常的病症。常用的涩肠固脱药物有赤石脂、肉豆蔻、禹余粮等，常用的方剂有真人养脏汤、四神丸、桃花汤等。

（五）固崩止带

该方法为使用具有收涩作用的方药，治疗妇女崩漏不止与带下淋漓等阴窍收敛异常的病症。常用的固崩止带药物有海螵蛸、茜草、五倍子、龙骨、牡蛎等，常用的方剂有固冲汤、固经丸、完带汤等。

（六）升阳举陷

该方法为使用具有补脾益气、升举阳气作用的方药，治疗气虚下陷导致的脱肛、子宫下垂、久泻、久痢等窍虚难收、难敛的病症。常用的升阳举陷药物有黄芪、柴胡、升麻、人参等，常用的方剂有补中益气汤、升陷汤、举元煎等。

三、填窍法

填窍法是指填充诸窍以驱邪之义，即窍填则邪自除、传变止，也可称为实窍法。填窍，最早见于宋代朱佐撰写的《类编朱氏集验医方·卷之一·圣验黑神丸》，其曰："感证不同，改汤使服之……牙痛，夜卧含化；牙宣，填窍中。"此处的填窍并非独立的名词，明代皇甫中《明医指掌·卷八·鼻证三》曰："鼻中瘜肉能填窍，鼻塞风寒与热攻。"清代喻嘉言提出的"填窍说"，在《医门法律·中风论》指出："《金匮》取《古今录验》续命汤，治风痱之身无痛而四肢不收者。仲景所重，原不在此。

所中维何，则驱风之中，兼填空窍，为第一义也。空窍一实，庶风出而不复入，其病瘳矣。古方中有侯氏黑散，深得此意，仲景取为主方。”表明填窍的意义首先在于填实空窍，使风邪无法再入，其次填窍还能防止疾病向内部和深部的传变。

临床常见的填窍法有填窍祛风和填窍止血等。填窍祛风是指使用具有重镇固涩作用的药物，如矾石、牡蛎等，取其平肝潜阳、收敛固涩之性，以祛除体内之风邪，临床常用的填窍祛风类方剂有侯氏黑散、风引汤等；填窍止血法是指使用具有填窍作用的方药以达到止血的目的，填窍止血类代表药物为骨碎补，代表性方剂为填窍止衄汤。

四、荣窍法

荣窍法也可称为养窍法，主要包括健脾胃益气荣窍法与补肾填精荣窍法。

（一）健脾胃益气荣窍法

1. 治病机制

官窍充满神机，离不开脏腑精气津液的濡润，而脏腑的精气津液，离不开后天脾胃。脾胃为后天之本，五行属土，被称为脾土、坤元。《易经》讲：“至哉坤元，万物资生。”此论就是强调生命的维持需要依靠脾胃这一后天之本，健养脾胃方能养五脏。人体唯有依靠脾胃，才能将食物消化吸收，才能化生气、血、精液等营养物质，全身脏腑经络组织，更包括充满神机的官窍，才能有充分的营养，生命才能维持。如脾胃有损，胃气不足，无论虚证还是实证，一切饮食药物皆难以运化，气血不足，窍失荣养，神机衰灭。对窍病的虚证（气虚、血虚、脏器虚损），都应考虑从脾胃入手调养。健脾益胃，脾胃一强，则饮食消化吸收功能旺盛，自然化生足够的精血，使阳易生、阴易长，人体脏腑官窍功能强盛，神气活现。

胃气为本，《灵枢·五味》曰：“五脏六腑，皆禀气于胃。”胃气在生理上讲，代表人体的消化吸收功能，是人体抗病能力的标志；在病理上讲，有胃气则生，无胃气则死，所以保护胃气是防病、治病的首要，官窍病亦不例外。治病首先要注意胃气，也就是把开胃纳谷放在首位。如见纳呆，要分清2种情况，一种是苔腻纳呆，属于湿阻中焦，宜芳香开胃，投温胆汤、保和丸化裁；另一种是苔薄纳呆，属于不健运，宜健脾开胃，投香砂六君子汤、养胃汤化裁，以党参、炒白术、云苓、陈皮、木香、砂仁、乌梅、芦根、生杜仲、生白芍、车前草、生山楂为主。经芳香开胃或健脾开胃施治后，患者食纳振奋、消化吸收功能恢复，再根据患者病情，投以辨证论治方药，其效必定大增。

2. 益气荣窍药代表

（1）人参。①功能主治：补气荣络，生津固脱。②临床应用：治五脏络病气虚第一要药，用于元气虚极欲脱、脾络气虚、中气下陷、肺络气虚、心络气虚；用于气虚行血无力，瘀血阻于脉络所致中风偏瘫、胸痹心痛亦有效果；现代临床可用于休克、冠心病、心律失常、糖尿病、脑梗死、肿瘤等。

（2）麦冬。①功能主治：养阴荣络，润肺清心，益胃生津。②临床应用：关键指征为口干舌红少津。常用于热伤津亏，络脉失于濡养，如肺热津伤，络脉失养之燥咳少痰；心阴不足，心络失养之心悸怔忡；脾胃阴虚之知饥不食，胃脘隐痛；肝络失养之胁肋隐痛；津亏热盛，津液失于布散之消渴口干；津虚不能洒陈五脏，濡养四肢之痿软无力等。代表方药诸如四君子汤、补中益气汤、参苓白术散、健脾丸、八珍汤等。

（二）补肾填精荣窍法

1. 治病机制

官窍充满神机，离不开脾胃的化生气血，同样也离不开肾精（肾阴肾阳）的滋养。肾为先天之本，又称先天之根，是生命的原动力、五脏精力的源泉、生命的主宰，内寄命门真火（又称元阳），被称为人之乾元。故《易经》讲：“大哉乾元，万物资始！”即肾之元阳就是身体中的太阳。命门真火发动人体十二正经循行不息，五脏六腑气化周行，生命欣欣向荣。此火一衰，诸脏皆衰，百病丛生；此火一灭，生命终结。肾为先天之本，生命之本源，所凭者，此火；后天之本脾胃，气血生化之源，所凭者，亦是此火。脾胃必赖先天肾阳之温煦，始能蒸化水谷。肾气一衰，火不生土，必然脾胃失运。养生若损此火则折寿，治病若损此火则损命。故古人强调“万病不治，求之于肾”，求之于肾就是救人身之阳气。阳气充足与否关键就在于肾气是否充足，补肾气能强五脏。肾气开窍于耳，肾中精气上注于目可化为瞳仁，肾主封藏，固摄精气，助纳气深沉，还可固摄二便，所以窍病与肾的功能密切相关。

2. 补肾填精荣窍方药代表

最经典的补肾填精荣窍方药莫过于地黄汤家族。地黄是一味很好的补肾药，分为生地黄和熟地黄 2 种。生地黄，又叫干地黄，以河南焦作怀庆地区所产最佳，是四大怀药之一。四大怀药为地黄、山药、牛膝、菊花，中医医师们常常会在这四味药之前冠上一个“怀”字，说明是道地药材。熟地黄是生地黄加酒、陈皮、砂仁，九蒸九晒，切片而成。生地黄和熟地黄在功能上有所区别，熟地黄以滋阴补肾为主，生地黄还兼有清热凉血的功能。

（1）六味地黄丸（汤）。①组成：熟地黄、山茱萸、山药、泽泻、牡丹皮、茯苓。②方解：此方的特点为“三补”与“三泻”。熟地黄，滋阴补肾；山茱萸，补养肝肾，还兼有涩精功能；山药，健脾益肾，也兼有涩精固肾的功能；泽泻，利湿，泻肾浊；牡丹皮，清泄相火；茯苓，淡渗脾湿，既可助山药健脾，又可助泽泻泄肾浊。此方是以地黄为君药的名方，也是补肾的基础方。

（2）六味地黄方类方：①滋阴降火的知柏地黄汤（丸），即六味地黄汤加知母、黄柏，知母黄柏均用盐炒。为什么用盐炒呢？盐咸入肾。②滋肾养肝明目的杞菊地黄汤（丸），即六味地黄汤加枸杞、菊花。③滋补肺肾之阴的麦味地黄汤（丸），即六味地黄汤加麦冬、五味子。④补肾阴纳肺气的都气丸（汤），即六味地黄丸加五味子。⑤补肾助阳的金匮肾气丸（汤），即六味地黄丸加肉桂、制附片，这是《金匮要略》的补肾阳名方。⑥强化滋阴补肾、填精充髓功能的左归丸，即六味地黄汤去泽泻、牡丹皮、茯苓，再加枸杞子、菟丝子、龟板胶、鹿角胶、牛膝。

强化温补肾阳、填精充髓功能的右归丸，即六味地黄汤去泽泻、牡丹皮、茯苓，再加枸杞子、菟丝子、当归、杜仲、制附片和肉桂。这2个方剂，即左归丸、右归丸，是去掉了六味地黄汤（丸）“泻”的功能，强化了“补”的功能。一个是强化滋阴补肾的功能，一个是强化温阳补肾的功能，均为补肾名方。⑦滋肾阴、补肾阳，兼以开窍化痰的地黄饮子，组成：熟地黄、巴戟、山茱萸、石斛、肉苁蓉、制附片、五味子、肉桂、茯苓、麦冬、石菖蒲、远志。此方对于肺肾两虚，兼以痰阻，效果很好，特别是中老年人。⑧滋阴疏肝的一贯煎，组成：生地黄、沙参、枸杞、麦冬、当归、川楝子。此方组方精简，但在临床上应用非常广泛，效果很好。⑨滋阴降火的大补阴丸，组成：熟地黄、知母、黄柏、龟板。此方是金元四大家朱丹溪的名方，组方精练，滋阴补肾的效果尤为显著。

3. 补肾固脱方药

在补肾的同时，可以发现“补肾”往往兼有“固脱”的功能，“固脱”主要就是止泻、涩精、止带、止遗，下面介绍几个“补肾固脱”的方药。

（1）四神丸：由四味药组成，分别为肉豆蔻、补骨脂、五味子、吴茱萸。此方有温肾暖脾、固肠止泻的作用，用于治疗久泻，效果很好。在煎煮时，常常加入生姜和大枣。

（2）金锁固精丸：由沙苑、蒺藜、芡实、莲须、龙骨、牡蛎组成。多用成药，其功能为补肾涩精。此方不仅用于男性，女性肾虚带下也可使用。

（3）桑螵蛸散：组成为桑螵蛸、远志、菖蒲、龙骨、人参、茯苓、当归、龟板胶。其功能为调补心肾、涩精止遗，对于心肾两虚之症，遗精、遗尿，效果都很好。临床上用于小儿发育不良、精神恍惚、漏尿遗尿，往往立竿见影。

关于补益脾肾，有云健脾不如补肾，其实两者并不冲突。《沈绍功中医方略论》记载：“补虚之法，历来有健脾与补肾之争。”其同者均从“本”治，健脾者抓后天之本，补肾者抓先天之本。其异者，健脾实质是调补气血，补肾者实质是调整阴阳。脾土属中焦，是脏腑生理活动的中枢。中焦运化正常，则承上启下、升清降浊的生理活动就能平衡，正气由虚转旺，邪不可干，所以健脾派力主调补中焦脾土。但是补脾养血之品，一者性温，易有热性炎上之虑，过量常服，致口干咽燥，甚则鼻衄躁烦；二者味腻，常有碍胃，同时减少纳食之弊，得不偿失。肾脏属下焦，在五脏六腑中唯独肾脏有双，既阴又阳，既水又火，是人体生命活动的原动力。脏腑的生理功能包括脾土的运化，全赖肾气的蒸化。肾阴不足，影响肾藏精的功能，使生长发育、生殖繁育失调，缺乏物质基础；肾阳衰弱影响肾气为根的功能，使脾土运化、人体的热能下降、缺乏生命力，可见肾在人体中的主宰作用。补肾者必调阴阳，这比健脾更为全面，而且可以克服补气血之品炎上和碍胃的 2 个弊端。

五、治络法

《黄帝内经》有云："疏其血气，令其调达，而致和平"，此为养生的一大原则。要想五脏平衡处于健康状态，官窍充满神机，其前提必须使气血在经络血脉处畅通无阻。想要实现气血畅通无阻，阳气充足是根本，经络血脉畅通是关键。阳气充足自然能够温养五脏与四肢百骸，畅通经络血脉，这就是"以补为通"。反之，如经络血脉畅通则易于气血流通，能助阳气温养全身、维护身体健康，这就是"以通为补"。任何滋补药物进入身体后，都要经过经络血脉的循环，方能将有效成分送到各个脏器。故补中有通有化，能助药力发挥；通补结合，可使功效倍增。阳气不足，经络血脉循行不畅，可滋生瘀血、痰浊、水湿等病理产物，此病理产物作为内生之邪，又可进一步阻碍血行，血气津液不能顺利输布至脏腑形体官窍，进而影响其功能的正常发挥，导致官窍失于荣养，神机无法发挥。此时，可通过温通络脉法、化瘀通络法、流气通络法、辛窜通络法、散结通络法、祛风通络法、解毒通络法，治络以助窍，复官窍之功能。

（一）温通络脉法

升温是疏通经络最有效的方法。身体内寒湿重时，就如面对一块因冷而冻住的土地，用按摩和针刺的方法是解决不了根本问题的，只有“大地”回暖，河流化冰，土地解冻，河流才会通畅，土地才会松软、透气。我们的身体也是一样，只要身体内寒湿重，身体内所有的管道就会因冷而收缩，身体内的肌肉、组织也会遇冷而板结。这时针灸、推拿、按摩等治疗方法对治疗各种疾病效果甚微，而且只能暂时缓解，复发率非常高。遇到这类情况时，就要同时学会为身体升温、排寒湿的技巧，让身体全面化冻，则体内各种管道自然畅通。

1. 轻揉耳轮通肾气

双手握空拳，以拇指、示指沿耳轮上下来回推摩 1 分钟，直至耳轮充血发热。中医认为全身精气由各脏器收集后交肾来保存，肾开窍于耳，耳朵上布满了全身穴位，所以按摩耳朵不仅能健肾，还能打通全身穴位。

2. 梳头促进血循环

用手指或木梳从额头前至枕后，从两侧的颞部至头顶进行“梳头”，每次梳 50～100 下，以晨起梳头为最佳。人体各条经络都汇聚于头部，梳头时要经过眉冲、通天、百会、印堂、玉枕、风池等近 50 个穴位，对这些穴位进行如同针灸的刺激，可以促进头部血流，疏通经络。

3. 针灸按摩疏通经络

针灸按摩可帮助疏通任督二脉和十二正经。古代养生学家认为，疏通经络可作为摄生的重要措施，而最简便的方法就是经常刺激、按摩、针灸 3 个重要穴位，即合谷穴、内关穴和足三里穴。合谷穴可以防治颜面及五官方面的疾病，内关穴有助于防治心脏疾病，足三里穴则对预防五脏六腑特别是消化系统的疾病最有效。

4. 代表方药

温通络脉法的代表方药包括黄芪桂枝五物汤、当归四逆汤等。

（1）黄芪桂枝五物汤出自《金匮要略·血痹虚劳病脉证治》，全方具有补气血、通阳行痹、调和营卫功效。临床中以此方化裁，收效良好。①组成：黄芪、桂枝、芍药、生姜、大枣。②功效：益气温经，和血通痹。③主治：血痹，症见肌肤麻木不仁，脉微涩而紧。血痹证由素本“骨弱肌肤盛”，劳而汗出，腠理开，受微风，邪遂客于血脉，致肌肤麻木不仁，状如风痹，但无痛，是与风痹之区别。而脉微涩兼紧，说明邪滞血脉，凝涩不通，《素问·痹论》曰：“营气虚，则不仁。”故以益气温经，和血通痹而立法。

方中黄芪为君，甘温益气，补在表之卫气。桂枝散风寒而温经通痹，与黄芪配伍，益气温阳，和血通经。桂枝得黄芪益气而振奋卫阳；黄芪得桂枝，固表而不致留邪。芍药养血和营而通血痹，与桂枝合用，调营卫而和表里，两药为臣。生姜辛温，疏散风邪，以助桂枝之力。大枣甘温，养血益气，以资黄芪、芍药之功，与生姜为伍，又能和营卫，调诸药，以为佐使。方药五味，配伍精当，共奏益气温经，和血通痹之效。

本方主治血痹亦可治疗风痹。适当加减可治疗肩周炎、多发性末梢神经炎、坐骨神经痛、类风湿性关节炎、中风后遗症等疾病。有报道以本方加牛膝、红花、木瓜和天麻等治疗多发性末梢神经炎；加当归、白芷、细辛、威灵仙等治疗面神经麻痹；加羊肉煎汤并加鸡血藤、当归等治疗产后身痛；加党参、白术、赤芍、川芎等治疗肢端麻木；加全虫、地龙、蜈蚣、细辛等治疗桡神经损伤；加炙乳香、没药、牛膝、红花、当归、水蛭等治疗脱疽；加骨碎补、当归、续断、杜仲等治疗痛痹；合乌头汤化裁治疗坐骨神经痛均证明有满意疗效。现代药理研究表明本方具有镇痛、镇静、扩血管、增强机体免疫力等作用。

（2）当归四逆汤出自《伤寒论》。①组成：当归 12 g，桂枝 9 g，芍药 9 g，细辛 3 g，通草 6 g，大枣 8 枚（擘），炙甘草 6 g。②功用：温经散寒，养血通脉。本方证由营血虚弱，寒凝经脉，血行不利所致。素体血虚而又经脉受寒，寒邪凝滞，血行不利，阳气不能达于四肢末端，营血不能充盈血脉，遂呈手足厥寒、脉细欲绝。此手足厥寒，只是指掌至腕、踝不温，与四肢厥逆有别。治当温经散寒，养血通脉。

本方以桂枝汤去生姜，倍大枣，加当归、通草、细辛组成。方中当归甘温，养血和血；桂枝辛温，温经散寒，温通血脉，为君药；细辛温经散寒，助桂枝温通血脉；白芍养血和营，助当归补益营血，共为臣药；通草通经脉，以畅血行；大枣、甘草益气健脾养血，共为佐药。重用大枣，既合当归、芍药以补营血，又防桂枝、细辛燥烈大过，伤及阴血，甘草兼调药性而为使药。全方共奏温经散寒，养血通脉之效。本方的配伍特点是温阳与散寒并用，养血与通脉兼施，温而不燥，补而不滞。现代常化裁运用于治疗血栓闭塞性脉管炎、小儿睾丸鞘膜积液、偏头痛、新生儿硬肿病等属于血虚，阳气不足，寒侵经脉所致者。

（二）化瘀通络法

《素问·调经论》曰："病在脉，调之血；病在血，调之络"，启发了后世络病治血、活血化瘀等的运用。《素问·三部九候论》曰："经病者治其经，孙络病者治其孙络血，血病身有痛者治其经络。其病者在奇邪，奇邪之脉则缪刺之，留瘦不移，节而刺之。上实下虚，切而从之，索其结络脉，刺其出血，以见通之"，指导后世治络病中"通"法发挥。张仲景在"络病证治"方面的论述尚不完善，但在治疗络病的方药上面却多有发挥，《金匮要略》和《伤寒论》中关于方药的运用达到非常高的水平，令后人只能学习模仿，难以超越。《金匮要略》中大黄蟅虫丸、鳖甲煎丸、抵当汤、下瘀血汤、土瓜根散等六方应用动物药，特别是虫类活血化瘀通络药，开后世虫类药物化瘀通络应用之先河。

旋覆花汤被后世尊为治络病祖方，见于《金匮要略》曰："肝着，其人常欲蹈其胸上，先未苦时，但欲饮热，旋复花汤主之"。"常欲蹈其胸上"是形容胸中窒闷难忍之状，可见于现代的冠心病心绞痛发作时，乃络脉瘀滞不通而致。该方由旋覆花、葱、新绛组成。旋覆花辛开苦降，下气祛痰，又能温通络脉；葱辛温，通阳散寒，行气散结；新绛活血通络。该方用药体现辛温通络、活血通络、化痰通络等治法为后世治络病所常用，加上述虫药通络，为络病的主要治法。

药用化痰通络白附子功能为化痰通络、息风定惊，为风痰要药。临床上常用于中风痰壅、口眼㖞斜、风痰眩晕、偏正头痛、痈疽肿毒或跌打损伤等疾病的治疗，常用于癫痫、面神经麻痹、三叉神经痛等。芥子功能为祛痰通络、利气散结，用于治疗咳痰量多的有形之痰与皮里膜外无形之痰，临床常用于治疗咳嗽喘促、痰核流注、阴疽硬肿、风湿顽痹等。祛热化痰通络药竹沥功能为化痰通络、清热镇惊，临床常用于肺热咳嗽痰多、哮喘、痰热阻闭清窍之中风以及肺系喘咳病症等。

叶天士提出“久病入络”“久痛入络”，认为邪气入侵人体的传变途径“由经脉继及络脉”，又说“大凡经主气，络主血，久病血瘀”“初病气结在经，久则血伤入络”“经年宿病，病必在络”，提示疾病发展至后期会导致络病的出现，对日久不愈的现代难治性疾病有着重要的参考价值。叶天士医案记载了络病常见病证，包括癥积、痹证、中风、虚劳、痛证等，同时记述了种种络病表现，有助于认识络病。强调治疗络病须分寒热、虚实、浅深，《临证指南医案》曰：“络中气血，寒热虚实，稍有留邪，皆能致痛。”叶天士认为治疗络病不能只用活血通络药，他将通络法与单纯活血化瘀法区别开来。根据《内经》“辛甘发散为阳”，结合络病中络脉痹阻不通的特点，提出“络以辛为泄”，创“辛味通络之大法”。属实者宜攻之，有辛温通络、辛润通络、辛香通络、虫蚁通络；属虚者，因“大凡络虚，通补最宜”，有辛甘通补、滋润通补。用药上，一方面是入络专长的药物，如辛味入络、虫药入络等；另一方面通络治疗配合其他治疗。

（三）流气通络法

叶天士习用辛香通络之主药，如乳香、降香、檀香，治疗气滞血瘀络阻而致的心腹诸痛、症瘕积聚等。现代临床常用于治疗冠心病、心绞痛，也可用于治疗脑血管疾病或慢性胃炎、胃溃疡引起的腹部疼痛。治疗心脑血管病的中药通心络方中即配伍降香、檀香、砂仁等以畅通络气。

（四）辛窜通络法

药用大辛走窜之品，如马钱子、麻黄、旋覆花等，有流气畅络之功效。

1. 马钱子

马钱子辛香走窜，流气畅络，强肌增力，消肿止痛。临床应用于气郁滞或虚而留滞引起的麻木瘫痪、痿软无力，搭配其他药物治疗风湿顽痹、口眼㖞斜，也可用于吉兰－巴雷综合征、外周神经炎等。

2. 麻黄

麻黄大辛大温，功能为发汗解表、宣肺平喘、辛温通络、利水消肿。外感伤寒用以解表散寒，外感痰喘用以宣肺平喘，风水水肿用以利水消肿。配桂枝外散风寒，配石膏宣肺泄热，配白术祛风除湿，配附子祛寒湿，配芥子祛顽痰流注。

3. 旋复花

旋覆花为功能下气通络，消痰软坚。《金匮要略》旋覆花汤用药体现“辛温通络”“活血通络”“祛痰通络”等，为后世治疗络病所常用。

（五）散结通络法

药用散结通络鳖甲、莪术、山楂核、橘核等，功能为散结通络、养阴清热、滋阴潜阳。临床应用于治疗肝纤维化、肝硬化腹水、肿瘤，也用于治疗癥积痞块、血瘀经闭、心腹气痛、久疟之疟母、食积不化之脘腹胀痛以及跌打损伤之瘀肿疼痛等。

（六）祛风通络法

1. 钩藤

药用祛风通络药钩藤功能为清热平肝、息风通络，临床常用于肝肾阴虚所致中风偏瘫、头目眩晕，也用于小儿高热惊风、温热病热极生风、痉挛抽搐、风热外感、头痛目赤及斑疹透发不畅等，还可用于治疗高血压、偏头痛、小儿高热惊厥、哮喘等。

2. 僵蚕

僵蚕功能为息风通络、化痰散结，常用于治疗惊风抽搐、中风口眼㖞斜、痰核瘰疬、头痛眩晕，亦可治疗目赤咽肿、风疹瘙痒、癫痫、高热惊厥、咽部肿痛、糖尿病、脑血管意外以及面瘫等疾病。

3. 羚羊角

羚羊角功能为息风通络、清热解毒，为治惊痫抽搐之要药。善治热极生风所致高热神昏、痉挛抽搐，亦可治癫痫惊悸、温病壮热神昏、热毒发斑，对高热痉挛抽搐类疾病效果良好。

4. 全蝎

全蝎功能为搜风通络、解毒散结，为治疗抽搐之要药。临床上用于治疗小儿高热惊风、慢惊风抽搐、癫痫抽搐、破伤风、关节拘挛、肿胀变形、顽固性偏正头痛、疮疡肿毒、瘰疬结核、面瘫、癫痫、风湿性疾病以及各种痛证。

（七）解毒通络法

牛黄功能为解毒通络、清心利胆、化痰镇惊，临床常用于治疗温热病热陷心包，中风痰热，热极生风引起的高热、烦躁、神昏、痉厥等，小儿惊风及癫痫所致痉挛抽搐，还可治疗口舌生疮、咽喉肿痛、痈疽疔疖以及各种急性或感染性疾病等。

六、整体调窍法

（一）上窍治下法

上窍不通治下窍法，即上窍不通，不能仅仅局限于治上窍，疗效不佳时宜从整体调节，上下窍同调，因下窍的通利有助于上窍的复能复用。临床常用方法有通腑止咳法、通腑止呃法、承气汤法、通腑降浊法（降糖、调脂、减重）。

通腑止咳法常用于咳嗽反复发作难以治愈者，往往伴有大便秘结，此时在治疗时不能只调肺，常需加用通腑药物如大黄、枳实、厚朴、莱菔子、火麻仁等，甚至可以直接合用承气汤法，以求气机下行，浊气降而有助于肺气下降，肺气下降则咳嗽会缓解，正所谓上下通气不咳嗽。通腑止呃法常用于胃气不降之呃逆，患者呃逆频频，提升胃气上逆，医师治疗时往往多从脾胃入手，选用和胃降逆方如旋覆代赭汤。若疗效不佳，可加用通腑降浊法如枳实、厚朴、槟榔等，甚至可用承气汤法，以求气机下行，浊气下降而有助于胃气下降，胃气下降则呃逆会减轻或缓解。

在治疗糖尿病、高脂血症、高血压三高或者代谢综合征时，西医强调降糖、调脂、减重，中医则强调健脾化湿祛浊。此时，也可加用通腑气药物而有助于痰湿浊邪的排出。

（二）下窍治上法

下窍治上法亦可称为提壶揭盖法，临床上可见于宣肺治肿法与宣肺治秘法。提壶揭盖原指盛满水的茶壶，要想水顺利地倒出来，则需要在壶盖上凿个洞或把壶盖揭开，这样水才能顺利地流出来。如果把这一现象应用于疾病治疗上，就是指用宣肺治上通下的方法，在方剂中加入杏仁、桔梗、升麻、荆芥、防风、独活、白芷、前胡、紫菀、桑白皮、芥子、莱菔子等轻清升浮之药物，以宣肺提盖，从而达到消除下焦壅塞之目的，如淋证、癃闭、水肿、便秘等均可随证妙用提壶揭盖之法。

《内经》有“病在下取之上”，所谓“开鬼门”之法。金元名医朱丹溪最早明确论述此法，说：“肺为上焦，而膀胱为下焦，上焦闭则下焦塞，譬如滴水之器，必上窍通而下窍之水出焉”。《侣山堂类辨》载清代名医张志聪治一水肿患者，医用八正散等不效，张氏以防风、苏叶、杏仁各等分为剂，水煎温服，汗出尿通，水肿全消，可见提壶揭盖法古来就有。提壶揭盖，史载之紫菀治便秘的典故为大多中医学者所知，当代名医印会河也习用紫菀治肝病腹胀。按物理学原理，提壶揭盖不过是通气压而已。这种治疗小便不畅甚至不通的方法，不是使用通利小便的利尿药，而是使用宣肺的药物，在常人看来有些不可思议，而中医认为肺与脾、肾、三焦、膀胱等脏器分司水液代谢，维持水道的通调。肺主气，为水道的上源，在肺气闭阻，肃降失职，影响其他脏器而气化失司的情况下，可出现喘促胸满、小便不利、浮肿等症。治疗应先宣发肺气，肺气得宣，小便得利，故喻为提壶揭盖。不仅是在利小便方面，治疗便秘，中医有时也采用提壶揭盖法，这种方法一般适用于气机郁滞型便秘。此型便秘前人多以六磨汤（槟榔、沉香、木香、乌药、枳壳、大黄）为主方，但由于有些患者便秘日久，津液已伤，方中大黄损伤津液，容易导致大便更秘。以提壶揭盖法则顺气行滞，升清降浊，开上窍，通下窍，常用方剂为《和剂局方》中的苏子降气汤（苏子、半夏、前胡、厚朴、橘红、当归、甘草、肉桂或沉香），可酌情加入莱菔子、栝楼、枳壳、杏仁。

为什么治肺可以治疗二便不通？这与肺的功能是密不可分的，应首先从治肺与大便秘结来解析。中医认为肺与大肠互为表里，通过经脉相互络属，即手太阴肺经络大肠、手阳明大肠经络肺。因此，大肠的传导功能要依赖于肺气的清肃下降。肺气清肃下降，大肠之气随之而降，从而糟粕能下。如果肺失肃降，则大肠之气亦不下降，故导致大便秘结。若肺阴亏虚，津液不布大肠，大肠失却滋润，亦可导致便秘，养阴润肺、条畅肺气即可解除便秘。因此，《中西汇通医经精义》点明“理大便必须调肺气也”。

（三）开毛窍和五脏法

开毛窍、和少阳不仅仅是出汗，而是通过解肌发表，透毛窍出汗以调和营卫，燮理阴阳，方如桂枝汤、小柴胡汤。

1. 桂枝汤

桂枝汤出自东汉张仲景《伤寒杂病论》，主治太阳中风证，由桂枝、芍药、甘草、生姜、大枣等药组成。方中桂枝为君，助卫阳，通经络，解肌发表而祛在表之风邪；芍药为臣，益阴敛营，敛固外泄之营阴；生姜辛温，既助桂枝辛散表邪，又兼和胃止呕；大枣甘平，既能益气补中，且可滋脾生津，姜枣相配，是为补脾和胃、调和营卫的常用组合，共为佐药；炙甘草调和药性，合桂枝辛甘化阳以实卫，合芍药酸甘化阴以和营，功兼佐使之用。桂枝、芍药等量合用，寓意有三：一为针对卫强营弱，体现营卫同治，邪正兼顾；二为相辅相成，桂枝得芍药，使汗而有源，芍药得桂枝，则滋而能化；三为相制相成，散中有收，汗中寓补。此为本方外可解肌发表，内调营卫、阴阳的基本结构。临床加减：恶风寒较甚者，宜加防风、荆芥、淡豆豉疏散风寒；体质素虚者，可加黄芪益气，以扶正祛邪；兼见咳喘者，宜加杏仁、苏子、桔梗宣肺止咳平喘。

桂枝汤是治疗太阳中风的主方，被称为“仲景群方之魁”。此方沿用二千余年，用药历史悠久，配伍严谨，疗效卓著，不仅能固护卫阳，而且能燮理营阴、温通心阳、养阴护液、健脾益气、安中和胃、疏通经脉、缓急止痛。现代研究表明，桂枝汤不仅具有较强的抗感染、镇静、镇痛、镇咳、平喘、祛痰作用，且对体温和汗脉呈双向调节作用，所以其主治并不局限于太阳中风之表证，而是能够用于治疗多脏腑、多病证的良剂。本方常用于流行性感冒、原因不明的低热、产后及病后的低热、妊娠呕吐、多形红斑、冻疮、荨麻疹等属营卫不和者，享有“有表解表调营卫，无表补虚调阴阳”之美誉。许多临床疾病在其病变过程中多可出现营卫、阴阳失调的病理状态，正如徐彬在《金匮要略论注》所说：“桂枝汤，外证得之，解肌和营卫；内证得之，化气调阴阳”。柯琴在《伤寒来苏集》中赞桂枝汤为“仲景群芳之冠，乃滋阴和阳，调和营卫，解肌发汗之总方也”。

2. 小柴胡汤

小柴胡汤始载于张仲景所著的《伤寒论》，由柴胡、黄芩、半夏、人参、甘草、生姜、大枣所组成。方中柴胡散邪透表，使半表之邪得以外宣；黄芩清除里热，使半里之邪得以内彻；半夏、人参、甘草、大枣、生姜补中和胃，以杜内传太阴之路。该方遣药精当，配伍有度，虽治在肝胆，但又旁顾脾胃，可使枢机畅利，脾胃安和，三焦疏达，内外宣通，则半表半里之邪得解，诚为少阳枢机之剂，和解表里之良方。李时珍曰：“少阳证虽在半表半里，而胸膈痞满，实兼心肺上焦之邪。心烦喜呕，默默不欲食，又兼脾胃中焦之证，故用黄芩以治手足少阳相火，黄芩亦少阳药也”。

方中半夏止呕和胃健脾，亦通治。烦呕不欲食，寒热间作，脾亦有之，不独少阳也。小柴胡之用半夏，以邪在半表半里，则阴阳争，用半夏和胃而通阴阳也，灵枢经用治不眠亦同此义。而仲景治喉鼻咽痛及大小便秘，皆用半夏取其辛能润澡，又能散也。朱丹溪谓：“半夏能使大便润而小便长，今人专以半夏为除痰之药，稍涉燥证，辄不敢用，而半夏之功不复见知于世矣。”徐忠可曰：“小柴胡能引清气而行阳道，能引胃气上行而行春令，能散诸经血凝气聚。故凡邪在表里混杂者，俱借之以提出少阳，俾随经而散。以柴、甘、姜为定药，余则加减随症耳”。

本方在《伤寒论》中运用广泛，现将其主治范围略述如次。

（1）少阳证。少阳居太阳与阳明之间，位于半表半里，故少阳证又称半表半里证。其主要表现为往来寒热、胸胁苦满、嘿嘿不欲饮食、心烦喜呕、口苦、咽干、目眩。病机为枢机不利，胆火内郁，若“发汗则谵语”“吐下则悸而惊”，变证丛生，用之宜慎。治宜和解少阳，祛邪扶正，小柴胡汤主之。

（2）误治后柴胡证不罢。“凡柴胡汤病证而下之，若柴胡证不罢者，复与柴胡汤，必蒸蒸而振，却发热汗出而解”，此乃柴胡证误下，而柴胡证仍在者，复与小柴胡汤“不为逆”。因误下，正气受挫，抗病乏力，服小柴胡汤后，正气得助，奋起拒邪恶，故得战汗而解。“蒸蒸而振，作战汗也”（《伤寒论条辨》），战汗乃正气来复，邪正剧烈交争，正胜邪却之佳兆。若误治后柴胡证罢，则不可妄投小柴胡汤，当审其脉证，知犯何逆，以法治之。

（3）诸经同病，病势偏于少阳。如“阳明病，发潮热，大便溏，小便自可，胸胁满不去者，小柴胡汤主之”“阳明病，胁下硬满，不大便而呕，舌上白苔者，可与小柴胡汤”，此二条为少阳与阳明同病，其证重在少阳，故治从少阳。用小柴胡汤调和三焦之气，“使上焦得通，津液得下，胃气因和，身戢然汗出而解”，又如“伤寒四五日，身热恶风，颈项强，胸胁下满，手足温而渴者，小柴胡汤主之”。此乃三阳合病，治从少阳，使枢机运转，上下宣通，内外畅达，则三阳之邪因而得解。可见，小柴胡汤为少阳证之主方，实非少阳证之专方。清代医家陈修园对此作了精辟的论述，谓：“小柴胡汤是太阳病之转枢方，阳明入阴经当籍枢转达而出者亦用之。少阳之枢，谓为少阳之方无有不可，若谓为少阳病之专方则断断乎其不可有”，深得肯綮，耐人寻味。

（4）阳微结。阳微结指阳热郁结在里而程度不重，吴仪洛解释说：“阳微结者，阳邪微结，未尽散也”。如《伤寒论》曰：“伤寒五六日，头汗出，微恶寒，手足冷，心下满，口不欲食，大便硬，脉沉细者，此为阳微结，必有表，复有里也”，《医宗金鉴》指出，“此半在里半在外也”“故取小柴胡提出其邪于表里之半。”若服汤后表解里未和者，可微通大便，使之“得屎而解”。

（5）热入血室。热入血室系妇人感受风寒邪气后，邪气化热内陷血室所形成的病证。如“妇人中风，发热恶寒，经水适来，得之七八日，热除而脉迟身凉，胸胁下满如结胸状，谵语者，此为热入血室”。其治“无犯胃气及上二焦”，可用小柴胡汤和解枢机，使枢机得利，血室之热可随之而散。又因其热入血室，“其血必结”，故方中可酌加牛膝、桃仁活血化瘀之品，若配合针刺，则疗效更捷。

（6）有柴胡证，不必悉具。《伤寒论》中指出：“伤寒中风，有柴胡证，但见一证便是，不必悉具”，如“呕而发热者，小柴胡汤主之”，即是其例。需要指出的是，“但见一证便是”并非只见柴胡证中的一个症状就可以用小柴胡汤，如第 100 条为太阴兼表证，误下之后出现了一系列变证。此时虽见“胁下满痛”，亦不可轻试小柴胡汤，以其里虚较甚，柴胡虽为和解之剂，但方中黄芩不免苦寒，药后必致中寒愈甚，“后必下重”，故曰“柴胡不中与也”。先师论述如此详尽，以示人灵活变通，不可拘泥刻板。

小柴胡汤不但适用于肝郁、胆热、胃滞、脾虚等诸证，其加减方（包括经方与经方的合方、经方与时方的接轨方）更扩大了其应用范围。刘渡舟先生说：“推陈升降小柴胡，古今接轨第一方”。

七、结语

本部分梳理归纳了窍病的治疗方法。窍病的治疗，着眼于窍不囿于窍，可用通窍法、敛窍法、填窍法、荣窍法，亦可用治络法以治窍，或者采用整体调窍法，上病下取、下病上取。总之，在治疗窍病时可以依据窍病类型选取单药、方剂或针刺等相对应的措施。因此，本部分内容较有临床实用意义。

第二节　治窍法在糖尿病目窍病（糖尿病视网膜病变）中的应用

糖尿病视网膜病变可导致患者视力急性或慢性减退，甚至失明，已引起临床足够的重视，是成人失明的主要原因。2020 年，全世界成年糖尿病视网膜病变患者人数估计为 1.031 亿，在美国和西欧国家，糖尿病视网膜病变已占据致盲原因的第一位或第二位，我国糖尿病合并视网膜病变发病率也有不断增高的趋势。糖尿病视网膜病变分为非增殖性病变和增殖性病变，非增殖性视网膜病变西医学并无特异的治疗，增殖性病变虽然可采用激光光凝术、玻璃体切割术、血管内皮生长因子药物治疗等方法，但上述方法均为对症治疗。中医学关于糖尿病视网膜病变早有论述，具有独特的治疗优势，因此，应发挥中医学优势，寻求有效方法。

一、中医病名

糖尿病视网膜病变属于中医学“视瞻昏渺”“雀目”“内障”“暴盲”等范畴，是消渴病后期的并发症。正如《证治要诀》所述：“三消久之，精血既亏，或目无所，或手足偏废。”《刘完素医学全书·三消论》曰：“夫消渴者，多变聋、盲、疮、癣、痤、疿之类。”《河间医集》曰：“消渴一证，故可变为雀目或内障。”现代中医学家根据其疾病特点统称为“消渴目（窍）病”。

二、病因与病机

糖尿病属于中医学“消渴”范畴，主要表现为口干、多饮、多尿、乏力、消瘦。

关于消渴的病因病机古今医家论述较多，主要有阴虚燥热说、气虚说、瘀血说、肝郁说。虽然众说纷纭，但古今医家多认为脾气虚、升清功能失司是消渴病的重要病机，嗜食肥甘厚味是其主要病因。《素问·奇病论篇》曰："五味入口，藏于胃，脾为之行其精气，津液在脾，故令人口甘也。此肥美之所发也。此人必数食甘美而多肥也，肥者令人内热，甘者令人中满，故其气上溢。转为消渴。"《千金翼方校释》曰："凡积久饮酒，未有不成消渴……遂使三焦猛热，五脏干燥。木石犹且焦枯，在人何能不渴？"《景岳全书》曰："消渴病……其为病之肇端，皆膏粱肥甘之变，酒色劳伤之过，皆富贵人病之而贫贱者少有也"。

现代医家对其流行病学进行研究，发现过量饮食是糖尿病高危因素。长期饮食不节最终导致脾虚，使脾之运化、升清功能失调，水谷精微不能散布机体发挥作用而聚集体内，出现血糖、血脂水平较高，引发糖尿病。《素问·经脉别论篇》曰："饮入于胃，游溢精气，上输于脾，脾气散精，上归于肺，通调水道，下输膀胱，水精四布，五经并行，合于四时五脏阴阳，揆度以为常也"。如果脾气亏虚则水谷运化失常，不能化生精微以充养肌肉、肢体，故而消瘦、乏力；脾气不能散精达肺，通调水道失司则小便无节，故而口渴、多溲。关于上述观点古今医家多有论述，如《扁鹊心书·消渴》曰："脾为津液之本，本原亏而消渴之证从此致矣。"《儒门事亲》曰："消渴之病者，本湿寒之阴气极衰……之气竭矣。"《医原·卷上·病须察神气论》曰："脾瘅，乃脾胃湿热气聚。"

现代中医学家对此进行了进一步的证实，如张惜燕等对糖尿病的病机进行了研究，认为消渴的病机为甘糖浊毒，而引起甘糖浊毒的仍是脾虚精微内蕴。罗熙林等认为，消渴病由卫虚荣竭所致，源于气虚不足，尤以脾气虚为发病之基本病机。侯春蕾等对上海地区调查显示，脾气虚是其主要证型。综上所述，脾气虚、脾失运化、升清不能是消渴病的主要病机，而消渴目病作为消渴的并发症必然与之相关。消渴目病，病因病机多从肝胆湿热、肝阳上亢、血瘀、脾不升清、肾精不足等论述。笔者认为，消渴目病作为消渴的并发症，应从消渴的病机及目窍的特点进行论述。

目为肝之窍，与五脏六腑、阴阳气血均有关系。笔者总结历代文献，将目窍的特点总结如下。

（1）目窍统合阴阳。“瞳子黑眼法于阴，白眼赤脉法于阳。故阴阳合揣而精明也。”根据中医学“上为阳，下为阴”的理论，眼睛位于人体最上部，故为阳中之阳。

（2）五脏六腑之精气皆上注于目而为之精。目窍与五脏六腑皆有密切关系。

（3）目窍与肝关系密切。肝开窍于目，肝藏血，受血而能视；肝气通于目，肝和则能辨五色也。

（4）心主神明，合脉，诸脉者皆属于目。常云心开窍于目，心为五脏六腑之大主，心神出于诸窍，亦出于目窍。俗语讲，眉目传情，顾盼生辉。

（5）目窍与脾关系密切。诸脉之精气皆来于脾胃，且通过脾的升清而注于目，故眼病皆与脾相关。正如东垣曰：“心事烦冗，饮食失节，劳役过度，故脾胃虚弱，心火大盛，则百脉沸腾，血脉逆行，邪害孔窍，天明则日月不明矣。夫五脏六腑之精气，皆禀受于脾，上贯于目。脾者，诸阴之首也；目者，血脉之宗也。”故脾虚则五脏之精气皆失所司，不能归明于目也，即劳役运动，势乃妄行，损其血脉，故诸病生也，凡医者不理脾胃及养血安神，乃治标不治本，不明正理也。

消渴患者气虚且脾升清功能受损，容易出现眼睛病变，即“消渴目病”。如《灵枢·决气》曰：“气脱者，目不明。”《灵枢·脉度》曰：“气不荣，则目不合。”《灵枢·口问》曰：“上气不足，脑为之不满，耳为之苦鸣，头为之倾，目为之眩。”《素问·通评虚实论篇》曰：“头痛、耳鸣、九窍不利，肠胃之所生也。胃气一虚，耳目口鼻，俱为之病。”后世医家对其不断研究更加印证了上述观点，李东垣《脾胃论·脾胃虚则九窍不通》曰：“脾不及则令人九窍不通，名曰重强；又五脏不和，则九窍不通；又头痛耳鸣，九窍不通利，肠胃之所生也。”《脾胃论·调理脾胃治验》曰：“脾胃久衰，视听半失，此阴盛乘阳。”《兰室秘藏》曰：“夫五脏六腑之精气，皆禀受于脾，上贯于目。脾者，诸阴之首也；目者，血脉之宗也。故脾虚则五脏之精气皆失所司，不能归明于目矣。”《医方集解》曰：“五脏皆禀气于脾胃，以达于九窍。烦劳伤中，使冲和之气不能上升，故目昏而耳鸣耳聋也。”消渴病日久，目失去正常气血濡养而出现视物模糊的症状，即西医学的视网膜病变、白内障、黄斑病变等。

现代中医学家结合流行病学特征进一步认证了上述观点，袁崇智等认为饮食不节、脾胃受损、脾虚失运则水谷精微不足、气血亏虚、目失所养，且可导致脾不统血而血溢目内；或水湿内停、痰浊内生、上泛清窍、瘀阻脉络。张瀚文等认为，糖尿病视网膜病变是由饮食不节导致脾胃损伤、水谷精微输布运化失常、内聚生痰、上扰目窍；又为脾升降失常、脏腑气机失常、水液内停、目络生痰而发病。张亚欣等对 104 例糖尿病视网膜病变患者进行研究，发现该病多为本虚标实，而脾气虚是该病的根本。胡恒昶等认为，脾居中央，土灌四傍，五脏六腑的物质基础赖于脾胃对水谷精微之运化转输，脾生病变则后天之精化生不足，脏腑之精亏虚，脏腑官窍不得精之濡养，其功能未正常发挥而致糖尿病视网膜病变。综上所述，脾气虚是糖尿病视网膜病变发生的根本。

头为诸阳之会，耳聪目明需要阳气的滋养。如《素问·阴阳应象大论篇》曰：“清阳出上窍，浊阴出下窍……天不足西北，故西北方阴也，而人右耳目不如左明也……东方阳也，阳者其精并于上，并于上则上明而下虚，故使耳目聪明而手足不便也。西方阴也，阴者其精并于下，并于下则下盛而上虚，故其耳目不聪明而手足便也。”人与自然是一个整体，视物清晰除了自然之阳气，还需要人体之阳气的充足，人体的阳气主要是指脾胃运化升清所产生的清阳之气，正如“胃者行清气而上，即地之阳气也，积阳成天，阳出上窍。”消渴患者脾胃受损，升清功能受损，日久必清阳不升，目窍失养，故出现视物模糊，发为糖尿病视网膜病变。除此之外，阳主温煦，若阳虚，气血津液气化受阻，不能上升濡养眼睛，可导致双目失养，亦可导致视力下降。阳气虚在消渴目病的中后期（暴盲期或增殖期）表现更加明显，容易发生阳气暴脱而出现突然失明，此时的阳寡即阳气暴脱。现代医家对上述理论进行了进一步的研究，如宋宙光认为，糖尿病视网膜病变患者气阴两虚，阴损及阳，阳虚明显，特别是增殖期玻璃体切割术后的再出血，应从阳不统血论治。

三、诊断

（1）糖尿病诊断：确诊为糖尿病且有一定病程。

（2）临床表现：患者感觉视物模糊，视力下降甚至丧失等情况。

（3）辅助检查：通过眼底镜检查观察眼底改变，镜下改变主要以微血管瘤、渗出、出血为主，随着病变程度不同，诊断层次各异。糖尿病视网膜病变分为增殖期与非增殖期两大部分，对于非增殖期患者主要以小出血、小渗出为主；增殖期患者主要以视网膜出现新生血管为主，而新生血管一旦在眼内出现，即表明可能出现大出血，严重影响视力和生活。

四、治疗

根据上述病机的论述，本学派治疗糖尿病视网膜病变的主要方法为健脾益气、升阳开窍法。有关此治法，李东垣早有所述，《脾胃论·调理脾胃治验》曰：“脾胃久衰，视听半失，此阴乘阳而上，气短，精神不足，且脉弦，皆阳气衰弱，伏匿于阴中故耳……必用升阳风药即瘥。以羌活、独活、柴胡、升麻各一钱，防风根半钱”。

此类的代表方主要有《兰室秘藏·内障眼论》中的芎辛汤、广大重明汤、选奇汤、神效明目汤、神效黄芪汤、蔓荆子汤和《东垣试效方》中的益气聪明汤，诸方所用药物主要有黄芪、人参、防风、白芷、细辛、蔓荆子、黄柏、白芍。服药方法主要以清晨空腹、体气平和、天气正常时服用，若出现天气变化或身体不适时则暂停服用。眼睛位于诸阳之会的头部，清阳入目才能有视功能，通气相求，以升散药上升外达，而达病所上清阳以明目，主张在健脾益气的基础上加以蔓荆子、羌活、防风等轻清升阳之品，推荐使用“益气聪明汤”。

根据上述理论及临床实践，“益气聪明汤”可用于治疗糖尿病视网膜病变，其组成为黄耆半两，甘草半两，芍药一钱，黄柏一钱，人参半两，升麻三钱，葛根三钱，蔓荆子一钱半。该方可令目广大，久服无内外障及耳鸣耳聋之患；又令精神过倍，元气自益，身轻体健，耳目聪明。方中黄芪、人参、炙甘草补中益气，升麻、葛根升发清阳，蔓荆子清利头目，白芍敛阴和血，黄柏补肾生水。服之可使中气得到补益，从而清阳上升，肝肾受益、耳聋目障诸症获愈，令人耳聪目明，故名“益气聪明汤”。

在实际的临床运用中除了以“益气聪明汤”为主方外，通常还加用牛膝、地黄、枸杞子、当归等，即可通过补阴以补阳，阴阳气血平衡，又可防益气升阳的燥热，又可兼顾目为肝之窍的理论。

五、结语

中医学治疗疾病讲究治病求本，对“消渴目病”病机的探索应结合消渴的病机及目窍的特点。笔者认为，消渴的主要病机为“脾气亏虚、脾不升清”。目窍位于人体最高位，需要阳气滋养，同时需要五脏六腑气血津液的滋养，而上述功能的完成需要健脾助运、升清养窍功能的正常。结合两者共有的病机，消渴目病的病机为“脾气亏虚、阳气亏虚，气阳两虚、玄府闭塞”，因此，对消渴目病的治疗方法主要为健脾益气、升阳升清，荣窍开窍，助目窍复其功能。中医学理论博大精深，上述理论只是治疗糖尿病视网膜病变的一个方面，临床中仍需要全方位进行中医理论探讨及实践。

第三节　治窍法在糖尿病耳窍病（糖尿病性耳聋）中的应用

近年来，糖尿病引起耳损伤导致的听力下降逐渐引起人们的重视。糖尿病引起的听力损害是糖尿病诸多慢性并发症中的一种，在临床上客观存在，容易和老年性耳聋相混淆。关于其病名目前没有统一的定论，有众多学者使用过“糖尿病性耳聋”“糖尿病性耳聋”“糖尿病听力下降”等，因此在国家标准化管理委员会正式公布该病病名之前，暂将该病称为“糖尿病性耳聋”。

糖尿病性耳聋早期症状比较隐匿，不易察觉，听力下降呈渐进性发展，往往要做相应的听力学检测才能发现。听力下降多呈双侧对称、高频听力受累改变，耳聋类型以感音神经性聋为主，与老年性耳聋相比，其耳聋程度更加严重，病程进展也更快，发病年龄明显提前。由于糖尿病性耳聋发病隐匿，容易被忽略，所以与糖尿病其他并发症相比，糖尿病性耳聋存在知晓率低、确诊率低、治疗率低的特点。

一、中医病名

古代中医学虽无与糖尿病性耳聋相对应的病名，但结合糖尿病并发症的临床表现发现，《黄帝内经》中的“消瘅”相当于消渴病的并发症期，并指出了“消瘅”与五脏虚弱间的关系，可见糖尿病性耳聋可归纳为“消瘅”的范畴。继《内经》之后，金·刘完素提出“消渴一证，可变雀盲或内障”，元·张子和有言，“夫消渴者，多变聋、盲、疮、癣、痤、痱之类。”糖尿病性耳聋的临床表现除“三多一少”外，多数以耳聋为最突出表现，中医学的“耳聋”“重听”与之相符。

目前，消渴病已是完备的病名，糖尿病性耳聋的中医病名为“消渴耳（窍）病”亦合理。

二、病因病机

《灵枢·五变》有“五脏皆柔弱者，善病消瘅”的记载，清·张志聪则提出“五脏精气皆虚……故为消瘅也”的观点，可见先天禀赋不足易在各种诱因作用下发为消渴病。肾乃先天之本，主藏精，先天不足则五脏皆虚，肺胃亏虚，阴津不足，上不能奉养于口，下不能固摄精微，气化失职，瘀、浊、湿、毒内生，痰湿、浊毒胶结深伏于耳窍，气血营卫无以渗灌，不能上承耳窍，耳窍失于聪慧。

平素肥甘厚味，过食辛辣，内伤脾胃，影响脾之健运，胃之和纳，久之内生湿热，化热化火，伤津耗液，发为消渴。《素问·奇病论》曰：“此肥美之所发也……转为消渴”，此为饮食不节引起消渴的描述。孙思邈曰：“饮啖无度……积年长夜，酣兴不懈……五脏干燥。木石尤且焦枯，在人何能不渴”，明确指出饮啖无度，恣生湿热之邪，日久必生消渴之害。张景岳在其著作《景岳全书》里，更是明确指出“膏粱肥甘之变，酒色劳伤之过”为消渴病的病因，与《素问》中有关消渴的认识类似。可见，经常性的饮食不规律或嗜酒无度，损伤脾胃，酿生痰热，消津耗液，热伏于耳，损伤耳窍，清阳不升，清窍阻塞而发为糖尿病性耳聋。

长期情绪不稳，如暴怒、烦心劳神或思虑过度等均可导致肝气不舒，七情内伤，火热内生，津液内耗，终成消渴。早在《灵枢·五变》就有记载：“其心刚，刚则多怒，怒则气上逆……故为消瘅”，可知情志不畅，久可化热，热可伤津，消渴由此而生。肝失疏泄在消渴病发病中的重要影响，诸医家皆有提及，如黄元御的《素灵微蕴》指出，“消渴之病，则独责肝木而不责肺金”。肝为刚脏，喜条达舒畅，恶抑及郁，作为全身气机升降的枢纽，若长期过度的精神紧张，肝失疏泄，五脏气机逆乱，血脉逆行或不通，郁瘀化热，热消成疾，若气滞血瘀壅塞于耳窍。

再之木盛乘土，脾土运化失常，清气无以上荣，耳窍失养，发为耳聋。

劳欲过度中最重要的是纵欲过度，如若在人在壮盛之年，纵欲房中而不自慎惜，待稍至年长时，便出现肾气衰竭，或肾阴受损，阴不制阳，内生虚火，或肾精耗伤，肾失充养。肾主耳，耳为肾之外窍，生理状态下，肾所藏之精充养耳窍，才表现为听力聪敏；若劳欲过度，如《灵枢·决气》所言："精脱者，耳聋……液脱者……耳数鸣"，则致肾精之源，耳窍濡养不足，故发为耳聋。

耳为清阳之窍，主司听觉及机体平衡。消渴病后期，脏腑功能失和，特别是肺、胃、肾三脏亏虚，导致气机不能正常升降，水液不得正化，血液不能正常循于脉道，气血或津液的输布出现异常，引起痰浊血瘀。痰瘀互结于耳，清空之窍失职，气机为之闭塞，即"清阳不升，浊阴不降"，清窍闭塞，产生耳聋。本病属本虚标实，本虚证主要包括气阴亏虚、脾肾不足、气血俱虚、阴阳俱损；标实证有夹血瘀、夹痰浊、夹浊毒等，临床多虚实夹杂。病机演变的大体规律为气阴两虚→痰瘀内阻，湿浊中阻→阴阳两虚→五脏气血阴阳俱虚，其中血瘀、痰浊存在疾病发展过程的各个阶段。

糖尿病性耳聋由消渴病发展而来，基本病机应涉及消渴病与耳聋 2 个方面。徐春圃等认为人在大病之后而耳聋者，多数伴有气阴、气血不足。李明艳认为消渴病本属阴虚燥热之证，但热则容易伤阴耗气，最终发展成气阴两虚是糖尿病性耳聋的发病的根本。钟彦亦认为糖尿病性耳聋是由于消渴病病程迁延不愈，终至气阴两伤，血痹脉阻，运行不通之变证。气虚推动无力，阴虚火热内生，津伤液耗，发为气虚血瘀或阴虚血滞，血瘀、痰浊痹阻耳窍，久之势必损伤耳窍脉络，发为耳聋，所以气阴两虚作为糖尿病性耳聋的关键病机贯穿疾病全程。

消渴病后期与脾肾关系密切。脾主升清，化生气血，肾封藏精血，脾的运化依赖肾阳的鼓动，肾的收藏又不能缺少脾的涵养。肾阳不足，命门火衰，耳失温养，气血失荣，发为耳聋。脾阳亏虚，无力运化水液，水湿停聚，肾阳亏虚，不能推动水液气化，水湿蕴结不化。最后脾肾衰败，先天之精匮乏，后天气血不充，不能濡养诸脏，湿浊中阻，闭阻清窍，耳失聪慧。

消渴病发展到耳聋时，病机除阴虚为本、燥热为标外，将变得更为复杂，阴伤则气耗，阴伤可及阳，最后虚实夹杂。消渴病后期，阳气的气化、推动功能的失调，将导致气血运行受阻，水液不得正化，酿生痰浊，同时血阻脉涩而成瘀，痰瘀闭阻，耳窍失聪。研究显示，随着消渴病痰瘀加重，2 型糖尿病并发症的种类和严重程度都会增加。血瘀与痰浊均源于津血失其常道，两者同源且互生，痰瘀随气机升降或停于脏或聚于腑，变生百病。消渴病日久，痰瘀固着，滞络损络，都将导致耳络受损，气血运行受阻，耳窍不通。肺、脾、肾三脏正常生理作用失于调节，表现为肺之朝脉无权，脾之散精失司，肾之温煦气化无力，精微物质代谢过程紊乱，未经正化之精微转生膏脂，内生痰浊，膏脂痰浊入血脉，血液不通，最终形成痰瘀互结。又肺、脾、肾为人体调节津血代谢的重要脏腑，若其功能失常，水停湿滞，化而为痰，痹阻脉道，血运失畅，终成为瘀，痰瘀胶结难解，蒙蔽清窍，发为耳聋。痰瘀互结日久酿毒，毒损五脏六腑，导致络脉不通，耳窍闭阻。无论是久病入络，血脉瘀滞还是精血无以上奉，均可导致耳窍失养，失能失用发为重听耳聋。

多数医家都认为阴阳两虚是消渴病最终转归。疾病迁延至此，气血不足，阴阳俱伤，脏腑耗伤，三焦气血流通不畅，气化异常，水湿抑或浊毒内壅，则诸症蜂起，变证随之而出，其中包括糖尿病性耳聋。人体内正常的气血津液代谢虽依赖健全的五脏活动，但必须有正常的阳气做其保证，消渴病后期阴阳俱虚，必定导致气血津液不得正化。若脾阳不足，则脾之统血作用必被影响，固摄无力，血溢脉外，凝而为瘀，瘀滞耳窍，发为耳聋。若心阳亏虚、阴寒凝滞，心血不得温煦，则血停聚而为血瘀，内停耳窍，痹阻不通，感音作用消失；若肾阴亏耗，则阴津枯涸，耳失濡养，发为耳聋。

三、诊断

（1）糖尿病诊断：确诊为糖尿病且有一定病程。

（2）临床表现：患者听力下降，经常听不清或听错话，伴头晕、耳鸣、耳闷。

（3）辅助检查：听力检测显示听力减退多为双侧对称性，以高频听力损害为主，部分患者从低频到高频听力均有所下降，常伴有耳鸣、眩晕。

四、治疗

西医治疗糖尿病性耳聋没有特效药，治疗原则多以控制糖尿病为主，同时针对病因对症用药，运用营养神经、促进细胞代谢、改善内耳微循环的药物来减缓听力的进一步下降。

近年来人们尝试采用中医药治疗糖尿病性耳聋发现，通过中医辨证论治，合理运用中医药能有效改善患者的临床症状，降低听力损害给患者带来的不便。糖尿病性耳聋的中医治法，不同的医家有不同的看法：有以滋补肾阴、活血化瘀为主者；有以涤痰开窍为主者。熊大经教授认为，糖尿病性耳聋病程日久，阴虚燥热为其根本，阴虚燥热渐致气阴两伤，此外，痰瘀交阻之标也非常突出。因此，本学术流派针对气阴两虚、血瘀、痰浊这 3 个病机，确定治法为补肾益气养阴、豁痰化瘀通窍的中医治法来组方用药，应用于临床实践中，取得了较好的临床效果。

（一）补肾益气养阴以图固本

阴虚燥热既是糖尿病的基本病机，也是导致糖尿病性耳聋的基本病机，随着病程迁延，渐致气阴两伤、脉络瘀阻致变证百出。糖尿病性耳聋的痰瘀互结，耳窍闭阻都是糖尿病阴虚燥热，渐至耗气伤阴基本病机的发展。因此，治疗糖尿病性耳聋，补肾益气养阴不可忽视。但是，痰瘀既生，过补阴液，虽是治本，更助痰瘀，病必不除。故治疗糖尿病性耳聋时，阴津之亏不可不补，也不可过补，只宜缓图，循序渐进，达到阴既能生又不助邪的目的。

（二）豁痰化瘀通窍以治其标

痰瘀贯穿糖尿病之始末，痰浊、血瘀是造成糖尿病微血管病变的主要原因，微血管病变与痰瘀互结的分布，均按阴虚燥热、气阴两虚递增，病情也随之发展而加重。微血管病变与痰瘀互结是同一病理基础，两者相互关联，相互影响，互为因果。活血化瘀、豁痰散结是治疗糖尿病性耳聋的基本大法，痰浊血瘀沉积于血管壁使微血管基底膜增厚，内皮细胞增生，组织增生来源于痰浊血瘀的互结，故血管病变治当活血化瘀、豁痰散结。近年大量的实验研究证实，活血化瘀药物如三七粉、银杏叶、赤芍、丹参等能扩张血管，使血流加快和血流量增加，并能抑制纤维组织增生，纠正和改善异常的血液流变性，调整凝血和抗凝血功能，消除微循环障碍，从而改善糖尿病患者的糖代谢与脂代谢，预防和减轻多种血管并发症的出现。因此，许多学者认为治疗糖尿病时，应当不必拘泥于血瘀证的症状有无，而应始终贯穿活血化瘀法。鉴于阴虚是糖尿病的关键，气虚是根本，气阴两虚是糖尿病的基本证型，痰瘀互结是其主要兼证。因此，补肾益气养阴、活血化瘀、豁痰散结通窍是治疗糖尿病的基本大法。且痰瘀互结贯穿于微血管病变的始末，故豁痰祛瘀开窍用于本病之始终。

正是根据以上病机和治法，本流派确立了补肾填精、豁痰祛瘀、养窍开窍法的组方依据，自拟补肾祛瘀助聪方。方中针对病机之本采用补肾益气养阴的黄芪、党参、黄精、山药、枸杞子、山茱萸等，针对痰瘀阻络采用法半夏、陈皮、当归、丹参、三七、银杏叶等祛痰化瘀之品，可合用通气散（柴胡、川芎、香附），再配合通络开窍之品诸如荆芥、白芷、细辛、川芎、苍耳子等。纵观方中诸药，处处顾护虚、痰、瘀三大病理要素，相互配伍使活血化瘀、祛痰散结药虽走窜消散而不耗气伤阴，益气养阴滋润滞腻而不留寇碍邪，阴阳动静，走泄滞补，相反相成。糖尿病性耳聋继发于糖尿病，治疗应严格控制饮食，严格控制血糖，减少和消除胰岛素抵抗，并嘱患者心情愉快，避免过劳和刺激，可收良效。

五、结语

消渴病日久，痰瘀固着，滞络损络，都将导致耳络受损，气血运行受阻，耳窍不通。糖尿病发展到耳聋时，病机多虚实夹杂，既有气血精津的亏虚，又有痰瘀阻滞，血瘀与痰瘀闭阻，导致耳窍失于荣养而表现为听力下降或失聪。本学术流派针对糖尿病耳窍病的气阴两虚、血瘀、痰浊这 3 个病机特点，确定了补肾益气养阴、豁痰化瘀通窍的中医治法来组方用药，应用于临床实践中，取得了较好的临床效果。

第四节　治窍法在糖尿病前阴尿窍病（糖尿病肾脏病）中的应用

糖尿病肾脏病是糖尿病常见的慢性并发症之一，是在糖尿病的基础上发展而来。糖尿病肾脏病发病初始阶段，多以气阴两虚为主，临床表现为消渴证候。此时多为糖尿病肾脏病Ⅰ～Ⅱ期，即非临床期，而一旦疾病进一步发展到Ⅲ～Ⅳ期，即临床期，则阴损及阳，伤及脾肾，脾肾两虚，临床表现为小便不利、尿蛋白、水肿、虚劳、关格，而标实则多为痰、湿、热、瘀、毒之邪，可壅滞前阴尿窍、后阴矢窍。其中，脾肾两虚、痰浊瘀血缠绵不去是糖尿病肾脏病发生发展的重要病机。本学术流派提出，糖尿病肾脏病的病机特点为本虚标实、虚实夹杂，本虚在于脾肾亏虚，标实责之瘀血、痰浊阻滞尿道尿窍，痰瘀互结贯穿于疾病的始终。在整个病变过程中，既有脾肾两亏之正虚，又有血瘀和痰浊之邪实存在，早期所表现的蛋白尿，中晚期出现的高肌酐、尿素氮，无不与此有关。脾肾气虚而不固摄，痰瘀湿浊阻滞，精微不归正路，都是蛋白尿产生的重要原因。因此，糖尿病肾脏病的本虚标实，虚实夹杂，二者相互影响，互为因果，以致实者愈实，虚者愈虚，缠绵难愈。

一、中医病名

根据临床表现，糖尿病肾脏病可归属于古代的“消渴”“虚劳”“水肿”等范畴，上述名字在历代古籍中多有记载。“消渴”一名最早出现在《素问·奇病论篇》中，《灵枢·五变篇》中也出现了“消瘅”的记载，宋朝《太平圣惠方》中记载了“夫消肾，小便白浊如脂者”，正对应糖尿病肾脏病蛋白尿的表现。

二、病因与病机

（一）脾肾两虚为其本

1. 脾虚致病

脾居中焦，当膈之下，五行属土，与胃统称为气血生化之源，后天之本，足见二者地位之重要。脾脏在糖尿病及其并发症的发生发展过程中具有非常重要的作用，目前，脾气虚弱作为糖尿病肾脏病的重要病机已为诸多医家所接受。

脾虚之所以能导致消渴在于脾脏功能的特殊性，脾的主要生理功能特点在于化、运、升、统4个方面，“化”指消化，“运”为运输，合而称为“脾主运化”，意为食物先经过脾脏的消化，而后被运输至身体各处。脾主运化包括运化水谷和运化水液2个方面，运化水谷是指脾脏将食物中的精微物质吸收后上输于肺，再由肺宣布于心、肝、肾等脏器，化生精气血津液，以营养五脏六腑，四肢百骸以及皮毛、筋肉等组织器官，如《素问·经脉别论》说：“食气入胃，散精于肝……食气入胃，浊气归心……经气归于肺。”就是脾之运化食物的具体表现，清代医家李中梓给予了脾胃很高的评价，在《医宗必读·肾为先天本脾为后天本》中说：“人以水谷为本，必资谷气，谷入于胃，洒陈于六腑而气至，和调于五脏而血生，而人资之以为生者也，故曰后天之本在脾。”同样，由于脾的运化作用，才能将水液中之精气吸收输布于肺，其“清”者布散于周身而濡养各脏腑组织器官，“浊”者或宣发于皮毛而为汗或肃降于下焦而为尿，所以《素问·经脉别论》说：“饮入于胃，游溢精气，上输于脾。脾气散精，上归于肺，通调水道，下输膀胱，水精四布，五经并行”，足见脾脏在水液代谢过程中具有相当重要的作用，是不可或缺的一环。“升”，即升清，是指脾气上升，具有将其运化的水谷之精微向上传输至心肺的功能，它是脾主运化功能的表现形式。脾的升清作用在人体气机升降中具有重要作用，可斡旋中焦，畅达气机，调和五脏，因此我们将其称为“枢纽”，若脾能健运，则脾升胃降，气机协调，木气得升，金气能降，水火既济，从而五脏协调，阴平阳秘。故清·黄元御称：“中气者，阴阳升降之枢纽，所谓土也”“中气者，和济水谷之机，升降金木之轴”。“统”为统摄、控制之义，除血液之外，人体之水谷精微无不由脾所调摄，正因为脾虚不摄，才导致了糖尿病肾脏病患者丢失大量葡萄糖和蛋白质。另外，从五行来看，脾属土而制水，张景岳说：“水惟畏土，故其制在脾。”若脾虚失制，则水不归正路，亦可随小便而去，因此出现尿频而量多。脾的上述特点在人体中发挥着极为重要的作用，但必须在“脾气健运”的前提下才能正常运行。若脾运失健，则运化迟滞，统摄失职，清者不得升而反降，浊者不得降而内停，各种病变接踵而至，糖尿病肾脏病也正是在此基础上形成的。

脾失健运的原因，不外如下几点。

（1）饮食不节：过食肥甘厚腻，饮酒无度，超过了脾胃的运化能力，使脾胃运化不及，以致饮食积滞，内生湿热，热邪伤阴，湿困脾阳，致使脾气日消，渐成脾气亏虚之证，所以《素问·奇病论》说：“此肥美之所发也，此人必数食甘美而肥，肥者令人内热，甘者令人中满，故其气上溢，转为消渴。”《千金方》曰：“凡积久饮酒，未有不成消渴。”可见食饮过度在消渴发病中具有非常重要的作用，这就是生活水平提高后，糖尿病患者数量大大增加的根本原因。

（2）劳逸失度：包括过劳和过逸两方面。此二者，尤其过度安逸是引起脾气亏虚的重要因素，适度的运动可促进气血的流通，交通阴阳，保证机体阴平阳秘的平衡状态，而过度安逸则使气血流通不畅而壅滞，以致脾气内困，故《素问·宣明五气篇》说：“久卧耗气”，又说“久坐伤肉”。气为脾所生，肉为脾所合，这两句话充分昭示了安逸不动，内损脾气的后果。也许，从职业的不同与糖尿病患病率的关系中更可窥一斑：干部 > 知识分子 > 职员 > 工人 > 渔民 > 农民 > 牧民，可见过逸危害之甚。过逸又往往与饮食不节相辅相成，前者使能量消耗较少，后者加重能量的堆积，这类患者往往形体偏胖，脾气不足，属形盛气衰，痰湿内盛的体质。现代医学已证实，经济水平提高后能量摄入过多而消耗较少与糖尿病患病率的增高关系密切。过逸伤脾，过劳亦如此，《素问·举痛论》说：“劳则喘息汗出，外内皆越，故气耗矣。”脾主四肢，外合肌肉，劳力过度，脾运不及则受伤，反复如此，气力日渐衰少而出现相应的病理变化。

（3）思虑过度：脾在志为思，《素问·举痛论》说：“思则心有所存，神有所归，正气留而不行，故气结矣。”过度的思虑使气机郁结，升降失常，中焦被阻，影响脾的运化，使之失去健运之力，消渴诸证随之而生，这是很多脑力工作者患病的一个重要因素。

（4）其他：如素体脾虚、过用寒凉药物等，均为常见之病因。

脾气既虚，则其“化、运、升、统”之功能均处于失用状态。脾气不足，则失其运化水谷的作用，以至于谷不得运而停留为滞，故消渴之人多显形盛体胖，口中酸浊。“脾土虚弱不能制湿而湿内生也”（《医方考·脾胃证治》），脾气不健，水不得运则留而为湿，湿浊内蕴，阻滞中焦，脾胃气机受阻，清不得升，浊不得降，则见恶心、腹胀；精、气、血、津液无以化生则虽形盛而气衰，表现为疲乏无力、精神失养，甚则土不制水，水液妄行而为肿胀。《素问·阴阳应象大论》说：“清阳实四肢”，又《素问·痿论》说：“脾主身之肌肉。”因此，当脾失健运时，清阳不能充实四肢，阴精不能濡养肌肉，便见四肢痿软无力，肌肉瘦削，这是糖尿病肾脏病患者的一个突出的症状。又脾主升清，开窍于口，虚则失其散精之职，清气不得上升布达于肺，津液不能上承于口，因而表现为口干唇燥，正如李用粹所说：“脾胃气衰，不能交媾水火，变化津液而渴也。”脾不健运，统摄无力，则水谷精微不得升而反降，下趋注于小肠，渗于膀胱，所以小便频数量多而尿甜或有泡沫。此种病变，清代林佩琴认为是很严重的病症，他说：“小水不臭反甜者，此脾气下脱，症最重。”由于精微大量流失，机体无津无精可用，必多饮多食以自救，故呈现一种胃强脾弱，虚者愈虚，实者愈实之状态。前贤有言：“迨至膵病及于脾，脾气不能散精达于肺而津液少，不能通调水道则小便无节，是以渴而多饮多溲也”，道明了脾虚渴饮的机制。

由上可见，脾之运化调摄、升清降浊功能在整个机体代谢中起着主导作用，脾失健运所导致的物质代谢紊乱是产生消渴诸证的根本原因。

2. 肾虚致病

肾居下焦，五行属水，在消渴诸证的发生发展中亦具有非常重要的作用，古之医家论述颇丰，如《备急千金要方·消渴》说：“凡人生放恣者众，盛壮之时，不自慎惜，快情纵欲，极意房中，稍至年长，肾气虚竭……此皆由房事不节之所致也。”元·朱震亨云：“天一生水，肾实主之。膀胱为津液之府，所以宣行肾水，上润於肺……《素问》以水之本在肾，末在肺者此也。真水不竭，安有所谓渴哉？”《石室秘录》亦有一记载；“消渴之证，虽分上中下，而肾虚以致渴，则无不同也”，这均说明肾之亏虚为本病之根本。近年来，虽然脾在糖尿病及其慢性并发症中的作用越来越受到重视，但“肾虚为本”仍是人们普遍遵守的重要法则，而对糖尿病肾脏病而言，补肾之法尤显重要。

肾为“水火之脏”，内寓元阴元阳，又称肾阴肾阳，肾阴为阴液之源，肾阳为阳气之根，古人既称肾为“先天之本”，是与其生理功能密不可分的。如《素问·六节藏象论》说：“肾者主蛰，封藏之本，精之处也”，言明肾脏能贮藏精气而使之不致无故流失，保证了肾阴对机体的濡润和滋养以及肾阳对脏腑组织器官的温煦和生化的作用。肾阴和肾阳既是对立的又是统一的，二者处于一种动态的平衡中，一旦由于某种因素破坏了它们的平衡，则会出现相应的病理变化。肾脏的另一种功能是司水液代谢，如《素问·上古天真论》说："肾者主水"，《素问·逆调论》亦说："肾者水脏，主津液。"肾的这一功能，主要是靠肾的气化作用实现的。《医宗必读·水肿》曰："脾土主运行，肺金主气化，肾水主五液。凡五气所化之液，悉属于肾"，具体表现在水液的"升清降浊"和膀胱的开合两方面，受肾的气化作用，水液之清者才能上升于肺，布散周身，谓之"升清"，浊者下注膀胱而为尿，谓之"降浊"，而膀胱之开合亦因肾气之气化而有度。因此，肾气之强弱对人体至关重要，强则精藏水调，延年益寿；弱则精失水乱，病不旋踵，故《素问·上古天真论》告诫曰"务快其心，逆于生乐"，勿"以酒为浆，以妄为常，醉以入房"，以保肾中之精气。按肾弱之由，不外素体肾虚、房劳致虚、年老体虚、久病自虚；而肾气之虚，又有阴虚、阳虚和阴阳俱虚之异，其机制和表现各自不同。阴虚为主者，各脏腑组织器官不得阴液的濡润和滋养，遂致燥热内生，所以程钟龄说："三消之证，皆燥热结聚也……三消之治，不必专执本经，但滋其化源，则病易痊矣。"所谓化源者，肾中之阴也，燥热既生。在上则肺热阴虚，通调不利，津液不布，故而渴饮无度，其溲多而频者，上虚不能制下也；在中则胃热消谷，易饥能食；在下则精不藏而反失，出现尿浊尿甘，此皆阴亏之所为病。若肾阳一虚，则阳气无根，其蒸腾气化的作用减弱，水液之清者不能上升于肺而尽降于下，所以上见渴而多饮，下见小溲增多；膀胱之开合亦因阳虚而失度，开多合少则尿频无度，开少合多则面浮身肿。由此可见，不论肾阴亏还是肾阳虚，都是消渴发生的主要原因，但阴阳互根，阳生阴长，阳杀阴藏，一方的病变必然会损及另一方，所以二者往往是同时并见的，只是程度的差别而已。

脾肾二脏在糖尿病肾脏病的发病过程中均起着重要作用，但二者均不是孤立的，而是相互作用，相互影响的，前者为后天之本，运化水谷以生精、气、血、津液；后者为先天之本，闭藏精气以濡养温煦脏腑组织器官，二者在生理上相互资生，相互促进，肾主藏精，赖脾运化水谷精微以滋养才能不断充盈，故《素问·上占大真论》说："肾者主水，受五脏六腑之精而藏之。"脾之运化，又赖肾阳以温煦，故云："脾阳根于肾阳"，此谓先天养后天，后天生先天。病理上二者亦相互影响，互为因果，若后天脾失健运，谷精不化，则肾失所养而精亏；若先天肾气亏虚，则脾失其温，而后天之精不成。因此，糖尿病发展至糖尿病肾脏病阶段，脾肾亏虚成为其主要的病机。

（二）痰瘀阻滞尿道尿窍为其标

瘀血和痰浊都是糖尿病发展过程中重要的病理产物，它们由糖尿病而生，同时又加重糖尿病病情，成为糖尿病多种并发症的基础，其来源不外气、阴、阳虚。气虚者，缘于脾，脾气虚不能行血则血行缓慢而瘀滞，《医林改错》载："元气既虚，必不能达于血管，血管无气，必停留而瘀。"脾不化湿则水湿内停而为浊；阳虚者，缘于肾，肾阳不足失其温煦气化，"血得温则行，得寒则凝"，故血不得温而瘀滞于内，水湿亦不得肾阳之蒸腾气化而停滞；阴虚燥热，津亏不载血行则血亦瘀塞。在古籍文献中，并没有痰瘀致消的明确记载，但从对痰瘀湿浊的一些解释中我们可以看出它们与消渴诸证的关系，虽然论述不多，但也可窥见一斑，如瘀血，在《灵枢·五变》中说："怒则气上逆，胸中蓄积，血气逆留，髋皮充肌，血脉不行，转而为热，热则消肌肤，故为消瘅。"此条虽言情志是消瘅致病的原因，但同时暗示了"血脉不行"亦有间接作用。《医学入门·消渴》载："三消……总皆肺被火刑，熏蒸日久，气血凝滞"，明确点出了瘀血可因消渴而生。《金匮要略》有"病人胸满，唇痿舌青，口燥，但欲嗽水不欲咽，无寒热，脉微大来迟……为有瘀血"与"病者如热状，烦满，口干燥而渴，其脉反无热，此为阴伏，是瘀血也"之言，描述了瘀血口渴之表现。中西汇通之先驱唐容川在《血证论》中叙述的更为详尽，"瘀血在里则口渴……内有瘀血，故气不能通，不能载水津上升，是以发渴，名曰血渴。瘀血去则不渴矣"，明确提出瘀血内阻，气不载津是口渴的主导因素，可见瘀血作为一种病理产物，是加重消渴诸证的重要因素。《素问·调经论》有言："五脏之道，皆出于经隧，以行血气，血气不和，百病乃变化而生。"因此，可以说血瘀是糖尿病肾脏病的关键病因之一。血瘀的这种作用，在大量的临床观察和动物实验中已得到了证实。临床当中主要是通过症状、体征的观察以及活血化瘀药物的成功运用来说明血瘀的存在，除瘀血之外，痰浊之邪也是糖尿病肾脏病发病过程中不可或缺的因素，古人已认识到“消渴病久，肾气受伤，肾主水，肾气虚衰，气化失常，开阖不利，水液聚于体内而为水肿”与“消渴饮水过度，脾土受湿而不能有所制，则泛滥妄行于皮肤肌肉之间，聚成浮肿胀满而成水也”，说明脾肾失常，水湿不化可致其病。从临床来看，糖尿病肾脏病变患者常见的水肿、口中浊味、舌苔厚腻即是明征。又“血不利则为水”“水能病血，血亦能病水”，瘀浊既成之后，又相互为病，气机亦为之阻滞不通，百病因之变化而生。因此，痰瘀阻滞是糖尿病发展的必然结果，同时也是糖尿病肾脏病等并发症的发病基础。

（三）本虚标实，互为因果

糖尿病肾脏病是糖尿病因失治、误治或治之不当而产生的并发症，病程较长，病机复杂，本虚标实为本病的基本病机，在不同的发展阶段，其病机的侧重点不同。在疾病的早期，脾肾两虚，痰瘀内蕴是其主要病机，脾肾亏虚为根源，痰瘀阻滞为关键，二者相互影响，互为因果。脾肾既虚，痰瘀内生，于前已有论述。古人云：“旧血不去，则新血不生”，瘀血生成之后，正常的血液减少，失去对机体的滋润濡养的作用，则脾不得养，血不生精，脾肾日渐消败，水湿痰浊内蕴，困顿脾阳，则脾气不醒而失运。可见，脾肾与痰瘀互为致病原因，因虚致实，因实致虚，实者愈实，虚者愈虚，病机错综复杂，促使病情不断恶化。

三、诊断

（1）糖尿病诊断：确诊为糖尿病且有一定病程。

（2）临床表现：患者出现尿液浑浊、腰酸、水肿等症状，并且合并糖尿病视网膜病变。

（3）辅助检查：①尿中出现间断性或持续性微量清蛋白。②肾小球滤过率检查显示放射性核素肾动态肾小球滤过率的增加。③ B 超检查显示肾体积的增加，符合早期糖尿病肾脏病；尿毒症时，肾小球滤过率出现明显降低，但肾脏体积降低的幅度并不明显。④必要时进行肾活检，证实符合糖尿病肾脏病。

四、治疗

临证治疗糖尿病肾脏病的过程中，“谨守病机，各司其属，有者求之，无者求之，盛者责之，虚者责之”。根据其病机特点，宜标本兼顾，整体调节，重点突出，而兼顾全面，即在健脾益肾的基础上，重在化痰利湿、散瘀泻浊，突出开窍法，小大不利治其标（治前后二阴之窍），攻逐实邪，常可取得良好的临床效果。

（一）辨证论治

1. 气阴两虚型

（1）临床表现：神疲乏力，少气懒言，自汗畏风，口干咽燥，盗汗，手足心热或五心烦热，尿浊，舌质红，少苔，脉细数无力。

（2）治法：益气养阴，健脾补肾。

（3）方药：清心莲子饮加减。

（4）方药组成：黄芪、太子参、石莲子、地骨皮、柴胡、茯苓、麦冬、车前子、芡实、薏苡仁、山药、肉苁蓉、巴戟天、熟地黄、火麻仁、郁李仁、甘草。

2. 肝肾阴虚型

（1）临床表现：视物模糊，两目干涩，眩晕耳鸣，腰膝酸痛，五心烦热，小便短少，舌红少苔，脉细数。

（2）治法：滋补肝肾，滋阴潜阳。

（3）方药：杞菊地黄汤加减。

（4）方药组成：熟地黄、山茱萸、牡丹皮、山药、茯苓、枸杞、菊花、川芎、当归、丹参。

3. 脾肾阳虚型

（1）临床表现：腰膝酸软，畏寒肢冷，食少纳呆，脘腹胀满，夜尿清长，舌质淡胖，苔白，脉沉细或沉迟无力。

（2）治法：温阳利水，健脾益肾。

（3）方药：真武汤加减。

（4）方药组成：附子、白术、茯苓、丹参、白芍、生姜。

4. 阴阳两虚型

（1）临床表现：腰膝酸软，形寒肢冷，大便泄泻，面足浮肿，咽干口渴，易自汗、盗汗，手足心热或五心烦热，舌红苔白，脉细数或沉细而软。

（2）治法：阴阳双补，益肾助阳。

（3）方药：金匮肾气丸加减。

（4）方药组成：熟地黄、山药、山茱萸、牡丹皮、茯苓、泽泻、附子、桂枝、知母、黄柏、地骨皮等。

在以上诸证型糖尿病肾脏病变中，痰瘀阻滞是疾病迁延难愈的根本原因之一。痰瘀不去则正气难生，气机阻滞不畅，五脏六腑不得安和。所以在补肾健脾的同时，化痰活血是必要之法，如此则邪去而精微归于正路。故常以栝楼、半夏燥湿化痰；茯苓、泽泻、猪苓利水化湿；桃仁、熟大黄化瘀通腑；红花活血化瘀；路路通既活血又利水，使之邪去而正安。很多糖尿病肾脏病变的患者，存在腑气不畅，大便秘而不通，因此取大黄之通腑开窍，活血解毒，以使邪有出路，从下而去，大黄用熟者，以熟大黄性缓，不似生者之峻而伤正。

（二）中成药及中药提取物治疗

在现今大力发展中医药的大环境下，我们发现中成药及中药提取物在治疗疾病中有很好的疗效，临床上运用中成药和中药提取物治疗糖尿病肾脏病越来越广泛。在中成药方面，常见的有黄葵胶囊、百令胶囊、雷公藤多苷片和复方丹参滴丸等；在中药提取物方面，很多中药提取物如黄芪注射液、红花注射液、肾康注射液、丹参川芎嗪注射液等中药注射液。这些药物干预治疗糖尿病肾脏病变，在减少蛋白尿、减轻患者临床症状、提高患者生活质量、延缓疾病进展、降低患者终末期肾脏病变发生风险和病死率、改善预后等方面效果显著。

（三）中医外治法（治窍法）

1. 穴位贴敷辅助治疗

穴位（穴也是窍）贴敷辅助治疗是近年来临床上用于治疗早中期糖尿病肾脏病变的常用办法之一。它以中医的经络学为基础，将中药制成的药饼贴敷于对应腧穴，通过皮肤吸收、经络系统以及穴位的调节吸收促进局部血液与淋巴液的循环，从而调节人体气血运行、脏腑生理功能以及促进阴阳平衡，最终达到降低血糖的目的。穴位贴敷作为传统的中医外治法，其运用历史悠久、操作简单、疗效显著而稳定。穴位贴敷部位一般根据患者的实际情况选择不同的穴位进行贴敷，从而达到较好的治疗效果。

2. 针刺治疗

针刺治疗糖尿病肾脏病在临床上的应用越来越广泛，针刺治疗具有整体调节和双向调节的作用。一般针灸治疗可以选取中脘、阴陵泉、丰隆、足三里、三阴交、肾俞等穴位，其功效为补肾健脾、升清降浊，在临床上可以有效改善糖尿病肾脏病变患者的肾功能水平，也可以改善腰膝酸软、水肿以及肢体麻木等糖尿病外周神经病变症状。但是如果是凝血功能障碍患者、妊娠期或月经期女性或有严重变态反应的患者，应禁用针刺治疗。

3. 中药灌肠治疗

中药灌肠治疗在辅助治疗糖尿病肾脏病变中表现出明显的协同增效作用，疗效较明显。灌肠药物一般由大黄、生牡蛎、丹参、益母草、草果仁、蒲公英组成，可开后阴浊窍，促进痰瘀湿浊毒素排出，明显缓解患者的腰酸、水肿、尿频等临床症状，也可以改善患者的肾功能。

4. 耳穴压豆治疗

耳穴压豆治疗的作用是通过刺激耳部的特定穴位，疏通经络、调畅气血以防治疾病的方法。耳穴压豆所用的材料不固定，一般来说，凡是表面光滑、质硬且没有不良反应，适合贴压耳部穴位面积大小的物质都可以用，临床上常用的有麦蓝菜、莱菔子、油菜籽等。耳穴压豆治疗可以促进血液的运行，排出痰浊水湿，发挥调节气血、降糖的作用，对糖尿病肾脏病变的治疗有一定的作用。

五、结语

近年来，糖尿病肾脏病变的中医药治疗在临床上整体取得了比较好的疗效，不论是根据不同的表现分型用不同的方药治疗，还是以中成药与中药提取物治疗，以及包括穴位贴敷、针刺、中药灌肠、耳穴压豆等治疗在内的中医外治调窍法，都对糖尿病肾脏病变有较好的疗效，有明显延缓疾病进展的作用。治疗本病过程中出现大小便不利时，可在辨证治疗的基础上，加用通利尿窍、矢窍的药物，以充分发挥中医药整体治疗的优势与作用。

第五节　治窍法在糖尿病心窍病（糖尿病心脏病）中的应用

糖尿病心脏病是糖尿病最重要的慢性并发症之一，包括糖尿病心脏微血管病变、大血管病变、心肌病变以及心脏自主神经功能紊乱所致的心律失常与心功能不全等。其早期发病较为隐匿，易被忽视，一旦出现症状，则治疗效果较非糖尿病心脏病为差。中医药在治疗本病方面积累了不少经验，尤其是近年来取得了一定进展，现结合本学术流派的开窍理论和方法，就中医药防治糖尿病心脏病临床研究做总结探讨。

一、中医病名

糖尿病心脏病在中医学中，既属消渴病，又属心系病。唐·王焘在《外台秘要》中引《古今录验》云：“渴而饮水多，小便数，无脂，似麸片甜者，皆是消渴病也”，此为论及消渴病。而历代医家所述的消渴继发心痛、胸闷等皆属心病范畴，《灵枢·本脏》曰：“心脆则善病消瘅热中”，《灵枢·邪气脏腑病形》曰：“心脉微小为消瘅”。心主神明，主血脉。张仲景在《伤寒论》中也有“消渴，气上撞心，心中痛热”的记载，巢元方在《诸病源候论》中指出：“消渴重，心中疼。”《医宗己任编·消症》曰：“消之为病，一原于心火炎炽……然其病之始，皆由不节嗜欲，不慎喜怒”，说明了心与消渴病发病的内在联系。若以消渴病并发心悸、心痛等作为糖尿病心脏病的中医病名似有不妥，因为这些症状多在糖尿病心脏病中、晚期才出现。为此，我们在整理古代文献的基础上，参照现代医学有关知识，结合临床实际，对糖尿病心脏病进行了证候学研究，认为糖尿病心脏病病位始终不离心脏，在漫长病程中出现的心悸、眩晕、胸痹、水肿等表现，均属心病范畴。糖尿病心脏病中医命名为“消渴病心病”，意义有三：①该命名提示糖尿病心脏病的病位在心。②该命名提示临床治疗中，除应针对消渴病外，应始终顾护到心。③该命名可以概括糖尿病心脏病发生发展的全过程，经分期辨证可较好地阐明病程中出现的纷繁复杂的证候，便于指导本病的防治。

二、病因病机

本学术流派第二代传承人冯建华教授认为，糖尿病并发冠心病病机为本虚标实，本虚为阴阳气血的亏虚，标实为阴寒、痰浊、血瘀交互为患。《丹溪心法·消渴证治》载：“心虚受之，心火散漫，不能收敛，胸中烦躁，舌赤唇红”。消渴病日久则阴伤及气，气阴皆虚，气虚则行血无力，阴虚则虚火灼津为痰。若气阴不断耗伤而损及于心，使得心脏气阴亦耗伤。心体受损，心用失常，于是致血瘀、痰浊等实邪痹阻于心脉则胸痹心痛发生。糖尿病心脏病病因病机主要有以下3点。

（一）阴虚燥热

素体阴虚，心肺不足；或外感燥火，内伤七情，郁火移于心肺；或饮食不节，酿成内热，而致燥火伤肺。燥热灼伤心肺之阴，心阴受损，心火偏旺，而见心悸怔忡；热灼津液成痰，痹阻心脉，不通则痛，发为胸痹心痛；邪热扰心而心悸、心烦；阴液受损，口干便秘等发为胸痹。

（二）痰浊闭阻

肺失治节，脾不健运，肾阳不蒸腾，三焦失于气化，水谷精微不能生化输布而聚集酿痰。同时阴虚燥热灼津为痰或胸阳不振，痰浊凝聚，弥漫心胸，气机不畅而胸闷心痛，痰热上扰神明则见心烦、头晕，痰浊痹阻心脉而心胸作痛，发为胸痹。

（三）瘀血阻滞

此为血脉运行不畅，血液凝聚，而发生血瘀之证。瘀血的发生与心、肝、脾三脏关系密切。血瘀证的形成又可分为气滞血瘀、寒凝血瘀、阴虚血瘀以及气虚血瘀，最终导致胸痹的发生。

综合各家认识，糖尿病心脏病的主要病机特点如下。①气阴两伤，心脉痹阻消渴病久则阴伤及气，气阴皆虚，气虚则行血无力，阴虚则虚火灼津为痰，从而导致瘀血、痰浊等实邪痹阻心脉则胸中刺痛，舌紫暗有瘀斑，脉涩或结代。②肝肾阴虚消渴病日久或失治，损伤肝肾之阴津，虚火上扰则心烦、心悸，甚则灼津熬血、痰瘀等实邪又可痹阻心脉而发病。③心脾阳虚消渴病虽是以阴虚为本，但阴阳互根互用，阴损及阳，心阳不振，复受寒邪，以致阴寒盛于心胸，阳气失展，寒凝血脉，营血运行失常。脾阳虚则运化失常，以致有痰瘀之邪内阻而病。④肾阳虚心阳亏虚，失于温振鼓动，进而心阳虚衰，可见心悸、怔忡、胸闷、气短、脉虚细迟或结代；阳虚生内寒，寒凝心脉，不通而痛。同时肾阳亏虚，不能温煦心阳，或心阳不能下交于肾，日久致心肾阳衰，阳不化阴，阴寒弥漫胸中，饮阻心脉；肾不纳气，肺气上逆或心肾阳虚，而致饮邪上凌心肺，则见喘息不得平卧，甚则气喘鼻煽、张口抬肩、四肢逆冷青紫、尿少、水肿，重则虚阳欲脱而见大汗淋漓、四肢厥冷、脉微欲绝等。

由上可见，消渴病心病，其病位在心，发病与肝、肾、脾（胃）诸脏有关，是在气血阴阳失调基础上，出现心气、心阴、心血、心阳不足和虚衰，导致气滞、血瘀、痰浊、寒凝等痹阻心脉，滞塞官窍，基本病机是气阴两虚，痰瘀互结，心脉痹阻，官窍滞塞。心主神明，不止开窍于舌，亦开窍于目、耳、口、前后二阴，要解心脉痹阻，官窍滞塞，常须从官窍入手。

三、诊断

（1）糖尿病诊断：确诊为糖尿病且有一定病程。

（2）临床表现：患者出现胸闷、胸痛、心悸、眩晕、乏力、水肿、喘息不得卧等症状。

（3）辅助检查：①X线检查有助于观察心脏外观，判断心脏体积是否存在增大的情况，有利于初步确诊糖尿病心脏病。②通过超声心动图检查，可以观察心脏舒缩功能是否存在异常，有利于了解心脏病变程度。③冠状动脉造影检查有助于观察冠状动脉形态，如果存在冠状动脉堵塞的情况，则提示其可能存在糖尿病心脏病。④心电图检查、24小时动态心电图检查以及心电图平板运动试验可以检查出心律失常情况、心肌供血状况。⑤心肌酶检查、心肌蛋白检查以及脑利尿钠肽检查可以了解有无心肌梗死、心功能衰竭状况。

四、治疗

（一）分型治疗

1. 糖尿病合并冠心病

（1）刘冰分五型施治糖尿病合并冠心病。①气阴两虚，阴虚火旺型：用益气养阴、清热安神的人参、玄参、丹参、麦冬、天冬、柏子仁、酸枣仁、生地黄、黄连、栀子、炙甘草。②气阴两虚，郁瘀阻滞型：用益气养阴、活血通脉的人参、麦冬、五味子、生地黄、佛手、香橼、川芎、赤芍、丹参。③心气不足，痰浊阻痹型：用益气化痰、宣通痹阻的党参、白术、半夏、瓜蒌、薤白、陈皮、苏梗、川芎、青木香。④心气虚衰，水饮射肺型：用益气养心、温阳利水的人参、黄芪、茯苓、附子、白术、桂枝、车前子、泽泻、桑白皮、丹参。⑤心气虚衰，心阳欲脱型：用益气回阳、救逆固脱的人参、黄芪、附子、干姜、白芍、麦冬、五味子、龙骨、牡蛎、炙甘草等。

（2）王映坤分两型施治糖尿病合并冠心病。①肝肾阴虚，心神不宁型：用滋养肝肾、宁心安神的玄参、麦冬、生地黄、枸杞子、川楝子、当归、川芎、酸枣仁、茯苓、怀山药、知母、黄连、地骨皮、天花粉、玉竹。②气阴两虚，心脉瘀阻型：用益气养阴、活血通脉的黄芪、太子参、麦冬、五味子、丹参、葛根、生地黄、怀山药、川芎、熟地黄、牡蛎、浮小麦、小枣等治疗。

（3）屠伯言分两型施治糖尿病合并冠心病。①心脾阳虚型：用益气健脾、化瘀通脉的炙黄芪、党参、白术、茯苓、怀山药、桂枝、丹参、降香、山楂等并配服止消膏（桃树胶、蚕茧、五倍子）。②阴虚火旺型：用滋阴泻火、活血养心的生地黄、知母、黄柏、当归、赤芍、白芍、牡丹皮、丹参、生甘草、生石决明、山楂、麦冬、五味子等治疗30例，总显效、好转率为70%。

2. 糖尿病合并心律失常

魏执真分五型辨治糖尿病合并心律失常。

（1）心气不足，郁瘀阻滞型：用益气养心、理气通脉的生脉通理汤（太子参、麦冬、五味子、佛手、香橼、香附、丹参、川芎）。

（2）心气不足，痰气瘀阻型：用疏气化痰、益气活血的疏化活血汤（苏梗、香附、乌药、陈皮、半夏、太子参、川芎、山楂）。

（3）心气不足、痰郁化热型：用益气通脉、理气凉血的生脉理凉汤（太子参、麦冬、五味子、丹参、牡丹皮、赤芍、佛手、黄连）。

（4）心肺气虚、风痰瘀郁型：用养心健脾、化痰祛风、理气通脉的疏散活血汤（太子参、白术、茯苓、陈皮、半夏、羌活、独活、防风、厚朴、苏梗）。

（5）心气虚衰、水饮射肺型：用补气通脉、肃肺利水的补气肃肺利水汤（生黄芪、太子参、麦冬、五味子、丹参、桑白皮、葶苈子、泽泻），取得了满意效果。

（二）分期分型辨证论治

胡继玲总结其导师吕仁和的经验，将本病分为早中晚三期五型六候施治。诸型中亦有开心窍药物的应用，并据有气滞、血瘀、痰浊、湿热、热毒等兼证不同而选药施治。

1. 阴虚燥热，心神不宁型

该型用玄参、生地黄、麦冬、葛根、天花粉、黄连、炙远志、牡丹皮、珍珠母。

2. 气阴两虚，心脉失养型

该型用太子参、黄精、生地黄、首乌、葛根、天花粉、丹参。

3. 气阴劳损，心脉瘀阻型

该型用太子参、黄精、葛根、生地黄、玄参、桃仁、枳实、香橼、陈皮。

4. 心气阳虚，痰瘀互阻型

该型用生地黄、黄芪、太子参、当归、葛根、五味子、麦冬、丹参、桂枝、半夏、陈皮、茯苓、瓜蒌、薤白、香橼。

5. 心气阳虚，水气凌心型

该型用生黄芪、当归、天花粉、葶苈子、桑白皮、猪苓、茯苓、泽泻、泽兰、陈皮、半夏、大枣等。

（三）辨证与辨病相结合分型论治

胡东鹏总结其导师林兰的经验，对糖尿病心脏病采取辨证与辨病相结合，分型论治。

1. 糖尿病冠心病

糖尿病冠心病分冠心病（胸痹）和急性心肌梗死（真心痛）进行辨证论治。

（1）冠心病（胸痹）分三型。①气滞血瘀型：用疏肝理气、宣痹止痛的四逆散合丹参饮加减（柴胡、白芍、枳实、甘草、檀香、砂仁、郁金、丹参、瓜蒌、黄连）。②痰浊淤阻型：用化痰宽胸、宣痹止痛的瓜蒌薤白半夏汤（全瓜蒌、薤白、半夏、陈皮、茯苓、枳实、甘草）。③寒凝血瘀型：用温阳通痹、散寒止痛的赤石脂汤加味（赤石脂、制附子、干姜、薤白、枳实、半夏、丹参、桂枝）。

（2）急性心肌梗死（真心痛）分三型。①心脉瘀阻型：用活血化瘀、宣通心脉的丹参饮合抗心梗合剂加减（丹参、郁金、檀香、砂仁、红花、赤芍、生黄芪、桂心）。②心阳暴脱型：用回阳救逆的参附汤加味（人参、附子），脉绝不可寻者加干姜、肉桂、炙甘草以回阳复脉，不得卧加黑锡丹以定喘，大汗不止加黄芪、煅牡蛎以益气收敛而固脱，神志昏蒙加苏合香丸以芳香开窍。③肾阳虚衰型：用温阳利水的真武汤加味（附子、生姜、茯苓、白术、白芍、人参、肉桂、丹参、红花）。

2. 糖尿病心肌病

糖尿病心肌病分三型。

（1）心气不足，心阳虚亏型：用补益心气、宣通心阳的保元汤加减（人参、黄芪、桂枝、甘草、丹参、太子参、五味子、麦冬）。

（2）心阴不足，虚火偏旺型：用滋养心阴、清热宁神的天王补心丹加减（生地黄、玄参、丹参、当归、党参、茯苓、柏子仁、远志、天冬、麦冬、五味子、桔梗、枣仁）。

（3）心肾阳虚，水气凌心型：用温阳利水的苓桂术甘汤加减（茯苓、白术、桂枝、甘草、附子、牛膝、车前子、泽泻、白芍）。

3. 糖尿病心脏神经病变

糖尿病心脏神经病变分三型。

（1）心气亏虚型：用益心气、养心阴的珍珠母丸加味（珍珠母、龙齿、当归、人参、茯神、枣仁、熟地黄、黄芪、柏子仁）。

（2）心血不足型：用补心宁神的归脾汤加味（人参、黄芪、白术、甘草、茯神、远志、枣仁、龙眼肉、当归、木香）。

（3）心肾阴虚型：用养心益肾的补心丹合六味地黄汤加减（生地黄、玄参、当归、五味子、人参、茯苓、天冬、柏子仁、枣仁、丹参）。

以上治疗经验中，常有芳香开心窍药物如檀香、砂仁等的应用，或有通利尿窍药物如牛膝、车前子、泽泻、茯苓的应用。

（四）专方治疗糖尿病心脏病心律失常

冯建华用降糖宁心饮（人参、黄芪、黄精、山药、山茱萸、麦冬、黄连、葛根、丹参、川芎、菖蒲）治疗 58 例，总有效率 74.14%。吕靖中用黄连调心汤（黄连、西洋参、陈皮、珍珠、当归、甘草）治疗 24 例，总有效率达 91.66%。陈晓雯用益气活血方（生黄芪、云苓、怀山药、泽兰、川芎、天花粉、丹参、葛根）治疗糖尿病性无症状心肌缺血 18 例，总有效率 88.8%。胡继玲用止消通脉清热饮（太子参、黄精、葛根、丹参、桃仁、枳实、玄参、皂角刺、大黄）治疗糖尿病性冠心病 50 例，显效 14 例，有效 30 例，总有效率达 88%。范世平等用糖心宁胶囊（黄芪、天花粉、山茱萸、荔枝核、石菖蒲、黄连、葛根、人参、水蛭、山药等）治疗糖尿病性冠心病 58 例，显效 28 例，有效 23 例，总有效率达 88%。杜廷海等用消渴安胶囊（生晒参、麦冬、黄芪、葛根、丹参、水蛭、檀香、川芎、砂仁）治疗糖尿病性冠心病 150 例，对其治疗糖尿病及心肌缺血分别观察。前者显效 52 例，有效 76 例，总有效率达 80.67%；后者显效 44 例，有效 75 例，总有效率达 79.33%。栗德林等用糖冠康（人参、黄芪、玄参、黄连、丹参等）治疗 2 型糖尿病合并冠心病 68 例，取得临床总有效率 91.18% 的满意疗效。陈大舜等用降糖舒心颗粒（熟地黄、黄芪、山茱萸、枸杞子、菟丝子、丹参、川芎、蒲黄、胆南星、黄连、藿香等）治疗 2 型糖尿病并发冠心病 67 例，显效率

34.3%，总有效率 88.6%。吴夏棉用消渴舒心方（太子参、黄芪、白术、怀山药、葛根、麦冬、地骨皮、郁金、丹参、川芎、三七）治疗 30 例，显效 14 例，有效 13 例，总有效率 90%。陈铨用三消散（丹参、炒黑豆、蚕蛹、首乌、枸杞子、炒核桃仁、白茯苓、川芎、炒鸡内金）与三消饮（蚕壳、生黄芪、生地黄、益母草、赤芍、干番石榴叶）治疗也获佳效。武桂霞用益气通脉汤（西洋参、黄芪、丹参、麦冬、五味子、降香、郁金）治疗 30 例，显效 8 例，好转 17 例，总有效率 83%。林兰用降糖通脉饮胶囊（生地黄、黄芪等）治疗心电图异常 142 例，88 例获得好转，并可明显增加心搏出量，降低总阻抗，改善左心功能。吕仁和用加味四逆散（柴胡、赤芍、白芍、枳壳、枳实、炙甘草、香橼、佛手、苏梗、当归、丹参、川芎、葛根、玄参、生地黄）治疗也获佳效。秦琦用苍玄山黄汤（苍术、玄参、山药、黄芪、丹参、葛根）治疗 21 例，显效 10 例，有效 7 例，总有效率达 80.7%。王文林用降糖益心丸（炒苍术、甘草、丹参、怀牛膝、桑寄生、炒白芍、川芎、五味子、蒲公英、黄精、泽泻、黄连、山药、白术、生地黄、玄参、炒薏米、柴胡、牡丹皮、枸杞子、麦冬、葛根、红参）治疗 113 例，基本痊愈 23 例，显效 26 例，有效 46 例，总有效率 84.1%。杨晓晖观察了中药复方止消通脉宁治疗有微血管并发症的亚临床期糖尿病心脏病患者心功能的影响，发现止消通脉宁可以明显改善心功能、减少尿清蛋白定量，说明中药的干预治疗可以改善有微血管并发症的亚临床期糖尿病心脏病患者心功能的异常，从而预防和治疗糖尿病心脏病。

五、结语

对于糖尿病心脏病的治疗，临床上无论是单方单药、专方专药，还是分期分型证治、辨证论治，往往都是重视健脾益气、活血化瘀通脉，少有重视从窍论治。结合本学术流派官窍病理论研究，治窍可使脏有所补，邪有出路，所以治疗本病时，常需要加用芳香开窍药物或通利尿窍、矢窍药物，或可取得意想不到好的疗效。

第六节　治窍法在糖尿病脑窍病（糖尿病脑病）中的应用

糖尿病脑病是因糖代谢紊乱和血管改变损害中枢神经系统，致使大脑在结构、神经生理以及精神等方面发生病理性改变，主要表现为认知与行为障碍。近年来，对糖尿病患者认知功能的研究逐渐增多，随着科学的发展，又提出了“糖尿病相关性认知功能下降”的新认识。“糖尿病相关性认知功能下降”描述的是一种轻度－中度认知功能障碍的状态，特别是指精神运动性迟缓和思维灵活性下降。在老年患者中，认知损害明显，流行病学的研究表明老年糖尿病患者出现痴呆的危险性比正常对照组患者增加 2 倍。糖尿病脑病在许多方面反映了大脑加速老化的过程，如脑组织明显萎缩，表现为脑沟回增宽，脑室增大，磁共振检查显示糖尿病患者海马及杏仁核萎缩。目前，现代医学对糖尿病脑病发病机制的认识，主要是从大脑缺血、氧化应激、非酶性蛋白糖基化、胰岛素的不良反应以及钙离子稳态的改变等方面开展研究。同时，糖尿病脑病还与年龄、基因、环境、病程等因素相关，需定期对糖尿病患者的认知功能进行评估。中医学对糖尿病脑病的认识也在不断丰富，在病因病机的认识和改善临床症状方面积累了一定的经验，现总结如下。

一、中医病名

糖尿病脑病在中医古籍中并没有相应的病名，但根据其善忘、呆钝、少言、倦怠、嗜卧等临床表现，应属中医“消渴”“呆症”的范畴。清代名医王清任指出：“灵机记性在脑者……无记性者，脑髓渐空。”气血不足，脏腑虚衰，久之

“神明之府”失养，致使神志不清。思虑过度或肝气郁结，损伤脾胃，脾气虚弱，运化失司，水湿内停，积聚成痰，蒙蔽清窍，亦可出现呆钝、健忘等症。另外，血瘀不行，脑脉失养亦可影响智能。

二、病因病机

糖尿病属中医学“消渴”“消瘅”的范畴，糖尿病脑病本为消渴发展而来，故其病机总归为阴虚与燥热并存。《灵枢·五变》有言：“五脏皆柔弱者，善病消瘅”，即言之脏腑柔弱，正气不足，易致消渴，《景岳全书》则云：“消渴虽有数者之不同，其为病之肇端则皆膏粱肥甘之变……皆富贵人病之。”偏嗜、过饱、过食肥甘等饮食不节的不良生活习惯，致使中焦湿热蕴结，津液输布失司，郁而化热以致消渴。《临证指南医案·三消》中提到“心境愁郁，内火自燃，乃消症大病”，百病皆生于气，情志失调，脏腑经络之气升降失司，致使脏腑功能紊乱亦可引发消渴。《外台秘要·消渴消中》云：“房劳过度，肾气虚耗故也。下焦生热，热则肾燥，肾燥则渴”，此则谓劳欲过度亦可引发消渴。以上皆为消渴病因病机，而糖尿病脑病则在此基础上并病而致。

糖尿病脑病多由于痰浊阻窍、心脾两虚、肾虚血瘀和髓海不足导致。在认识该病中，强调其发病机制主要是脏腑虚损、肾精不足、髓海空虚、痰瘀阻滞、清窍失养，突出肾和脑的关心密切。岳仁宋等结合该病的自身特点，提出了以脑为轴心的“胰（脾）–脑–肾轴”学说，阐明了脾虚湿盛是该病的始动因子，而肾虚窍闭（脑窍）才是消渴呆病的最本质特征。陈宝鑫等对血管源性轻度认知障碍合并代谢综合征患者进行中医证候分析，与非代谢综合征组进行比较，发现合并代谢综合征的患者，多存在饮食不节，嗜卧少动，导致脾失健运，痰湿内阻，气机不畅，血运失常，淤血内停。故在正气亏虚的基础上，多有痰湿淤血停滞，痰湿淤血互结，痹阻脑络脑窍，使脑神受扰，神机失用，加重认知功能的下降。

三、诊断

（1）糖尿病诊断：确诊为糖尿病且有一定病程。

（2）临床表现：患者出现反应迟钝、记忆力下降，严重则出现脑血栓、脑中风及老年痴呆、认知功能障碍甚至生活不能自理。

（3）辅助检查：检查项目主要包括简明认知评定量表、简易精神状态量表、头部计算机断层扫描、磁共振、脑电图、脑脊液等方面的检查。通过头部磁共振检查，可以显示海马、杏仁核体积的缩小。

四、治疗

糖尿病脑病中医辨证论治可分为以下 4 个证型，治疗每种证型时都需要考虑脑窍的虚实与开合，注重养窍开窍，复能脑窍。

（一）肾精亏虚、髓海不足型

肾为先天之根，封藏之本，藏精生髓，髓乃肾精所化，髓海不足就会出现耳鸣、眩晕、倦怠乏力、嗜卧等症状。在《医方集解》中所述“肾精不足，则志气衰，不能上通于心，故迷惑善忘也”，说明古代医家已经认识到认知障碍与肾虚髓空关系密切，补肾生髓是益智的重要途径。

岳仁宋等正是针对肾虚窍闭该病这一最本质特征，总结出醒脑益智方，该方由熟地黄、人参、怀山药、葛根、川芎、天南星、冰片等药物组成。全方以补为主，重以益气填精滋肾，以攻为辅，兼以涤痰化瘀补脾，主治以糖尿病为基础疾病，以精亏窍闭为主要病机的认知功能障碍。王学美等以加味五子衍宗颗粒，在五子衍宗丸的基础上加淫羊藿，即枸杞子 400 g，菟丝子 400 g（炒），覆盆子 200 g，五味子 50 g（蒸），车前子 100 g（盐炒），淫羊藿 400 g（炙）。该药治疗患者 22 例，治疗后患者症状明显改善，具有统计学意义。

（二）心脾两虚、气血不足型

气血亏虚脏腑虚衰，水谷精微不足无以上奉于脑，同时气虚清阳不升，气虚无力推动血液津液，运化输布功能失调，血瘀痰浊痹阻脑窍，则出现头晕目眩、乏力、健忘、呆钝等症状。

治疗以健脾养心、益气养血为主，多用归脾汤加减（党参 10 g，黄芪 15 g，白术 15 g，茯神 15 g，酸枣仁 15 g，桂圆肉 15 g，木香 10 g，炙甘草 6 g，当归 3 g，远志 3 g，生姜 6 g，大枣 5 枚）。张培庆在该方的基础上，再联合使用黄芪注射液和川芎嗪注射液治疗 36 例患者，接受治疗后患者指向记忆、图像自由回忆、无意义图形再认、人像特点联系回忆、总量表分、记忆商均比治疗前显著提高。

（三）脾虚湿盛、痰浊阻窍型

患者素体痰盛或过食肥甘厚味，脾失健运，生痰生湿。痰湿内蕴，蒙蔽清窍，扰乱心神，出现健忘、呆钝，甚或呆傻不知事，舌淡苔白厚腻，脉滑。

治疗以健脾燥湿祛痰为主，多用半夏白术天麻汤加减（半夏 9 g，白术 15 g，天麻 10 g，陈皮 10 g，茯苓 10 g，甘草 6 g，生姜 3 片，大枣 5 枚）。黄春莲等以益气养阴、化痰祛瘀、开窍复能之法，用生脉定志汤（太子参 30 g，麦冬 10 g，五味子 10 g，茯苓 20 g，远志 10 g，石菖蒲 10 g，法半夏 10 g，桃仁 10 g，三七 10 g，甘草 6 g）治疗患者 24 例，治疗后患者临床症状明显改善，具有统计学意义。其中太子参、麦冬、五味子治以益气养阴，药理研究认为其有提高机体免疫力、改善微循环、调节神经、降血糖、促进胰岛细胞恢复、安神益智等作用；茯苓、远志、石菖蒲可增强脑组织单胺类神经功能、抑制氧自由基的形成、抗氧化、从而增加脑组织血流量而发挥益智；法半夏、桃仁、三七加强化痰活血祛瘀之效；甘草调和诸药。诸药合用，标本同治，发挥更好疗效。

（四）肾虚血瘀、毒损脑络脑窍型

肾为先天之本，主骨生髓而通于脑，肾虚脑髓渐空，加之血瘀不行或久病入络致血瘀，从而瘀阻脑络引起脑损伤。淤血可作为早期一个致病因素导致糖尿病脑损伤的发生，也是消渴日久脏腑气机受损产生的一种病理结果。国医大师南征教授推崇从毒论治消渴病，认为糖尿病脑病的病机核心是瘀阻脑络脑窍，针对糖尿病脑病的临床特点，强调应注重气阴两虚、肾失封藏、瘀阻脑络的病机，以此为依据，在补肾填精同时重视通脑络开脑窍。王永炎院士在总结历代中医药研究成果和存在问题的基础上，提出了“毒损脑络脑窍”是糖尿病性脑病的关键病机，解毒通络开窍法是有效防治糖尿病性脑病、降低糖尿病患者致残及病死率的重要法则。

五、结语

糖尿病脑病的发生是多因素、多方面综合作用的结果。中医药防治糖尿病脑病具有很多可以挖掘的空间，例如很多实验证明以补肾开窍为主的许多中药复方，具有改善学习记忆功能，起到保护脑内胆碱能系统、增强海马长时程增强效应等作用。中医学以“整体观念”和“辨证论治”的思想为核心，强调补肾填精，化瘀通络，开窍复能，在改善患者临床症状方面具有独特的优势。

第七节　治窍法在糖尿病络窍病（糖尿病外周神经病变）中的应用

糖尿病外周神经病变是糖尿病慢性并发症的一种，以累及外周神经（络脉范畴）为主，临床表现为肢体感觉异常、运动障碍以及自主神经病变等症状。病情进展严重时，下肢关节会发生病变，甚至发生溃疡，累及运动神经，则肌力明显衰退，甚至出现营养不良肌肉萎缩。据统计，糖尿病并发周围神经损害率达

60%～90%，发病后会明显降低患者生活质量，病变高危因素有高龄、糖尿病病程长以及检测糖化血红蛋白水平过高等。目前本病无法根治，只能用药缓解症状或减轻痛苦，所以，预防性干预和治疗对于控制病情进展具有重要的作用。本节对糖尿病周围神经病变中医药治疗进行总结。

一、中医病名

糖尿病周围神经病变在中医学中无确切病名，多数学者将其归属于中医“消渴”“痹证”“痿证”范畴，也有将其归属“血痹”“脉痹”者。如《圣济总录纂要》云：“治消肾，口干眼涩，阴痿，手足烦疼”，李杲的《兰室秘藏》详细描述了消渴患者后期可见“上下齿皆麻，舌根强硬肿疼……四肢痿弱，前阴如冰”，《丹溪心法》也指出“肾虚受之，腿膝枯细，骨节酸疼。”《王旭高医案》则曰：“消渴日久，但见手足麻木，肢凉如冰。”外周神经大致相当于中医的外周筋脉、络脉的范畴，近年来，诸多医家将糖尿病周围神经病变统称为消渴痹证。本病是由于消渴病日久，肝肾不足，气血两亏，络脉瘀滞，筋脉失于濡养所致。

二、病因病机

消渴病的病机关键是“阴虚燥热”，病位在肺、脾、肾，其并发症则多为阴虚血瘀、气虚血瘀等，属本虚标实之证。中医将糖尿病周围神经病变糖尿病归类于“消渴”“痹证”，消渴日久伤阴，导致气血亏虚，使血行发生瘀滞，阻滞了脉络，毛窍失荣失养。病本为虚，病标为实，病位于肌肤、筋脉、毛窍及脏腑。气血亏虚，痰瘀阻络，疾病进展的过程就是气虚、阴虚、气阴、阴阳两虚的演变过程，关键问题是阴亏，病程长迁延不愈的问题在气虚，而阳虚又是导致疾病进展必然因素。中医分析其痹、痛、痿等证，久病成瘀伤气血，伤气阴致血瘀，形成瘀毒。有研究认为，糖尿病外周神经病变是在伤气阴、失脾运基础上发生的络脉瘀阻病变，认为发病病理是气阴两虚，发病关键是痰瘀阻络。传统中医认为，糖尿病周围神经病变发病和气虚、血瘀、痰浊关系密切。素体阴虚、久病失治、情志不畅，都会引起病变。主要病机是阴虚血瘀，主要发病原因是虚、瘀，由虚引发的瘀证，虚为本而瘀为标。

糖尿病的初期多是阴虚热盛，当形成糖尿病外周神经病变时，多已进入气阴两虚阶段，如脾肾气虚、肝肾阴虚、阴虚热盛。气阴两虚是造成糖尿病外周神经病变的主要病机，在整个病理阶段维持时间较长，最后进入阴阳两虚的终末阶段。张发荣认为，本病为消渴日久损及肝肾，致肝肾气阴亏损，络脉闭阻，不通则痛，不荣则肌肤失养，故有肢麻、肢痛、局部肢体发凉等症，后期则四肢萎废不用。邹如政则认为，气阴亏虚是糖尿病外周神经病变发病基础，痰瘀痹阻、脉络失养是其病理特点。本病主要涉及肝、脾、肾三脏，以气虚、阴虚或气阴两虚为其本，瘀血、痰浊、水湿为标，并常相互交阻，留置于经络。周亚滨认为，其病机核心为气阴两虚、瘀血阻络的本虚标实特点，虚实夹杂的病机如不能得到及时纠正，各病机间则必然会相互作用，互为因果，导致病变程度不断地加重，关键在于益气养阴、活血通络法。许成群认为，糖尿病周围神经病变根本原因在于脾肾亏虚，病机的关键是阳虚而致经络血脉的瘀阻，而气阴两虚则贯穿整个糖尿病周围神经病变发展的始终。任爱华分析本病在于疾病日久，肾阳不足，阳不达于四末，则患肢失于温养，阳不化气，四肢末端逐渐出现麻木、疼痛等症状。总之，阳气亏虚，温煦不足，终致筋脉官窍濡养失司是其病机关键，故气虚、阳虚及阴虚都与瘀血互为因果，而血瘀络阻窍闭是本病的要点与病机所在。

三、诊断

（1）糖尿病诊断：确诊为糖尿病且有一定病程。

（2）临床表现：患者出现手足发凉、感觉功能下降、麻木刺痛。

（3）辅助检查：以下 5 项检查中如果有 2 项或 2 项以上异常则诊断为糖尿病外周神经病变：①温度觉异常；②尼龙丝检查，足部感觉减退或消失；③振动觉异常；④踝反射消失；⑤神经传导速度有 2 项或 2 项以上减慢。

排除其他病变，如颈腰椎病变（神经根压迫、椎管狭窄、颈腰椎退行性变）、脑梗死、吉兰－巴雷综合征、严重动静脉血管病变（静脉栓塞、淋巴管炎）等，尚需鉴别药物尤其是化疗药物引起的神经毒性作用以及肾功能不全引起的代谢毒物对神经的损伤。

四、治疗

（一）分期治疗

糖尿病周围神经病变发病可以分为早期、中期、晚期。在发病早期，主要表现出气阴两虚，多给予补阳还五汤治疗；在发病中期，主要表现出肝肾阴虚和痰瘀阻络，可以给予独活寄生汤、二至丸等方剂治疗；在发病晚期，主要表现出脾肾两虚和寒凝血瘀，针对脾肾两虚可以给予济生肾气丸治疗，针对寒凝血瘀可以给予黄芪桂枝五物汤治疗。方中常含有温通毛窍药物。

（二）分型治疗

糖尿病外周神经病变多涉及肝、脾、肾等脏器，表现出淤血阻络，根据脏腑辨证论治，可以分为脾肾气虚、肝肾阴虚、脾肾阳虚、肝脾肾亏等证型，每种证型均合并血瘀。

1. 脾肾气虚型

针对该型可以选择具有健脾益肾化瘀功效的方剂，例如六君子汤、芍药甘草汤等随症加减治疗。

2. 肝肾阴虚型

针对该型可以选择具有滋肝肾、化瘀血功效的方剂，例如一贯煎合二至丸随症加减治疗。

3. 脾肾阳虚型

针对该型可以选择具有补肾阳、祛瘀滞功效的方剂，例如济生肾气丸随症加减治疗。

4. 肝脾肾亏型

针对该型可以选择具有补肾精、通经络、润毛窍功效的方剂，例如无比山药丸随症加减治疗。

（三）中医外治法

中医循环针改善临床症状，促进神经传导速度，优化病变评分。使用中医针灸治疗文献较多，对其研究结果进行总结，选择脾俞、胰俞、肝俞、肾俞及三阴交、足三里等穴位行针灸治疗，能对自主神经功能起到调节作用，对迷走神经起到兴奋作用，改善胰岛 B 细胞受体功能，从而控制血糖水平。通过针刺治疗，能帮助疏经通络，从而起到活血化瘀的效果。中医针刺治疗能促进血液流动，对微循环起到明显的改善作用，修复外周神经受损同时，也能增加神经的营养因子，控制病变引起的症状。帮助恢复神经功能，改善肢体的麻木、异常感觉及肌无力等症状。治疗可以选择多组穴位进行组合，主要穴位选择阳明经穴、背俞穴。针刺治疗的同时加艾灸，也能使疗效更加显著。经过相关研究论证，针灸治疗对糖尿病外周神经病变疗效明显。

中药熏洗、穴位敷贴以及放血等治疗与针刺治疗联合使用，不仅安全，而且明显优于单用针刺治疗的效果。尤其对神经病变微循环改善理想，对神经起到营养作用，能够改善症状和预后，避免发生并发症。

（四）中西医结合治疗

糖尿病西医治疗方法有口服降糖药、营养神经、改善微循环等方案。在此基础上，联合中药熏洗、足三里穴位注射等方法，配合祛湿活血通络汤浸泡。通过中西医联合治疗，能明显改善糖尿病周围神经病变，有效控制血糖水平基础上，增加益气补肾和活血通络治疗，临床疗效理想。将电针、红外线照射、口服黄芪桂枝五物汤联合使用，可以有效缓解临床症状，电针、红外线照射、内服中药同时，联合西药治疗，能缓解临床症状，也能促进神经传导，有效改善患者的生活质量。

五、结语

糖尿病外周神经病变是糖尿病常见慢性并发症之一，临床表现为四肢麻木、疼痛、感觉异常等，严重时还会发生溃疡、瘫痪，甚至截肢、死亡。不仅加重了患者家庭的经济负担，也增加了社会的负担。西医治疗主要是通过降糖、营养神经、改善循环等来实现，疗法较为单一。中医治病求本，根据久病入络、久病治络的理论，综合补肾、活血、温经、荣窍等治法，同时将中药内服、中医外治、中药熏洗、中药针刺等多种方案联合使用，可以实现提高疗效，同时具有未病预防的作用，尤其对糖尿病外周神经病变具有重要的防治作用。

第八节　治窍法在糖尿病毛窍病（糖尿病泌汗异常）中的应用

糖尿病泌汗异常是糖尿病常见的并发症之一，属于糖尿病自主神经病变范畴，是指发生糖尿病自主神经病变时而出现的汗液排泄异常。在糖尿病并发外周神经病变患者中，83% ～ 94% 的患者有泌汗异常，临床多表现为下肢皮肤干凉、泌汗减少，甚至无汗，而上半身尤其是头面部、颈部及胸部呈代偿性多汗。如有明确糖尿病病史，患者出现全身多汗，动则益甚，或在进食、精神紧张、休息睡眠时汗出增多，尤其是胸背和头面部。泌汗障碍易使皮肤变得干燥，容易裂开，最终发生溃疡。现代医学多以控制血糖、改善微循环、营养神经、抗氧化应激等方法进行治疗，目前尚缺乏特异性的治疗方法。近年来，中医药在治疗糖尿病泌汗异常方面显示出其独特优势，并取得较好的疗效。

一、中医病名

糖尿病汗证在中医古籍中并无相应的病名及专论，可属于中医“消渴”“汗证”的范畴。中医把汗出异常分为自汗、战汗、盗汗、绝汗、闭汗等几种类型，前4种属于汗多的情况，最后一种属于无汗的情况。人在清醒无明显活动时出汗较多，称为自汗；高烧全身战栗后出汗，称为战汗；睡眠后出汗较多，醒后汗出停止，称为盗汗；绝汗是病情极危重时的一种大汗淋漓，又称脱汗，是人之将死的表现，“绝汗乃出，出则死矣”；闭汗即是无汗，常是汗毛窍受损，不能排汗之病症。

二、病因病机

消渴属于本虚标实之证，阴虚为标，燥热为本，病程日久，阴津亏虚或气虚不固，导致腠理开阖失司，进而发生汗液排泄异常。消渴病合并汗证根源在于消渴，消渴以阴虚为本，病久不愈，脏腑气血阴阳亏虚，痰瘀阻滞，营卫失调，方见汗出。故糖尿病汗证主要病机以阴虚为本，兼见痰瘀，虚实夹杂。糖尿病汗证腠理开阖失司，总以虚为主，或为肺脾气虚，或为阴虚，或为阳虚，或为阴阳两虚，在此基础上兼夹湿、热、瘀。李宏红等总结魏子孝教授治疗糖尿病多汗症的经验，认为糖尿病多汗症患者无论是自汗还是盗汗，皆由阴阳失调、脉道不通、血行不畅、腠理不固、玄府开阖失度导致汗液外泄失常所致。故消渴病者凡为阴虚燥热、气阴两虚、阴损及阳、湿热郁蒸、瘀血内阻之证，均可出现多汗之症。

三、诊断

（1）糖尿病诊断：确诊为糖尿病且有一定病程。

（2）临床表现：患者出现出汗过多，表现为自汗、盗汗。体格检查，如皮肤状况、神经系统等情况。

（3）辅助检查：实验室检查，如血糖、甲状腺功能、胰岛素水平、肝肾功能等检查。影像学检查，如心电图、超声心动图等。神经生理检查，如自主神经功能检查。以上检查均有助于本病的诊断。

四、治疗

（一）辨证论治

消渴病病程不同，泌汗异常的病机亦不同，根据不同的病机进行个体化辨证论治，主张从虚实 2 个方面论治，将其分为肺脾气虚、湿热内蕴、营卫不和、气阴两虚、阴虚火旺、淤血阻络 6 个证型。①肺脾气虚证，治宜健脾益气、固表止汗，方选玉屏风散加减。②湿热内蕴证，治宜清利湿热、健脾敛汗，方用三仁汤加减，同时配伍健脾之山药、白术等。③营卫不和证，治宜调和营卫，方用桂枝汤加减；若汗出过多，加煅龙骨、煅牡蛎以固摄敛汗。④气阴两虚证，治宜益气养阴、生津止汗，方选生脉散加减；口渴难耐者，加知母、天花粉、葛根等；急躁易怒者，加牡丹皮、栀子清肝泻火。⑤阴虚火旺证，治宜滋阴清热、固表止汗，方选当归六黄汤加减；潮热明显者，加用银柴胡、地骨皮。⑥淤血阻络证，治宜活血通络、止汗化瘀，方用血府逐瘀汤化裁；气滞较甚者，加川楝子、香附、郁金理气疏肝。

仝小林教授认为，本病多由糖尿病病久，热耗气伤阴所致，临床多见阴虚火旺证，亦有肺卫不固证。针对肺卫不固证，治以益气固卫，选用玉屏风散合桂枝加黄芪汤；阴虚火旺证，治以益气养阴清热，选用当归六黄汤。仝小林教授在临床上应用中小剂量黄芪治疗多汗效果较好，因黄芪既可益气固表，又可固未定之阴，气旺表实，阴平阳秘则汗止。

华传金等从临床实践中总结经验，将糖尿病汗证辨证分为以下几型。①胃热津伤型，症见大汗、大渴喜饮、多食善饥、心烦、多尿、形体消瘦等，此型以烦渴为辨证要点，方用竹叶石膏汤加减。②阴虚火旺型，症见自汗、盗汗、五心烦热、面部油腻、口渴不多饮、大便秘结、夜尿频等，以汗出油腻、消瘦、烦热为辨证要点，方用大补阴丸合连梅汤加减。③阴虚阳亢型，症见黎明醒时汗出、心悸，以此为辨证要点，方用三甲复脉汤加减。④上热下寒型，症见上半身汗多而下半身无汗、烦热、足底凉等症状，方用连梅汤、下瘀血汤及四妙丸加减。

庞国明等认为，消渴病汗症多为气虚、阴虚所致，少数为肝火、湿热所致，故将本病辨证分为气虚卫弱证、表虚不固证、气阴亏虚证、肝郁化火证、湿热郁蒸证 5 个证型。①气虚卫弱证、表虚不固证选用玉屏风散以益气固表。②气阴亏虚证，治当益气养阴，方用生脉饮合仙鹤止汗方。③肝郁化火证，治当调和肝脾、清热除烦止汗，方用丹栀逍遥散加减，自汗为主加浮小麦 30 g，盗汗为主加生地黄 30 g。④湿热郁蒸证以连朴饮加减，治宜化湿清热、调中布津、运津止汗。庞国明教授在治疗消渴病汗证时常将仙鹤草作为必用、重用之品，用量可达 80～120 g，在临床实践中屡获奇效。对于盗汗顽固不愈者，在治疗中尤其重视活血化瘀法的运用，常配合应用水蛭、地龙、丹参、鬼箭羽等活血化瘀之药。

（二）中成药治疗

郭伟在降糖、营养神经基础上，加用参芪五味子胶囊（由五味子、党参、黄芪、酸枣仁等组成）治疗糖尿病神经病变汗出异常，治疗 2 周后，总有效率为 90.4%。黄文莉等认为老年糖尿病患者汗证多因淤血所致，采用灯盏生脉胶囊治疗老年糖尿病汗证，活血化瘀治法贯穿始终，临床疗效显著。王凌芬等联合运用益心舒胶囊和脉血康胶囊治疗老年糖尿病汗证，在改善汗证方面有显著疗效。

（三）中医特色疗法

《理瀹骈文》曰："治虽在外，无殊治内也""外治之理，即内治之理；外治之药，即内治之药，所异者法耳。"中医外治法在治疗糖尿病泌汗异常中有多种应用形式，常获良效。

1. 针灸治疗

刘喆治疗多汗症分别选用列缺、照海、合谷、三阴交、膈俞、肺俞、足三里以养血益气，固表止汗；选用合谷、复溜、后溪、太冲、大椎、内庭、外关、足临泣以清实热，养阴液，固表止汗。林家坤提出消渴病汗证的"主阳"理论，在此理论指导下从阳－督脉和足太阳膀胱经－命门三位一体出发，采用督阳灸外治糖尿病汗出异常，临床疗效显著。

2. 中药贴敷治疗

李伟采用除汗敷脐贴治疗糖尿病泌汗异常，取适量五倍子、煅龙骨、山茱萸、桑叶药物粉末，用陈醋调成糊状，填入脐中，外用膏药固定，总有效率达87.10%。林田采用益气养阴汤配合龙倍散敷脐（五倍子、煅龙骨研末，用米醋调和糊状，填于脐中，用纱布覆盖），治疗糖尿病自汗症疗效较好。

3. 耳穴压豆治疗

王惠中在甲钴胺口服基础上加用耳穴压豆疗法治疗的治疗组糖尿病泌汗异常患者，结果显示治疗组总有效率为86.67%，而单用甲钴胺治疗的对照组总有效率为36.67%，可见耳穴压豆对辅助治疗糖尿病泌汗异常有明显疗效。

4. 中医综合治疗

王志强等在辨证施治基础上采用中药贴脐、中药扑粉、针刺、穴位注射等综合治疗270例消渴汗症患者，总有效率为94.8%。

五、结语

综上所述，糖尿病泌汗异常的中医病机可概括为消渴日久、阴津亏虚或气阴不固，导致腠理毛窍开阖失司，进而发生汗液排泄异常。本病虚多实少，以虚为主，多为气虚或阴虚，或兼有湿、热、瘀等实邪。日久伤阴耗气，导致气阴俱虚，甚至阴阳两亏，严重影响患者的生活及工作。因此，要谨察早治，以防微杜渐。中医治疗本病有多种形式，既可辨证施治口服中药汤剂或中成药，也可配合针灸、中药贴敷、耳穴压豆等中医外治法，在治本的同时兼顾治窍，疗效显著，也弥补了西医治疗的不足。

第九节　治窍法在糖尿病后阴肛窍病（糖尿病胃肠神经功能紊乱）中的应用

糖尿病胃肠神经功能紊乱是一种较难治疗的糖尿病并发症，其病理生理特点为胃肠张力和收缩力下降，蠕动减慢，排空延迟，患者主要表现为腹胀、上腹不适感、早饱、恶心和呕吐等症状，是糖尿病自主神经病变在胃肠系统最常见的病变之一。临床上主要表现为糖尿病性腹泻与糖尿病性便秘，有时两者交替出现。50% ～ 76% 的糖尿病患者存在胃排空障碍，而糖尿病性胃轻瘫的发病率高达30% ～ 50%，糖尿病性腹泻的发病率占糖尿病的 10% ～ 22%。糖尿病性腹泻中医称为消渴病泄泻，常为顽固性、间歇性腹泻，棕黄色水样便，量较多，偶可伴有里急后重，腹泻可发生于任何时间，以夜间及清晨多见，少者每天 3 ～ 5 次，多者每天可达 20 ～ 30 次，有些患者伴有大便失禁或腹泻与便秘交替出现，间歇期排便可正常。糖尿病性便秘中医称为消渴病便秘，也表现为间歇性。糖尿病无论腹泻还是便秘，都会严重影响患者的生活质量，需要及时干预治疗。

一、中医病名

糖尿病胃肠神经功能紊乱是糖尿病常见的慢性消化系统并发症，是糖尿病引起的内脏自主神经功能紊乱导致的，可发生在从食管至直肠的消化道的各个部分，包括食管综合征、糖尿病性胃轻瘫、糖尿病合并腹泻或大便失禁、糖尿病性便秘等。糖尿病胃肠病属于中医“痞满”“呕吐”“便秘”“泄泻”等范畴。

二、病因病机

糖尿病胃肠神经功能紊乱是由于代谢紊乱累及胃肠道神经、肌肉所致的胃肠动力障碍、胃肠内容物排空延迟为特点的代谢症候群，糖尿病胃肠神经功能紊乱可发生于食管至直肠的消化道的各个部分，包括糖尿病食管病变、糖尿病性胃轻瘫、糖尿病性便秘、糖尿病合并腹泻或大便失禁等。西医学认为本病的发生机制主要与高血糖及其导致的自主神经神经病变、胃肠神经元病变、胃肠平滑肌细胞变性凋亡、卡哈尔间质细胞数量减少、胃肠激素分泌异常以及幽门螺杆菌感染等有关。

糖尿病是本病的原发病，随着病情进展，脾胃素虚、饮食不节、情志不遂或感受外邪气均可导致糖尿病胃肠神经功能紊乱的发生。糖尿病性胃轻瘫应当根据病因、病位、寒热、虚实之不同而辨证论治，病机关键在于胃气不和，胃窍失用。糖尿病性泄泻以排便次数增多，粪便清稀为特征，在辨证时应首先区分寒、热、虚、实。糖尿病性便秘有虚实之别，实证又有热结、气郁之不同，虚证又有气血阴阳之异。腹泻与便秘均是消渴病日久，影响到了后阴窍，表现后阴窍的开合失常。

三、诊断

（1）糖尿病诊断：确诊为糖尿病且有一定病程。

（2）临床表现：具有糖尿病性胃轻瘫症状，即上腹部饱胀不适、上腹痛、早饱、嗳气、呃逆、恶心、呕吐及食欲下降，可反复反作。与特发性胃轻瘫患者以上腹痛为主要症状不同，糖尿病性胃轻瘫患者以恶心、呕吐为主要症状。

（3）辅助检查：胃排空试验阳性，确诊胃排空延迟。

排除幽门部器质性病变导致的出口梗阻（机械性梗阻）和其他可以引起胃轻瘫的疾病，如尿毒症、神经精神性疾病、结缔组织疾病、妊娠等。

四、治疗

对糖尿病胃肠神经功能紊乱治疗，现代医学通常采用胃动力药和神经营养剂进行治疗，但对于一些病程久的患者，此种治疗方法的效果欠佳。本学术流派冯建华教授采用中医中药辨证论治，同时注意调节胃肠之窍的开合，在这方面积累了丰富的经验，有其独到之处，效如桴鼓，取得了很好的疗效，现简述如下。

（一）糖尿病性便秘

糖尿病性便秘是由于患者自主神经病变、肠功能异常、结肠无力以及慢性失水导致，表现为顽固性便秘或间歇性便秘，可有明显的结肠扩张及粪块填塞，严重者可伴有不完全性肠梗阻。辨证分型论治如下。

1. 胃肠实热主证

（1）症状：大便干结、小便短赤、面红、烦躁、口干口臭、腹胀或痛、舌红苔黄燥、脉滑数。

（2）治法：清热润肠。

（3）方药：大承气汤加减。大黄 6 g（后入），芒硝 12 g（后入），枳实 12 g，厚朴 12 g。

待大便通畅后，可用火麻仁丸加减。火麻仁 12 g，杏仁 12 g，郁李仁 12 g，白芍 12 g，枳实 10 g，大黄 6 g，厚朴 10 g，甘草 6 g，栝楼仁 15 g。

2. 气虚便秘主证

（1）症状：大便燥结或软，久日不行，虽有便意，努挣乏力，难于解下，挣则汗出，气短，便后虚疲至极，倦怠懒言，语声低怯，腹不胀痛，或有肛门脱垂，形寒面白，唇甲少华，舌淡嫩，苔薄白，脉虚弱。

（2）治法：补气健脾，润肠通便。

（3）方药：补中益气汤加减。黄芪 30 g，陈皮 10 g，麻仁 10 g，白蜜

10 g，栝楼仁 15 g，熟大黄 6 g，茯苓 12 g，升麻 9 g，党参 15 g。

3. 注意事项

（1）适当休息与运动，养成定时排便的习惯。

（2）保证适当的睡眠，不用或少用镇静剂。

（3）多食绿色新鲜蔬菜，每天争取食用新鲜蔬菜 500～1 000 g。多吃粗杂粮粗粮，少吃精米精面。

（二）糖尿病性腹泻

糖尿病性腹泻是慢性腹泻，多发生于糖尿病未能严格控制的 2 型糖尿病的患者，常伴有自主神经病变的其他症状，如泌汗异常、尿失禁以及尿潴留等。临床特征为顽固性、间歇性腹泻、棕黄色水样便，偶伴里急后重，可伴脂肪泻。腹泻以夜间及清晨多见，也可伴发大便失禁。大便培养等检查无感染证据，大肠镜检查黏膜正常，无器质性改变。辨证分型论治如下。

1. 肝脾不和主证

（1）症状：泻前不痛，泻下挟有不化食物，泻后痛不减或重，每遇情志不畅而诱发，胸脘胀闷或窜痛，饮食不振，吞酸嗳气，舌质淡，少苔，脉弦。

（2）治法：疏肝健脾止泻。

（3）方药：柴胡疏肝散加减。柴胡 12 g，枳实 12 g，白术 15 g，白芍 12 g，陈皮 10 g，防风 10 g，炒山药 15 g。

2. 脾虚湿盛主证

（1）症状：大便时溏时泻，迁延反复，完谷不化，饮食减少，食后脘闷不舒，稍进油腻食物则大便次数明显增多，神倦乏力，面色萎黄，舌淡苔白，脉细弱。

（2）治法：健脾益气，利湿止泻。

（3）方药：归脾汤加减。人参 10 g，白术 15 g，山药 30 g，茯苓 15 g，桔梗 6 g，砂仁 10 g，白扁豆 15 g，薏苡仁 3 g，莲子肉 15 g，陈皮 10 g。

3. 脾肾阳虚主证

（1）症状：黎明之前脐腹作痛，肠鸣即泻，泻后则安，形寒肢冷，腰膝酸软，舌淡苔白，脉沉细。

（2）治法：温补脾肾，固涩止泻。

（3）方药：理中汤合四神丸加减。党参 15 g，干姜 6 g，白术 15 g，炙甘草 6 g，补骨脂 10 g，肉豆蔻 15 g，吴茱萸 10 g，五味子 10 g。

五、结语

糖尿病胃肠功能紊乱的发生机制尚不十分清楚，目前认为主要是糖尿病性自主神经病变、高血糖、代谢紊乱、微血管病变等所致，同时与胃肠道激素分泌异常、小肠细菌生长失衡等也有关。糖尿病胃肠功能紊乱常见于糖尿病中、后期，病机以虚为主，病位以脾胃为主，病久及肾，肾主封藏失职则会影响胃肠的官窍，表现为官窍的闭塞或滑脱，闭则秘，滑则泻。在治疗中，首先要注意气机和官窍的调治，要健脾气，降肺气，疏肝气，补肾气，使气机升降出入正常，周流全身，温煦内外，使脏腑经络、四肢百骸得以正常活动，阴阳平衡，官窍闭者得通得利，滑者得固得摄。

第六章

窍药窍方在糖尿病窍病中的应用

消渴病日久，逐渐累及官窍（目窍、耳窍、口舌窍、鼻窍、二阴窍等），导致官窍受损而失能失用，可称为糖尿病窍病。本学术流派认为，毒损络脉、官窍受损，进而失能失用是消渴病（糖尿病）窍病的主要病机。糖尿病窍病可表现为一窍或多窍病变，如糖尿病目窍病、糖尿病耳窍病、糖尿病心窍病、糖尿病前阴尿窍病、糖尿病脑窍病、糖尿病毛窍病等。本学术流派在治疗糖尿病窍病时，除了重视健脾益气填精，活血化瘀通脉，更重视应用通络闭，通经脉，荣官窍，畅达脏腑之气，并认为治窍法是糖尿病窍病并发症的关键所在。对于糖尿病窍病，强调应用窍药窍方，开窍通窍，固窍养窍，通畅络脉，复能官窍。

第一节　常用窍药

窍药，即主要作用于窍的药物。窍的意思就是孔，窍就是孔，在古代的辞书里，窍和孔是互训的。窍，孔也，孔，窍也，所以常常孔窍并提。《中药学》和《方剂学》分章节讲解时，有一章节专门讲开窍药和开窍剂。开窍是打开或者疏通这个孔窍的意思，人体有很多孔窍，教材中开窍要打开和疏通的孔窍，常常指的是狭义的窍，专门指心窍（脑窍）。同时前人还认为心的孔窍，在保持通畅的情况下，人的神志是清醒的，思维是敏捷的，心主神明的功能要正常，孔窍一定要保持通畅的状态。如果说心的孔窍，被邪气闭阻，就会出现神志昏迷，不省人事，此称为心窍闭阻，这个时候就需要用药物来开通心窍，所以这个狭义的开窍，专门是指开通心窍（脑窍）。

治疗心窍（脑窍）以外其他的孔窍，如鼻窍、尿窍、矢窍等，有另外的术语如通窍、利窍。比如说发散风寒药当中，治疗鼻塞不通，要开通鼻窍，那就叫通鼻窍，不叫开窍。通窍和开窍是有区别的，比如说牙关紧闭叫作口噤，是指口窍不能活动了，用药物或者其他方法使口噤的症状消除叫作开噤，前后二阴也是孔窍，治疗时是采用利尿或者通便来通窍的。所以凡是在我们《中药学》教材上，见到开窍二字，它不是指的其他的开窍，一定是指的心，这是要说明的一点。所以高校中医教材中这个开窍药的含义，就是开通心窍，那么治疗的是心窍闭阻而出现的神昏证，这样的一类药物称为开窍药。

窍药可分为开窍药（醒脑开窍）、通（利）窍药、敛（固）窍药、填（实）窍药、荣（养）窍药。

一、开窍药（醒脑开窍药）

开窍药，即开心窍（脑窍）药，醒脑开窍药，代表药如麝香、冰片、苏合香、石菖蒲等。一般常用的开窍药都有明显的芳香气，所以又有芳香开窍药之称。主要的开窍药都是很芳香的，但是蟾酥也是开窍药，它没有很明显的芳香的气味，这一类药，习惯上也是叫作芳香开窍药。开窍药的基本功效就是开窍二字，就是开通心窍的意思。开窍药的性能特点，在药性方面，有偏温的、偏寒的，但主要是偏温的。偏寒的最有代表性的是牛黄，冰片也是微寒的。总之，开窍药的药性以偏温性为主。开窍药，芳香味辛，性偏升浮，能行能散，能使闭阻的心窍打开，而且可以疏通经络。应用时需要注意中病即止，因为开窍药是治标的，一旦患者从昏厥的状态苏醒以后，就不宜继续使用，不可过用，过用了会耗伤正气，所以要中病即止。

（一）麝香

《神农本草经·麝香》：主辟恶气，杀鬼精物，温疟，蛊毒，痫痓，去三虫。《本草纲目·兽部第五十一卷·麝》：通诸窍，开经络，透肌骨，解酒毒，消瓜果食积，治中风、中气、中恶，痰厥，积聚癥瘕。《本草备要·麝香》：辛温香窜。开经络，通诸窍，透肌骨，暖水脏。治卒中诸风、诸气、诸血、诸痛，痰厥惊痫，癥瘕瘴疟，鼻窒耳聋，目翳阴冷。麝香具有开窍醒神、活血散结、止痛等功效，常用于温热病热入心包、神昏惊厥、中风痰厥、惊痫等症，为开窍醒神的要药。李时珍在《本草纲目·兽部第五十一卷·麝》中指出：盖麝香走窜，能通利诸窍之不利，开经络之壅遏。若诸风、诸气、诸血、诸痛、惊痫、癥瘕诸病，经络壅闭，孔窍不利者，安得不用为引导以开之、通之耶？非不可用也，但不可过耳。说明麝香开窍、通窍之力强，使用时要注意药物的用量不宜太大。

（二）冰片

《本草纲目·木部第三十四卷·龙脑香》：疗喉痹脑痛，鼻瘜齿痛，伤寒舌出，小儿痘陷，通诸窍，散郁火。《本草备要·冰片》：辛温。香窜善走能散，先入肺，传于心脾而透骨，通诸窍，散郁火。治惊痫痰迷。冰片可用于治疗神昏、痉厥诸证，但其开窍醒神之效不及麝香，冰片外用具有清热止痛、防腐止痒的功效，在五官、咽喉病证方面应用较广，如冰硼散以本品配伍硼砂、朱砂、玄明粉吹于患处，治咽喉肿痛及口疮。

（三）苏合香

《本草纲目·木部第三十四卷·苏合香》：苏合香气窜，能通诸窍脏腑，故其功能辟一切不正之气。《神农本草经疏·卷十二·苏合香》：苏合香，聚诸香之气而成，故其味甘气温无毒。凡香气皆能辟邪恶，况合众香之气而成一物者乎？其走窍逐邪，通神明，杀精鬼，除魇梦、温疟、蛊毒，宜然矣。《本经逢原·卷三香木部·苏合香》：能透诸窍藏，辟一切不正之气。凡痰积气厥，必先以此开导，治痰以理气为本也。凡山岚瘴湿之气，袭于经络，拘急弛缓不均者，非此不能除，但性燥气窜，阴虚多火者禁用。苏合香的功效为开窍辟秽以醒神，常用于治疗中风痰厥，猝然昏倒的寒闭之证，还可用于治疗胸腹冷痛满闷之证。

（四）石菖蒲

《神农本草经·菖蒲》：菖蒲味辛，温。主风寒，湿痹，咳逆上气。开心孔，补五脏，通九窍，明耳目，出音声。《本草纲目·草部第十九卷·菖蒲》：能治一切诸风，手足顽痹，瘫痪不遂，五劳七伤，填血补脑，坚骨髓，长精神，润五脏，裨六腑，开胃口，和血脉，益口齿，明耳目，泽皮肤，去寒热。石菖蒲擅治痰湿秽浊之邪蒙蔽清窍所致之神志昏乱，如《济生方》中记载涤痰汤，用涤痰开窍之石菖蒲配伍益气扶正之人参治疗中风痰迷心窍证。《医学心悟》之安神定志丸，用石菖蒲配伍茯苓、远志、龙骨等，以治疗湿浊蒙蔽、头晕、嗜睡、耳鸣、耳聋等症。

二、通（利）窍药

通窍，亦称利窍，分为通（启）汗窍药，药如麻黄、桂枝；温通血脉络窍药，药如桂枝、细辛、木通；通利鼻窍药，药如细辛、白芷、苍耳子；通利尿窍药，药如滑石、车前子、通草；通利矢窍药，药如大黄、瓜蒌等。

（一）麻黄

《神农本草经疏·麻黄》：轻可去实，故疗伤寒，为解肌第一。专主中风伤寒，头痛，温疟，发表出汗，去邪气者，盖以风寒湿之外邪，客于阳分皮毛之间，则腠理闭拒，荣卫气血不能行，故谓之实，此药轻清，故能去其壅实，使邪从表散也；咳逆上气者，风寒郁于手太阴也；寒热者，邪在表也；五脏邪气缓急者，五缓六急也；风胁痛者，风邪客于胁下也，斯皆卫实之病也。卫中风寒之邪既散，则上来诸证自除矣。其曰消赤黑斑毒者，若在春夏，非所宜也。破坚积聚，亦非发表所能。张元素指出：去荣中寒邪，泄卫中风热，乃确论也。多服令人虚，走散真元之气故也。麻黄以轻扬之味，而兼辛温之性，故善达肌表，走经络，开毛窍汗窍，大能表散风邪，祛除寒毒。若寒邪深入少阴、厥阴筋骨之间，非用麻黄、官桂不能逐也。但用此之法，自有微妙，则在佐使之间，或兼气药以助力，可得卫中之汗；或兼血药以助液，可得营中之汗；或兼温药以助阳，可逐阴凝之寒毒；或兼寒药以助阴，可解炎热之瘟邪；此实伤寒阴疟家第一要药，故仲景诸方，以此为首，实千古之独得者也。

（二）桂枝

《本草纲目》：麻黄遍彻皮毛，故专于发汗而寒邪散，肺主皮毛，辛走肺也。桂枝透达营卫，故能解肌而风邪去，脾主营，肺主卫，甘走脾，辛走肺也。《本草衍义补遗》：仲景治表用桂枝，非表有虚以桂补之；卫有风邪，故病自汗，以桂枝发其邪，卫和则表密汗自止，非桂枝能收汗而治之。《本草汇言》：桂枝，散风寒，逐表邪，发邪汗，止咳嗽，去肢节间风痛之药也。气味虽不离乎辛热，但体属枝条，仅可发散皮毛肌腠之间，游行臂膝肢节之处。《本经疏证》：凡药须究其体用。桂枝色赤，条理纵横，宛如经脉系络。色赤属心，纵横通脉络，故能利关节，温经通脉，此其体也。《素问·阴阳应象大论》曰：味厚则泄，气厚则发热，辛以散结，甘可补虚。故能调和腠理，下气散逆，止痛除烦，此其用也。盖其用之道有六：曰和营，曰通阳，曰利水，曰下气，曰行瘀，曰补中。其功之最大、施之最广，无如桂枝汤，则和营其首功也。桂枝辛温，可解肌和营，温通经络，通利汗窍毛窍。

（三）细辛

《神农本草经·细辛》：治咳逆，头痛脑动，百节拘挛，风湿痹痛死肌，明目，利九窍。《本草正义·卷之五·细辛》：细辛……芳香最烈，其气直升，故善开结气，宣泄郁滞，而能上达巅顶，通利耳目。又根荄盈百，极细且长，则旁达百骸，无微不至，内之宣络脉而疏通百节，外之行孔窍而直透肌肤。《本草正·山草部·细辛》：善祛阴分之寒邪，除阴经之头痛，益肝温胆利窍，逐诸风湿痹，风痫痃疟，鼻齆不闻香臭，开关通窍，散风泪目疼。细辛辛散温通，芳香透达，散风邪，化湿浊，通鼻窍，为治疗鼻鼽鼻渊之良药，还可研末吹鼻取嚏，有通关开窍醒神之功。

（四）木通

《神农本草经·通草》曰通草：味辛平，主去恶虫，除脾胃寒热，通利九窍、血脉、关节，令人不忘。《本草纲目·草部第十八卷·通草》：木通手厥阴心包络、手足太阳小肠、膀胱之药也。故上能通心清肺，治头痛，利九窍；下能泄湿热，利小便，通大肠，治遍身拘痛。《药性论·木通》：主治五淋，开关格。治人多睡，主水肿浮大，除烦热。木通具有泻火行水，通利血脉的作用，如《小儿药证直诀》导赤散即木通配伍生地黄、甘草、竹叶等用以治疗小儿心热之面赤狂躁、口糜舌疮等症状。李中梓曰：木通，功用虽多，不出宣通气血四字。《本草汇言·卷之六·木通》：利九窍，除郁热，导小肠，治淋浊，定惊痫狂越，为心与小肠要剂。所以治惊之剂多用木通，惊由心气郁故也，心郁既通，则小便自利，而惊痫狂越之病亦安亦。

（五）白芷

《药类法象》：气温，味大辛。治手阳明头痛，中风寒热，解利之药也。以四味升麻汤中加之，通行手足阳明经也。《汤液本草》：气温。味大辛。纯阳。无毒。气味俱轻，阳也。阳明经引经药。手阳明经本经药，行足阳明经，于升麻汤四味内加之。本品辛散而燥，尤以善散阳明经风湿之邪而止头额疼痛见长，且芳香上达，善通鼻窍。治疗阳明头痛，眉棱骨痛，头风痛等症，属外感风寒者，可单用，即都梁丸；或与荆芥、防风、川芎等药同用，如川芎茶调散；属于外感风热者，可配伍薄荷、菊花、蔓荆子等同用。治疗齿痛，属风冷者配伍细辛；属风火者配伍石膏、黄连。治鼻渊头痛、时流浊涕，每与苍耳子、辛夷、薄荷等同用，如苍耳子散。风寒湿痹，腰背疼痛，常与羌活、独活、威灵仙同用。

（六）苍耳子

《神农本草经》：味甘，温。主治风头寒痛，风湿周痹，四肢拘挛痛，恶肉死肌。久服益气，耳目聪明，强志，轻身。《本草纲目》：炒香浸酒服，去风补益。尤治皮肤风，令人肤革清净。善通顶门连脑，盖即苍耳也。《本草经疏》：得土之冲气，兼禀天之春气……主风寒头痛、风湿周痹、四肢拘挛、恶肉死肌、膝痛、溪毒也。祛风疗湿之药。《本草乘雅半偈》：盖耳者听之官，肾之窍，肺之司，故苍形似耳，实中两仁似肾，壳皮坚韧，丛毛刚劲，从革作金之肺象也。固入肺肾，以肾为主，肾藏志，志者肾之神也。志强窍斯开，窍开耳斯聪，耳聪声斯入。本品甘苦性温，善发汗，散风湿，上通脑顶，下行足膝，外达皮肤，治头痛目暗，齿痛鼻渊，肢挛痹痛，瘰疬疮疥，遍身瘙痒。

（七）滑石

《神农本草经》：味甘，寒，无毒。主治身热，泄澼，女子乳难，癃闭，利小便，荡胃中积聚，寒热，益精气。《名医别录》：大寒，无毒。通九窍、六府津液，去留结，止渴，令人利中。《药性论》：能疗五淋，主难产，服其末。又末与丹参密猪脂为膏，入其月，即空心酒下弹丸大，临产倍服，冷滑胎易生。除烦热，心躁偏，主石淋。《日华子本草》：治乳痈，利津液。《开宝本草》：味甘，大寒，无毒。通九窍六府津液，去留结，止渴，令人利中。《药类法象》：性沉重，能泄气且令下行，故曰滑则利窍。治前阴窍涩不利，不可用淡渗诸药同用。滑石利窍，不独小便也。上能利毛腠之窍，下能利精溺之窍。盖甘淡之味，先入于胃，渗走经络，游溢津气，上输于肺，下通膀胱。肺主皮毛，为水之上源。膀胱司津液，气化则出矣。故滑石上能发表，下利水道，为荡热燥湿之剂。

（八）车前子

《神农本草经》：味甘，寒。主治气癃，止痛，利水道小便，除湿痹。《名医别录》：味咸，无毒。主男子伤中，女子淋沥，不欲食，养肺，强阴，益精，令人有子，明目，治赤痛。《本草衍义》中陶隐居指出：其叶捣取汁服，疗泄精。大误矣！此药甘滑，利小便，走泄精气。《经》云：主小便赤，下气。有人作菜食，小便不禁，几为所误。《汤液本草》：气寒，味甘咸，无毒。车前子禀土之冲气，兼天之冬气以生，故味甘寒而无毒，性走下窍，主气癃闭，利水道，通小便，除湿痹，肝中风热，冲目赤痛。

（九）通草

《本草纲目》：通草色白而气寒，味淡而体轻，故入太阴肺经，引热下降而利小便；入阳明胃经，通气上达而下乳汁。临床上常作为通乳药而使用。通草味甘不苦，可作药膳，也可治疗产后乳汁不通。《神农本草经》曰其可“通利九窍血脉关节”，早在东汉时期，名医张仲景就用其通利之性治疗厥寒证。《伤寒论》：手足厥寒，脉细欲绝者，当归四逆汤主之。若其人内有久寒者，宜当归四逆加吴萸生姜汤。在以上二方中，均以通草通利经脉，利气血之行，调营卫之和，气血通，营卫通，手足自温，脉细欲绝自解。通草味甘淡，性微寒，取其气，用其味，可清热利湿，用于热与湿结于膀胱所致小便短赤或淋证。《本草求真》：入肺，引热下降，及利小便，通淋治肿。通草体轻气薄，若舍其气，用于味，则可淡渗利湿，用于偏渗小便不利证。《医宗必读·小便闭癃》：又或有水液只渗大肠，小便因而燥渴，宜以淡渗之品茯苓、猪苓、通草、泽泻之类。

（十）大黄

《神农本草经》：主下瘀血，血闭，寒热，破症瘕积聚，留饮宿食，荡涤肠胃，推陈致新，通利水谷，调中化食，安和五脏。《本草纲目》：下痢赤白，里急腹痛，小便淋漓，实热燥结，潮热谵语，黄疸诸火疮。《药品化义》：大黄气味重浊，直降下行，走而不守，有斩关夺门之力，故号将军。专攻心腹胀满，胸胃蓄热，积聚痰实，便结瘀血，女人经闭。大黄性苦味寒，归脾、胃、大肠、肝、心包经，能开下窍，为泻下通便之良药，凡实积便秘，每用为主药。大黄除了驱除肠道积滞外，还能祛除瘀、水、湿、痰等病理产物。大黄还有泻火作用，一则赖其苦寒之性以清泄火邪，同时通过开窍泻下，使火有下泄之途。故火邪内盛而大便秘结者，应为首选；即使无便秘者亦可应用。大黄的泻下作用的峻缓，与配伍、用量、炮制、剂型、和煎法等诸多因素有关。明张介宾曰："大黄欲速者生用，泡汤便吞；欲缓者熟用，和药煎服。气虚同以人参，名黄龙汤；血虚同以当归，名玉烛散。佐以甘草、桔梗，可缓其行；佐以芒硝、厚朴，益助其锐。用之多寡，酌人实虚"。

（十一）瓜蒌

《本草纲目》：润肺燥，降火，治咳嗽，涤痰结，利咽喉，止消渴，利大肠，消痈肿疮毒。张仲景治胸痹痛引心背，咳唾喘息，及结胸满痛，皆用栝楼实。乃取其甘寒不犯胃气，能降上焦之火，使痰气下降也。《本草思辨录》：栝楼实之长，在导痰浊下行，故结胸痹，非此不治。然能导之使行，不能逐之使去，盖其性柔，非济之以刚，则下行不力。是故小陷胸汤则有连、夏，栝楼薤白等汤则有薤、酒、桂、朴，皆伍以苦辛迅利之品，用其所长，又补其所短也。《医学衷中参西录》：能开胸间及胃口热痰，故仲景治结胸有小陷胸汤，瓜蒌与连、夏并用；治胸痹有栝楼薤白等方，瓜蒌与薤、酒、桂、朴诸药并用。若与山甲同用，善治乳痈；若与赭石同用，善止吐衄；若但用其皮，最能清肺、敛肺、宁嗽、定喘；若但用其瓤，最善滋阴、润燥、滑痰、生津；若但用其仁，其开胸降胃之力较大，且善通小便。瓜蒌，甘寒，擅降痰气，可开胸降胃，通利二便。

三、敛（固）窍药

敛窍，亦称固窍、合窍，代表药如白及、山茱萸、五味子、麻黄根等。

（一）白及

《精校本草新编·卷之四·白芨》：白芨善能收敛，同参、芪、归、芎直入胃中，将胃中之窍敛塞，窍闭则血从何来，此血之所以能止也。《滇南本草·白芨》：治痨伤肺气，补肺虚，止咳嗽，消肺痨咳血，收敛肺气。白及具有补肺止血、消肿生肌、敛疮等功效。正如李时珍所说："白芨性涩而收，得秋金之令，故能入肺止血，生肌治疮也"。

（二）山茱萸

《医学衷中参西录·第四期第二卷·山茱萸解》：山茱萸，大能收敛元气，振作精神，固涩滑脱。因得木气最厚，收涩之中兼具条畅之性，故又通利九窍，流通血脉，治肝虚自汗，肝虚胁疼腰疼，肝虚内风萌动，且敛正气而不敛邪气，与其他酸敛之药不同，是以《神农本草经》谓其逐寒湿痹也。《神农本草经·山茱萸》：味酸，平。治心下邪气，寒热温中，逐寒湿痹，去三虫。久服轻身，一名蜀枣。《本草纲目·木部第三十六卷·山茱萸》：山茱萸止小便利，秘精气，取其味酸涩以收滑也。仲景八味丸用之为君，其性味可知矣。山茱萸为平补阴阳之要药，如六味地黄丸中以山茱萸配伍熟地、山药为伍组成“三补”，用于治疗肝肾阴虚。由于其补益之中又具封藏之功，为固精止遗之要药，使用在肾气丸、地黄丸之类方剂中用于治疗肾虚遗精、滑精者；也可与沙苑子、覆盆子、桑螵蛸等联用，来治理肾虚膀胱失约之遗尿。本品还能敛汗固脱，为防止元气虚脱之要药，与人参、龙骨等同用，以治疗体虚虚脱或久病虚脱者。

（三）五味子

《神农本草经》：主益气，咳逆上气，劳伤羸度，补不足，强阴，益男子精。《本草别录》：养五脏，除热，生阴中肌。《日华子本草》：明目，暖水脏，治风，下气，消食，霍乱转筋，痃癖奔豚冷气，消水肿，反胃，心腹气胀，止渴，除烦热，解酒毒，壮筋骨。李杲：“生津止渴。治泻痢，补元气不足，收耗散之气，瞳子散大”。《本草通玄》：固精，敛汗。五味子性酸，酸可收涩可固敛官窍，可敛肺，滋肾，生津，收汗，涩精。治肺虚喘咳，口干作渴，自汗，盗汗，劳伤羸瘦，梦遗滑精，久泻久痢。

（四）麻黄根

《本草纲目》：甘，平，无毒。《本草正》：味甘微苦、微涩，乎。功能主治体虚自汗、盗汗。《本草经集注》：止汗，夏月杂粉用之。《滇南本草》：止汗，实表气，固虚，消肺气、梅核气。《四川中药志》：敛汗固表。治阳虚自汗，阴虚盗汗。本品味甘性平，归经归心、肺经，功能主治止汗，常用于自汗、盗汗。

四、填（实）窍药

填窍，亦称实窍，代表药如骨碎补，以下内容将对骨碎补进行介绍。

《精校本草新编·卷之三·骨碎补》：入骨，用之以补接伤碎最神……同失血药用之，可以填窍，不止祛风接骨独有奇功也。《本草纲目·草部第二十卷·骨碎补》：足少阴药也。故能入骨，治牙，及久泄痢。骨碎补具有补肾、活血、止血、续伤的功效，因此与失血药同用可以填窍以止血，本品还具有补肾之功，因此可用于肾虚耳鸣、耳聋、牙痛、久泻等症。

五、荣（养）窍药

荣养官窍的药物有很多，常见于《中药学》教材分类中的补益药。补益药分为四类，分别为补气药、补阳药、补血药、补阴药。

（1）补气药：性味多甘温或甘平，能补益脏腑之气。代表药有人参、党参、太子参、西洋参、黄芪、白术、山药、白扁豆、甘草、大枣等。

（2）补阳药：性味多甘温、咸温或辛热，能温补人体阳气。代表药有巴戟天、淫羊藿、肉苁蓉、杜仲、仙茅、锁阳、补骨脂、菟丝子、益智仁、沙苑子等。

（3）补血药：性味多甘温或甘平，质地滋润，能补肝养心或益脾。代表药有当归、熟地黄、白芍、阿胶、龙眼肉等。

（4）补阴药：性味多甘寒，或偏凉，质润，能补阴、滋液、润燥。代表药有沙参、麦冬、百合、石斛、玉竹、黄精、枸杞子、女贞子、黑芝麻等。

补益药要荣养官窍，有2个要点：一是要脏腑精气充盈，一是要经络通畅。换句话说，就是说补益药物是通过荣养脏腑来实现荣养官窍的。只有在脏腑精气充盈，脾升胃降，肝能疏泄，肺可宣肃，且经络通畅的情况下，补虚药物才能达窍养窍。同时，在治疗官窍病时，补虚药往往还需要理气药、活血通络药、通利官窍的药方能发挥其荣养官窍的作用。在使用补益药物治疗时，要防止不当补而误补，应避免当补而补之不当，祛邪而不伤正，补虚而不留邪。应注意补而兼行，使补而不滞。补虚药常用作汤剂，一般宜适当久煎，使药味尽出。

第二节　常用窍方

常用窍方包括通窍方，方如通窍活血汤、安宫牛黄丸、苏合香丸、涤痰汤、定痫丸等；敛（固）窍方如敛汗汤、和肺饮子等；填（实、固）窍方如侯氏黑散、风引汤、填窍止氛汤等。下面就诸窍方简介如下。

一、通窍方

（一）通窍活血汤

1. 组成

赤芍一钱，川芎一钱，桃仁三钱，红花三钱，老葱三根（切碎），鲜姜三钱，红枣七个（去核），麝香五厘（绢包），黄酒半斤。

2. 功效

活血化瘀，通窍活络。

3. 方解

本方出自《医林改错》。《医林改错·通窍活血汤所治症目》：立通窍活血汤，治头面四肢、周身血管血瘀之症。方中用麝香为君，芳香走窜，通行十二经，开通诸窍，和血通络；桃仁、红花、赤芍、川芎为臣，活血消瘀，推陈致新；鲜姜、红枣为佐，调和营卫，通利血脉；老葱为使，通阳入络。诸药合用，共奏活血通窍之功。

4. 应用

本方用于瘀阻头面的头痛昏晕，或耳聋年久，或头发脱落，面色青紫，或酒渣鼻，或白癜风，以及妇女干血痨、小儿疳积见肌肉消瘦，腹大青筋、潮热，舌暗红，或有瘀斑、瘀点。

（二）安宫牛黄丸

1. 组成

牛黄、郁金、水牛角、黄连、黄芩、栀子、朱砂、雄黄各一两（30 g），梅片、麝香各二钱五分（7.5 g），珍珠五钱（15 g），金箔衣（为极细末，练老蜜为丸，金箔为衣，护蜡）。

2. 功效

清热解毒，镇惊开窍。

3. 方解

本方出自《温病条辨》。方中以牛黄清心解毒，豁痰开窍，麝香开窍醒神，共为君药；水牛角清心凉血解毒，黄连、黄芩、栀子清热泻火解毒，冰片、郁金芳香辟秽，共为臣药；佐以朱砂、珍珠镇心安神，雄黄助牛黄以豁痰解毒，蜂蜜和胃调中，是谓使药。用金箔为衣，取其重镇安神之效。

4. 应用

本方具有清热开窍，豁痰解毒之功效，常用于治疗温热之邪内陷心包或痰热壅闭心窍所致的高热烦躁、神昏谵语等症。也可用于中风昏迷、小儿惊厥属邪热内闭者。

（三）苏合香丸

1. 组成

白术、青木香、乌犀屑、香附子、朱砂、诃黎勒、白檀香、安息香、沉香、麝香、丁香、荜茇各二两（60 g），龙脑、苏合香、乳香各一两（30 g）。

2. 功效

芳香开窍，行气止痛。

3. 方解

本方出自《太平惠民合剂局方》。方中用苏合香、麝香、冰片、安息香等芳香开窍药物为君，配伍青木香、白檀香、沉香、乳香、丁香、香附为臣，以行气解郁，散寒化浊，并能解除脏腑气血之郁滞。佐以荜茇，配合上述10种香药，增强散寒、止痛、开郁的作用，并取水牛角解毒，朱砂镇心安神，白术补气健脾，燥湿化浊，煨诃子收涩敛气，是治疗寒闭证的代表方剂。

4. 应用

常用于治疗因寒邪或痰浊，气郁闭阻，蒙蔽神明所致的寒闭证，还可用于治疗心腹疼痛属于气滞的病症。

（四）涤痰汤

1. 组成

半夏、胆星各二钱二分（8 g），橘红、枳实、茯苓各二钱（6 g），人参、菖蒲各一钱（3 g），竹茹七分（2 g），甘草五分（2 g），加姜枣，水煎服。

2. 功效

涤痰开窍。

3. 方解

本方出自《奇效良方》。方中橘红、半夏理气燥湿化痰，为君药；菖蒲化湿开窍，竹茹、胆星清热化痰，为臣药；佐以人参、茯苓补益心脾，枳实破气除痞；使以甘温之甘草，调和诸药。

4. 应用

常用于中风痰迷心窍之舌强语涩等症。

（五）定痫丸

1. 组成

明天麻、川贝母、半夏、茯苓、茯神各一两（30 g），胆南星、石菖蒲、全蝎、甘草、僵蚕、真琥珀各五钱（15 g），陈皮、远志各七钱（20 g），丹参、麦冬各二两（60 g），辰砂三钱（9 g）。

2. 功效

涤痰息风，开窍安神。

3. 用法

用竹沥一小碗，姜汁一杯，再用甘草四两熬膏，和药为丸，如弹子大，辰砂为衣，每服一丸。

4. 方解

本方出自《医学心悟》。方中竹沥善能清热化痰，镇惊利窍，配姜汁，用其温开以助化痰利窍；胆星清火化痰，镇惊定痫；半夏、陈皮、贝母、茯苓、麦冬祛痰降逆，兼防伤阴；丹参、菖蒲开瘀利窍；全蝎、僵蚕息风止痉，天麻化痰息风，辰砂、琥珀、远志、灯草、茯神镇惊宁神，以助解痉定痫之功，甘草调和诸药，共奏豁痰宣窍，息风定痛之效。

5. 应用

本方常用于痰热内扰导致的痫病，症见忽然发作的眩仆倒地，甚则瘛瘲抽搐，口眼㖞斜，痰涎直流等，亦可用于癫狂。

二、敛（固）窍方

（一）敛汗汤

1. 方药

黄芪 30 g，麦冬 15 g，北五味 6 g，桑叶 14 片。

2. 功效

益气固表，敛阴止汗。

3. 方解

本方出自《辨证录》。方中黄芪益气固表止汗，用量独重，为主药；麦冬养阴生津，以补阴津之不足，为辅药；五味子收敛气阴，生津止汗，用量较轻，与黄芪、麦冬相配，重在补气养阴，为佐药；桑叶疏散外风，与黄芪、五味子相配，补气而不存邪，敛汗而不留寇，散中寓补，为使药。四药和用，共奏补气养阴，敛阴止汗之功。

4. 应用

本方以神疲乏力、口下少津，脉细弱为辨证要点。用于治疗大病之后患者气虚不固，遍体出汗淋漓的病证。

（二）和肺饮子

1. 组成

阿胶（炒珠）一钱，人参五分，麦冬（去心）一钱，山药一钱，贝母八分，白茯苓一钱，百合一钱，杏仁（去皮尖）八分，甘草（炙）八分。

2. 功效

敛窍益肺，渗湿止痰。

3. 方解

本方出自《红炉点雪》。《红炉点雪·卷二·痰火诸方补遗》：方中用阿胶敛窍以益肺；去血过多，用人参补阳以生阴；脾不统血，故用山药益脾以补肾；嗽而多痰，故用贝母清肺以消痰；茯苓所以渗湿，治痰之本；杏仁所以润燥，散肺之邪；而甘草所以泻火益脾以和中也。

4. 应用

本方常用于治诸血后咳嗽多痰。

三、填（实、荣）窍方

（一）侯氏黑散

1. 组成

菊花四十分，白术十分，细辛三分，茯苓三分，牡蛎三分，桔梗八分，防风十分，人参三分，矾石三分，黄芩五分，当归三分，干姜三分，川芎三分，桂枝三分。

2. 功效

祛风化痰，益气和营。

3. 方解

本方出自《金匮要略》。方中防风、菊花、桂枝、细辛祛风散邪；白术、茯苓、人参、干姜补脾益气；矾石、桔梗化痰降逆；当归、川芎活血养血；黄芩、牡蛎清热敛阴。诸药合用，共奏祛风化痰，益气和营之功。

4. 应用

《金匮要略·中风历节病脉证并治第五》：侯氏黑散：治大风四肢烦重，心中恶寒不足者。《外台秘要》治风癫。临床常用于治疗中风病症，喻嘉言曰："方中矾石以固涩诸药，使积而不散，以渐填其空窍"，即体现了填窍以祛风之义。

（二）风引汤

1. 组成

大黄、龙骨、干姜各四两，桂枝三两，甘草、牡蛎各二两，寒水石、滑石、赤石脂、白石脂、紫石英、石膏各六两。

2. 功效

清热息风，镇惊安神。

3. 方解

本方出自《金匮要略》。方中大黄泄热通腑，滑石、石膏、寒水石清热泻火，赤石脂、白石脂、紫石英、龙骨、牡蛎潜镇安神，干姜、桂枝、甘草温阳扶正，兼有反佐凉药之功。诸药合用，共奏清热、祛风、安神之功。

4. 应用

《医门法律·中风论》：风引汤治大人风引，少小惊痫瘛疭，日数十发，医所不疗，即本方可治疗因火热生风、五脏亢盛所致的大人中风牵引，小儿惊痫瘛疭的病症，体现了非退火则风必不熄，非填窍则风不复生的治疗思想。

（三）填窍止氛汤

1. 组成

麦冬一两，熟地二两，菖蒲一钱。

2. 功效

填窍息火，止血。

3. 方解

本方出自《辨证录》。《实用中医三味药方·出血证》：方中用熟地以填补肾经之水，麦冬以息心包之焰，二经之火息，而耳窍不闭，则有孔可钻，虽暂止血，未必不仍然越出也。故用菖蒲引二味直透于耳中，又引耳中之火，而仍返于心包，火归而耳之窍闭矣。

4. 应用

本方常用于治疗心肾二经火热亢盛，导致耳中出血，涓涓不绝者。

第三节　常用方药临床应用经验

糖尿病窍病是指糖尿病患者由于气血津液运化输布异常导致机体诸官窍发生病变，影响官窍功能而出现的一组并发症，包括糖尿病目窍病、耳窍病、心窍病、前阴尿窍病、脑窍病、毛窍病等。窍病当治窍，在治疗原发病的同时，加用或配合使用窍方、窍药，可取得较好的临床疗效。

一、糖尿病目窍病

本学术流派在治疗糖尿病目窍病时，常选用芎辛汤、广大重明汤、选奇汤、神效明目汤、神效黄芪汤、蔓荆子汤和《东垣试效方》中的益气聪明汤。诸方所用药物主要有黄芪、人参、防风、白芷、细辛、蔓荆子、黄柏、白芍。方药中既有养窍荣窍药物，如人参、黄芪、白芍，又有通利目窍药物，如蔓荆子、白芷、细辛，治本不忘治窍。本方服药方法主要以清晨空腹、体气平和、天气正常时服用，若出现天气变化、身体不适时则暂停服用。目窍位于诸阳之会的头部，清阳入有明视功能，同气相求，以升散药上升外达，而达病所上清阳以明目。

本学派常用益气聪明汤加减，主张在健脾益气的基础上加以蔓荆子、羌活、防风等轻清升阳之品。自拟平消益气聪明汤，组成如下：黄芪 30 g，人参 20 g，茯苓 20 g，枸杞子 15 g，白芍药 15 g，熟地 20 g，川芎 15 g，黄柏 6 g，升麻 10 g，葛根 20 g，蔓荆子 10 g，防风 10 g，羌活 10 g，甘草 9 g。

本方可令目广大。久服无内外障及耳鸣耳聋之患，又可令精神过倍、元气自益、身轻体健、耳目聪明。方中黄芪、人参、茯苓、炙甘草补中益气，升麻、葛根升发清阳，蔓荆子、防风、羌活清利头目，枸杞子、白芍、熟地、川芎敛阴和血活血，黄柏补肾生水，服之可使中气得到补益，从而清阳上升，肝肾受益、耳聋目障诸症获愈，令人耳聪目明，故名“平消益气聪明汤”。在实际的临床运用中除了以“益气聪明汤”为主方外，通常还可加用牛膝、地黄、枸杞子、当归等，即可通过补阴以补阳，阴阳气血平衡，又可防益气升阳的燥热，又兼顾目为肝之窍的理论。

二、糖尿病耳窍病

本学术流派在治疗糖尿病耳窍病时，确立了补肾填精，豁痰祛瘀，养窍开窍法的组方依据，可选用六味地黄汤、杞菊地黄汤、益气聪明汤等加减。

本学派自拟补肾祛瘀助聪方，组成如下：黄芪 30 g，党参 15 g，黄精 15 g，山药 30 g，枸杞子 15 g，山茱萸 12 g，法半夏 12 g，陈皮 10 g，当归 20 g，丹参 30 g。三七粉 3 g，银杏叶 15 g，柴胡 10 g，川芎 12 g，香附 9 g。

方中针对病机之本采用补肾益气养阴的黄芪、党参、黄精、山药、枸杞子、山茱萸等；针对痰瘀阻络，采用法半夏、陈皮、当归、丹参、三七、银杏叶等祛痰化瘀之品，再合用通气散（柴胡、川芎、香附），同时配合通络开窍之品诸如荆芥、白芷、细辛、川芎、苍耳子等。纵观方中诸药，处处顾护虚、痰、瘀三大病理要素，相互配伍使活血化瘀、祛痰散结药虽走窜消散而不耗气伤阴，益气养阴滋润滞腻而不留寇碍邪，阴阳动静，走泄滞补，相反相成。糖尿病性耳聋应关注原发病，治疗应严格控制饮食，严格控制血糖，减少和消除胰岛素抵抗，并嘱患者心情愉快，避免过劳和刺激，可收良效。

三、糖尿病肾窍病

本学术流派在治疗糖尿病肾窍病变并发尿窍病变、失窍病变，小大不利时，谨守病机，各司其属，有者求之，无者求之，盛者责之，虚者责之。根据其病机特点，宜标本兼顾，整体调节，重点突出，而兼顾全面，亦即在健脾益肾的基础上，重在化痰利湿、散瘀泻浊，突出开窍法，小大不利治其标（治前后二阴之窍），攻逐实邪，常可取得良好的临床效果。针对脾肾亏虚、瘀血阻络的病机，制定了健脾益肾，活血通络，利窍消肿，通利肠腑以降浊的治法，可选用地黄汤系列方剂，如金匮肾气丸、济生肾气汤、真武汤等加减。

本学派自拟了参芪地黄汤加味，组方如下：黄芪 60 g，党参 20 g，怀山药 15 g，生地黄 15 g，山茱萸 12 g，枸杞子 15 g，牡丹皮 12 g，泽泻 12 g，茯苓 15 g，金樱子 15 g，芡实 15 g，鬼箭羽 18 g，熟大黄 9 g，蒲公英 30 g，生甘草 9 g。

诸药组合，共奏健脾益肾、活血通络之功。本方是以健脾益肾补虚扶正为主，活血化瘀、通腑泄热祛邪为辅，扶正祛邪，攻补兼施，取效满意。

四、糖尿病心窍病

本学术流派在治疗糖尿病心窍病时，确立了健脾养心，活血化瘀，理气开窍的组方依据，常选用生脉饮、参芪地黄汤、血府逐瘀汤、瓜蒌薤白半夏汤、枳实薤白桂枝汤等加减。

结合官窍病理论研究，治窍可使脏有所补，邪有出路，所以治疗本病时，常常需要加用芳香开窍药物，或通利尿窍、矢窍药物，自拟降糖宁心饮，组方如下：人参 10 g，黄芪 50 g，黄精 15 g，山药 30 g，山茱萸 12 g，麦冬 20 g，五味子 9 g，黄连 9 g，葛根 30 g，丹参 30 g，川芎 12 g，菖蒲 15 g，瓜蒌 20 g，桂枝 15 g。

其中既有荣窍养窍药物人参、黄芪，又有开窍药如菖蒲，另有敛窍药如山茱萸、五味子，温通络脉毛窍药如桂枝，通利矢窍如瓜蒌。

五、糖尿病毛窍汗窍病

本学术流派在治疗糖尿病毛窍汗窍病时，确立了健脾补肾，活血化瘀，通络开窍的组方依据，常选用黄芪桂枝五物汤、当归四逆汤、血府逐瘀汤等加减。在治疗糖尿病泌汗异常时，确立了健脾益气、固表止汗的组方依据，常选用玉屏风散、桂枝加黄芪汤、当归六黄汤等。在治疗糖尿病胃肠神经功能紊乱，针对出现便秘或腹泻，常选用承气汤类、火麻仁丸、补中益气汤，或参苓白术散、归脾汤、理中汤、四神丸等。以上糖尿病诸并发症在治疗时，结合官窍病理论研究，均当注意治窍调窍。治窍调窍，可使脏有所补，邪有出路，所以治疗本病时，常常需要加用芳香开窍药物，或通利络脉毛窍、汗窍、尿窍、矢窍的药物。

总之，糖尿病窍病的治疗，基于原发病的治疗，但当关注于治窍。要着眼于窍不囿于窍，可用开窍法、通窍法、敛窍法、填窍法、荣窍法，亦可用治络法以治窍，或者采用整体调窍法，上病下取、下病上取。总之，在治疗糖尿病窍病时，可以依据窍病类型，除中药辨证治疗外，亦可选取外治法、单药疗法、针刺疗法或方剂疗法等相对应的措施，可取得较好的临床疗效。

第四节　常用药对临床应用经验

本学术流派治疗糖尿病及其并发症时，不止擅用窍方窍药，也擅长使用药对。药对是中医临床常用的相对固定的 2 味药的配伍组合，是中药配伍应用中的基本形式，可分为药对配伍、药对成方和药对组拆三方面内容。中药药对由 2 种药物组成，是一种中药的特殊配伍方法，这种方法虽来源于药性“七情”，但又有所发展。中药药对不同于单味中药，但又是中药学学术的升华；中药之药对不同于方剂学，但又是方剂学的基础，是若干方剂的母方；中药之药对不同于治法学，但有些治法学的内容，由此启悟而得。中医医师若掌握这些内容，无疑能提高自己的学术水平，提高临床疗效。下面总结了本学术流派治疗糖尿病及其并发症的常用药对和使用经验，供大家参考。

一、擅用黄芪，并组成众多药对

黄芪味甘，性微温，归脾、肺二经，有补脾益气、补肺固表、益气升阳、利尿消肿、托疮排脓等功效。能补脾肺之气，誉为为补气要药；又可走表，善治卫外气虚所致之表虚自汗等证，故又被誉为表虚要药；且有托里排脓以生肌之功效，故又有疮科圣药之名。《本草纲目》记载“耆者，长也……为补药之长，故名。”生黄芪长于固表止汗、托毒生肌、利水消肿；炙黄芪可能强补中益气之功效，多用于脾肺气虚及中气下陷之症。现代药理研究证实黄芪具有对免疫抑制的对抗调节作用、促进机体代谢、抗肿瘤以及抗衰老作用等。所以，在临床中笔者常用于治疗免疫抑制、代谢紊乱、老年病及恶性肿瘤等属虚损性疾病。一般常用剂量为 30 g，大剂量时用至 90 g，甚至 120 g。因黄芪补气升阳，易于助火，又能止汗，故凡表实邪盛、气滞湿阻、食积内停、阴虚阳亢、痈疽初起或溃后热毒尚盛等证，均不宜用。

（一）黄芪与山药

山药味甘性平，归脾、肺、肾经，有益气养阴、补脾肺肾之功效。其特点是既能补气又能养阴，补而不滞，养阴不腻，为培补中气最和平之品。因归脾、肺、肾三经，故常用于脾虚之便溏、泄泻；肺虚久咳虚喘；肾虚遗精、尿频、妇女白带过多，以及属气阴双亏之消渴。现代药理研究，山药具有降低血糖、促进免疫、耐缺氧和抗衰老的作用。常用剂量一般 15 ～ 30 g，大剂量可用至 60 ～ 120 g。补益宜生用，健脾止泻宜炒用。因山药能养阴助湿，故湿盛中满或有积滞者忌服。黄芪与山药伍用具体如下。

1. 用于治疗糖尿病

取黄芪补中益气、升举阳气之功，与山药补益气阴、固肾益精之功相配合，共奏益气生津、健脾补肾、涩精止遗之效。

2. 用于治疗糖尿病肾病

取二药健脾益肾、涩精缩尿之功，用于糖尿病早期肾病属脾肾亏虚，证见倦怠乏力、腰膝酸软、气短懒言、面色苍白或晨起面浮、尿液浑浊有泡沫或检测出微量尿清蛋白、舌体胖大、边有齿印、苔白、脉象沉细者。

（二）黄芪与鬼箭羽

鬼箭羽味苦、辛，性寒，归肝经，功效为破血通经、除痹止痛、解毒杀虫。主治癥瘕结聚、心腹疼痛、痛经、经闭、瘀血崩漏、产后瘀滞腹痛、恶露不止、历节痹痛、跌打损伤、虫积腹痛、疮肿风疹、毒蛇咬伤等症，现代药理研究，鬼箭羽具有降血糖、降血脂、增加冠状动脉血流量和抗肿瘤作用，体质虚寒、气虚崩漏以及孕妇忌用。煎服一般常用剂量 5 ～ 9 g，最大剂量用至 20 g。

黄芪与鬼箭羽配伍主要用于治疗糖尿病早期肾病：取黄芪健脾益气之功，用鬼箭羽破陈血、通癥结之效，二药合用，共奏益气、活血、通络之功效，且二药又均有降低血糖水平的作用，故用于治疗糖尿病早期肾脏病变对消除尿清蛋白和临床症状具有理想疗效。因糖尿病肾病为糖尿病慢性微血管病变，而中医认为乃“微小癥瘕”病理变化，治疗必用活血通络之法方能奏效。

（三）黄芪与玉米须

玉米须味甘、淡，性平，功效为利尿消肿、清肝利胆。主治水肿、小便淋沥、黄疸、胆囊炎、胆结石、原发性高血压、糖尿病、乳汁不通等症，现代药理研究，玉米须具有利尿、降压、降糖、利胆等作用。临床内服用量 15 ～ 30 g，大剂量可用至 60 ～ 90 g。黄芪与玉米须配伍具体如下。

1. 用于治疗糖尿病

取黄芪补中益气之功，与玉米须配伍应用有降低血糖水平的作用。

2. 用于治疗糖尿病早期肾病

取黄芪健脾益气之功，用玉米须利尿消肿之效，对糖尿病肾脏病变之缓解高血压、消除水肿和尿清蛋白疗效满意。

（四）黄芪与当归

当归味温，性甘、辛，归肝、心、脾经，功效为补血、活血、调经止痛、润肠通便。主治血虚、血瘀诸症，如眩晕头痛、心悸肢麻、月经不调、闭经、痛经、崩漏、癥瘕结聚、虚寒腹痛、痿痹、赤痢后重、肠燥便难、跌打肿痛、痈疽疮疡等症。当归既能补血又能活血，主治一切血证，尤为妇科良药，且辛香善走，又有血中气药之称。现代药理研究，当归具有兴奋和抑制子宫平滑肌的双重作用，抗氧化和清除自由基作用，平衡和抑制血小板聚集，能扩张外周血管、降低血管阻力、加速血流量，具有抗免疫、抗菌、抗炎、抗肿瘤等作用。一般用量 9 ～ 12 g，大剂量可用至 15 ～ 30 g。热盛出血者禁用，湿盛中满及大便溏泄者慎服。

黄芪配伍当归主要用于治疗血虚证（当归补血汤之意），以及气血亏虚所见之倦怠乏力、心悸气短、声怯懒言、面色苍白、四肢不温等症，取黄芪补中益气、升举阳气之功，以补生血之源，与当归补血和营之力相伍，以使阴生阳长，气旺血生。

（五）黄芪与淫羊藿

淫羊藿味辛、甘，性温，归肝、肾经，功效为壮肾阳、坚筋骨、祛风湿。主治阳痿、遗精早泄、精冷不育、尿频失禁、肾虚喘咳、腰膝酸软、筋骨挛急、风湿痹痛、半身不遂、四肢不仁等症。现代药理研究，淫羊藿具有能促进精液分泌，有提高肾虚患者 T 细胞数量、淋巴细胞转化率、抗体、抗原及网状内皮系统功能，扩张外周血管，改善微循环，降低心肌耗氧量，降低血黏度，抑制血小板聚集，延缓衰老等作用，用量为 10 ～ 15 g，阴虚火旺者不宜服用。黄芪配伍淫羊藿具体如下。

1. 用于治疗属脾肾阳虚之糖尿病早期肾病

取黄芪重在健脾益气，淫羊藿补肾为主，二者相伍不但起到脾肾同补，且有肾上腺皮质激素样作用，有助于肾功能的恢复。

2. 用于治疗桥本病

尤其是桥本氏甲状腺功能减退症证属脾肾阳虚者，二者配伍达到脾肾双补，提高机体免疫力，能有效改善抗甲状腺球蛋白抗体和甲状腺过氧化物酶体抗体滴度。黄芪可大剂量应用，一般用至 60 ～ 90 g，甚至 120 g，淫羊藿可用至 15 ～ 30 g。

（六）黄芪与益母草

益母草味辛、微苦，性微寒，归肝、肾、心经，功效为活血调经、祛瘀止痛、利尿消肿、清热解毒。益母草辛开苦泄，能活血祛瘀以通经，为妇科经产要药。主治月经不调、痛经、经闭、胎漏难产、胞衣不下、产后血晕、瘀血腹痛、跌打损伤、肾病水肿、小便不利、尿血、痈肿疮疡等症。现代药理研究，益母草具有兴奋子宫的作用，降低红细胞聚集、抗血小板聚集、抗血栓形成、阻止血液凝固、增加冠脉流量、改善微循环、减慢心率，以及改善急性肾功能衰竭等作用。用量为内服 10 ～ 30 g，外用适量。阴虚血少、月经过多、寒滑泻利者禁用。

黄芪配伍益母草主要用于慢性肾炎、肾病综合征、糖尿病早期肾病等，证属气虚血瘀水停者。取黄芪健脾益气，益母草活血利水，共奏益气活血行水之功，但有服用益母草过敏引起急性肾功能衰竭的报道。故益母草应用时应慎重，笔者一般短时应用，尽量避免长期应用。

（七）黄芪与水蛭

水蛭味咸、苦，性平，有小毒，归肝经，功效为破血逐瘀、通经消癥。主治血瘀经闭、癥瘕痞块、跌打瘀痛、痈肿疮毒等症。现代药理研究，水蛭具有抗凝、抗血栓、降低血黏度、抑制血小板聚集、扩张血管（尤其是扩张毛细血管）、缓解小动脉痉挛、降低血脂、增加脑血流量、改善脑缺氧、缓解肾病综合征临床表现、减少尿清蛋白、提高血浆清蛋白、抗感染等作用。用量：煎汤1.5～3.0 g；研末服，每次0.5～1.5 g（大剂量3 g）；外用适量。体弱血虚、孕妇、妇女月经期及有出血倾向者禁服。

黄芪配伍水蛭主要用于治疗糖尿病早期肾病：取黄芪重在健脾益气，水蛭逐瘀消癥，二药合用，共奏健脾益气、逐瘀消癥之功，重用黄芪60～90 g，水蛭研末冲服，每次3 g，每天2次。对治疗肾病高黏滞血症，减少尿清蛋白，减轻肾脏组织的损伤具有积极作用。

（八）黄芪与天花粉、黄连

天花粉味甘、微苦、酸，性微寒，归肺、胃经，功效为清热生津、润肺化痰、散瘀消肿。主治热病口渴、消渴引饮、肺热燥咳、胁痛、咽痛、乳少、乳痈及疮疡肿毒等症。现代药理研究，天花粉具有降血糖、抗癌、抗艾滋病毒、催产、抗早孕，以及免疫刺激和免疫抑制的双重作用。常用剂量9～15 g，大剂量可用至30 g。寒痰及亡阳作渴者慎服，脾胃虚寒、大便溏泄者禁服。反乌头，少数人可出现变态反应。

黄连味苦，性寒，归心、胃、肝经，功效为清热泻火、燥湿、解毒。主治热病火热炽盛，高热烦躁，神昏谵语；心火亢盛，胸膈热闷，心烦失眠，口舌生疮；

血热妄行，吐血，衄血；肝火目赤肿痛；胃热呕吐，消渴，牙龈肿痛；肠胃湿热，脘腹痞满，泄泻，痢疾；热毒疮疡，聤耳，湿疹，烫伤等症。现代药理研究，黄连具有抗菌、抗病毒、抗病原虫、抗感染、抗心律失常、降血糖、降压、利胆、保护胃黏膜、抑制胃溃疡、抗肿瘤等作用。用量为煎汤 1.5 ～ 3.0 g；研末，每次 0.3 ～ 0.6 g；外用适量。胃虚呕吐、恶心、脾虚泄泻、五更肾泄者均慎服。

黄芪与天花粉、黄连配伍，取黄芪健脾益气，天花粉清热生津，黄连清热解毒，三药共奏益气养阴清热之功，且三药均有降低血糖的作用，故用于 2 型糖尿病证属燥热津伤、气阴两虚者有满意疗效，既可改善临床症状，又能降低血糖。

（九）黄芪与生地黄

生地黄味甘、苦，性微寒，归心、肝、肾经。功能滋阴清热，凉血补血。质润降泄。主治热病烦渴，阴虚发热，骨蒸劳热，内热消渴，肠燥便秘，温病发斑，血热吐血、衄血、崩漏、尿血、便血，血虚眩晕，心悸，经闭，萎黄等症。现代药理研究，生地黄具有止血、补血提高免疫力、抗炎、抗肿瘤和催眠等作用。用量 10 ～ 15 g，大剂量可用至 30 g。脾虚泄泻、胃寒食少、胸膈有痰者慎服。

黄芪配伍生地黄，用于治疗糖尿病脾肾气阴两虚证，取黄芪健脾益气，生地黄滋阴清热，两药配合，共奏脾肾双补、益气生津之功，对 2 型糖尿病属脾肾气阴两虚证，血糖不降者疗效颇佳。此对药为学习治消名医祝谌予经验。

二、葛根与佩兰

葛根味甘、辛，性平，归脾、胃经，功效为解肌退热、发表透疹、生津止渴、升阳止泻，具有轻缓气和、升散微降之特点。主治外感发热、头项痛强、麻疹透发不畅、温病口渴、消渴、泄泻、痢疾、酒毒、胸痹心痛等症。现代药理研究，葛根具有解热抗感染、扩张冠状动脉、降低心肌耗氧量、抗血小板黏附、聚集及血栓形成、抗肿瘤、降血糖、抗氧化等作用。用量为汤剂 10 ～ 20 g，大量可用至 30 g；外用适量。

佩兰味辛、甘，性平，归脾、胃经，功效为解暑化湿、辟秽和中、醒脾止泻。主治外感暑湿、寒热头痛、湿浊内蕴、脘痞呕恶、口中甜腻、脾瘅消渴等症。现代药理研究，佩兰具有促进消化、抗感染、抗病原微生物、抗癌等作用。用量为6～10 g，鲜品可用至15～30 g。阴虚血燥、气虚腹胀者慎用。

葛根与佩兰配伍主要用于治疗糖尿病属脾虚湿困之证，证见口渴、口中粘腻、肢体沉重、脘痞呕恶、纳呆、舌体胖大、边有齿印、舌苔厚腻、脉濡或沉细等。取葛根生津止渴、升散之功，佩兰醒脾、化湿、和中之效，共奏化湿和中、生津止渴之功效。

三、半夏与黄连

半夏味辛、苦，性温，归脾、胃、肺经，功效为燥湿化痰、降逆止呕、散结消肿。主治咳喘痰多、头痛眩晕、夜卧不安、呕吐反胃、胸脘痞满、瘿瘤痰核、梅核喉痹、疟疾、痈疽肿毒、遗精、带下等症。现代药理研究，半夏具有镇咳、催眠、降压、降脂、抗肿瘤等作用。用量为3～9 g。阴虚燥咳、津伤口渴、出血症及燥痰者禁服。

半夏使用不当可引起中毒，表现为咽喉痒痛麻木、声音嘶哑、言语不清、流涎、味觉消失、恶心呕吐、胸闷、腹痛腹泻，严重者可出现喉头痉挛、呼吸困难、四肢麻木、血压下降、肝肾功能损害等，最后可因呼吸中枢麻痹而死亡。

黄连味苦、性寒，归心、胃、肝、大肠经，功效为清热泻火、燥湿、解毒。主治热病火热炽盛，高热烦躁，神昏谵语；心火亢盛，胸膈热闷，心烦失眠，口舌生疮；血热妄行，吐血，衄血；肝火目赤肿痛；胃热呕吐，消渴，牙龈肿痛；肠胃湿热，脘腹痞满，泄泻，痢疾；热毒疮疡，聤耳，湿疹，烫伤等症。现代药理研究，黄连具有抗菌、抗真菌、抗病毒抗病原虫、抗感染、抗肿瘤、降糖、增强心肌收缩、保护心肌、抗心律失常、扩张血管、降压、利胆、抑制胃液分泌、保护胃黏膜、健胃、抗凝血、抑制血小板聚集、抑制组织代谢、降低组织耗氧量等作用。用量为1.5～3.0 g，大剂量可用至9 g以上。治疗热病高热、湿热蕴蒸、热毒炽盛诸证宜生用；治肝火上炎、目赤肿痛、头痛宜酒伴炒用；治胃热呕吐宜姜汁拌炒用；治肝火犯胃、脘痛吞酸宜吴茱萸煎汤拌炒用。胃虚呕恶，脾虚泄泻，五更肾泻者，均慎服。

半夏配黄连主要用于糖尿病性胃肠病变，证属寒热错杂型。取半夏降逆宽中、和胃止呕之功，用黄连能清热燥湿、苦降和胃之力，二药相伍共奏辛开苦降，疏理气机，调和胃肠，寒温并用，相辅相成之功效。

四、荷叶与生山楂

荷叶味苦、辛、微涩，性凉，归心、肝、脾经，功效为清暑利湿、健脾升阳、散瘀止血。主治暑热烦渴、头痛眩晕、水肿、食少腹胀、泻痢、白带、脱肛、吐血、衄血、咯血、便血、崩漏、产后恶露不净、损伤瘀血等症。现代药理研究，荷叶具有降脂、清除自由基能力等作用。用量为 6 ～ 10 g，鲜品可用至 15 ～ 30 g。体瘦气血虚弱者慎用。

山楂味酸、甘，性微温，归脾、胃、肝经，功效为消食积止泻利行瘀滞。主治肉食积滞、脘腹胀痛、泄泻痢疾、产后瘀滞腹痛、恶露不尽、痰瘀胸痹、眩晕、寒湿腰痛、疝气、睾丸肿痛等症。现代药理研究，山楂具有强心、增加冠脉血流量、降低心肌耗氧量、保护心肌、抗心律失常、降压、降脂、抗氧化、增加胃酶活性、促进消，利尿，抗菌、抗肿瘤，驱绦虫等作用。用量为 6 ～ 15 g。脾胃虚弱者慎服。

荷叶配生山楂主要用于治疗糖尿病合并高脂血症、单纯性肥胖症；取荷叶健脾利湿之功，取生山楂消积行瘀功效，二药合用共奏健脾、消积、利湿、行瘀之功效，且二药均有降脂作用，用于高脂血症和单纯性肥胖症的治疗具有理想疗效。亦可用于治疗消化功能不良者。

五、绞股蓝与银杏叶、生山楂

绞股蓝味苦、微寒，性凉，归肺、脾、肾经，功效为健脾补肾、化痰止咳、清热解毒。主治体虚乏力、虚劳失精、胃脘疼痛、泄泻、咳嗽痰多、黄疸、尿频、癌瘤、手足癣、腋臭等症。现代药理研究，绞股蓝具有提高免疫能力、增加冠脉流量、降低心率、降脂、促进脂质代谢、降压、抗肿瘤、延缓衰老、抗血黏度、护肝、抗疲劳、增强超氧化物歧化酶活性、降低血糖等作用。用量为 15～30 g。少数患者服后出现恶心呕吐、腹胀腹泻（或便秘）、头晕、眼花、耳鸣等症状。

银杏叶味苦、甘、涩，性平，归心、肺、脾经，功效为养心活血、敛肺涩肠。主治胸痹心痛、喘咳痰嗽、泻痢、带浊等症。现代药理研究，银杏叶具有扩张冠状动脉、增加冠脉血流量、保护心肌、降低脑血管阻力、增加脑血流量、降脂、抗血小板聚集、提高血流速度、降低收缩压、抗衰老、抗感染等作用。用量为 3～9 g。

生山楂味酸、甘，性微温，归脾、胃、肝经，功效为消食积、止泻利、行瘀滞。主治肉食积滞、脘腹胀痛、泄泻痢疾、产后瘀滞腹痛、恶露不尽、痰瘀胸痹、眩晕、寒湿腰痛、疝气、睾丸肿痛等症。现代药理研究，生山楂具有强心、增加冠脉血流量、降低心肌耗氧量、保护心肌、抗心律失常、降压、降脂、抗氧化、增加胃酶活性、促进消化、利尿、抗菌、抗肿瘤、驱绦虫等作用。用量为 6～15 g。脾胃虚弱者慎服。

绞股蓝配银杏叶、生山楂主要用于治疗糖尿病合并高脂血症。取绞股蓝健脾补肾、清热解毒，银杏叶活血，生山楂行瘀化滞之功，三药相合共奏化瘀降浊之功。三药均有活血、降脂、降压的作用，对高脂血症具有理想的防治作用。

六、锁阳与金樱子

锁阳味甘、性温，归肾、肝、大肠经，功效为补肾壮阳、益精强筋、润肠通便。主治肾虚阳痿、遗精早泄、腰膝酸软、下肢无力、阳虚精亏便秘等症。现代药理研究，锁阳具有促进体液免疫、清除自由基、耐缺氧、增加肠蠕动、润肠通便等作用。用量为 6～15 g。阴虚火旺、阳事易举、脾虚泄泻、实热便秘者禁服。

金樱子味酸、涩，性平，归脾、肾、大肠、膀胱经，功效为固精缩尿、敛肺涩肠、固崩止带。主治遗精白浊、尿频遗尿、咳喘自汗、泻痢脱肛、崩漏带下、子宫脱垂等症。现代药理研究，金樱子具有增加每次排尿量、减少排尿次数、收敛止泻、抗病原微生物等作用。用量为 9～15 g。有实火、邪热者禁服。

锁阳配金樱子主要用于治疗属糖尿病肾阳亏虚之阳痿，早泄疗效满意。取锁阳补肾壮阳，益精强筋之功，配金樱子固精敛涩之效，共同起到补肾壮阳、固涩精液之功。或金樱子配芡实（取古方二仙丹意）治疗阳痿早泄疗效亦满意。

七、枸杞子与山茱萸

枸杞子味甘、性平，归肝、肾、肺经，功效为补肾益精、养肝明目、润肺生津。主治肝肾亏虚、腰膝酸软、阳痿遗精、头晕目眩、视物模糊、虚劳咳嗽、消渴等症。现代药理研究，枸杞子具有调节免疫力、抗肿瘤、抗氧化、促进肝细胞再生、对抗遗传损伤、促进造血干细胞增殖、降糖、保护视网膜、抗疲劳等作用。用量为 6～15 g。外感实热、脾虚泄泻者慎服。

山茱萸味酸、涩，性微温，归肝、肾经，功效为补肾益肝、涩精止遗、敛汗固脱。主治眩晕耳鸣、腰膝酸痛、遗精滑精、小便频数、五更泄泻、虚汗不止、崩中漏下、心悸怔忡等症。现代药理研究，山茱萸具有提高免疫力，抗感染、抗病原微生物、升压、抗休克、降糖、抗血小板聚集、降低血黏度、增强体力、抗疲劳等作用。用量为 6～12 g。命门火炽、肝阳上亢、素有湿热、小便不利者禁服。

枸杞子配山茱萸，取枸杞子、山茱萸补益肝肾、益精生津之功，用于糖尿病血糖不降者，二药相配伍，具有降低血糖的作用。尤其是肝肾亏虚，视物模糊之视网膜病变者疗效明显。

八、菊花与青葙子、谷精草

菊花味甘、微苦，性微寒，归肺、肝经，功效为疏风清热、清肝明目、清热解毒。

主治外感风热、风温初起、发热、头痛、眩晕、目赤肿痛、疔疮肿毒等症。现代药理研究，菊花具有降压、增加冠脉流量和心肌耗氧量、抗衰老、抗病原微生物、解热等作用。用量为 10 ～ 15 g，外用适量。气虚胃寒、食少泄泻者慎用。

青葙子味苦、性寒，归肝经，功效为清肝火、祛风热、明目退翳。主治目赤肿痛、翳膜障眼、视物昏花、阳亢眩晕、鼻衄、皮肤风热瘙痒、疥癞、疮癣等症。现代药理研究，青葙子具有扩瞳、降低眼压、抗感染等作用。用量为 5 ～ 15 g。肝虚目疾不宜单用，瞳孔散大、青光眼患者禁用。

谷精草味辛、甘，性平，归肝、胃经，功效为祛风散热、明目退翳。主治目赤翳障、羞目流泪、雀目、头风头痛、鼻渊、喉痹、牙痛、风疹瘙痒、疮疥等症。现代药理研究，谷精草对金黄色葡萄球菌、绿脓杆菌、福氏痢疾杆菌、伤寒杆菌及大肠杆菌等均有抑制作用。用量为 9 ～ 12 g。血虚目疾慎用，忌用铁器煎药。

菊花配青葙子、谷精草，用于治疗糖尿病视网膜病变，证见视物模糊、视力下降属肝火肝热者。取菊花清肝明目、清热解毒之功，取青葙子清肝火、祛风热、明目之功，谷精草祛风散热、明目之功，三药合用共奏清肝、泄热、明目之功。

九、水蛭与大黄

水蛭味咸、苦，性平，有小毒，归肝经，功效为破血逐瘀、通经消癥。主治血瘀经闭、癥瘕痞块、跌打瘀痛、痈肿疮毒等症。现代药理研究，水蛭具有抗凝、抗血栓、降低血黏度、抑制血小板聚集、扩张血管，尤其是扩张毛细血管、缓解小动脉痉挛、降低血脂、增加脑血流量、改善脑缺氧、缓解肾病综合征临床表现、减少尿清蛋白、提高血浆清蛋白、抗感染等作用。用量为煎汤 1.5 ～ 3.0 g；研末服，每次 0.5 ～ 1.5 g（大剂量 3 g）；外用适量。体弱血虚、孕妇、妇女月经期以及有出血倾向者禁服。

大黄味苦、性寒，归脾、胃、大肠经，功效为泻下攻积、泻火解毒、凉血祛瘀、清热利湿。主治实积便秘、热结胸痹、胃热呕吐、目赤咽痛、口舌生疮、疮疡肿毒、丹毒、烫伤、吐血、衄血、咯血、尿血、便血、蓄血、经闭、产后瘀滞腹痛、癥瘕积聚、跌打损伤、湿热泻痢、黄疸、淋证、水肿、小便不利等症。现代药理研究，大黄具有泻下、抗炎、祛痰、抗病原微生物、抗肿瘤、抑制胃酸分泌、降低胃蛋白酶活性、保护胃黏膜、促进溃疡愈合、预防和治疗胃溃疡、利胆、保护肝损伤、促进胰腺分泌、抑制胰蛋白酶活性、降压、强心、降脂、改善微循环、利尿、止血、降低血黏度、改善血液流变学指标、提高免疫功能、降低血糖和糖化血红蛋白、改善肾功能、抑制肾脏肥大、减少尿蛋白改善糖尿病肾病的脂质代谢紊乱以及抗衰老等作用。用量为煎汤 3 ～ 12 g，研末 0.5 ～ 2.0 g。脾胃虚寒、气血虚弱、阴疽、产后、月经期及哺乳期慎用，孕妇禁服。生用内服可发生恶心、呕吐、腹痛等反应，一般停药后即可缓解。

水蛭配伍大黄主要用于治疗糖尿病肾病，取水蛭（研末冲服），每天 1.5 ～ 3.0 g，用其破血、逐瘀、通络之功；取生大黄泻火解毒、凉血祛瘀之功。两药配合共奏活血利水、祛瘀生新、解毒，对改善患者血液流变学指标、改善脂质代谢异常、促进水肿、降低尿清蛋白、阻止病情发展、改善肾功能等具有理想疗效。

参 考 文 献

［1］ 山东中医学院，河北中医学院.黄帝内经素问校释［M］.2版.北京：人民卫生出版社，2019.

［2］ 河北中医学院.灵枢经校释［M］.2版.北京：人民卫生出版社，2009.

［3］ 中医研究院研究生班.《黄帝内经·素问》注评［M］.北京：中国中医药出版社，2018.

［4］ 中医研究院研究生班.《黄帝内经·灵枢》注评［M］.北京：中国中医药出版社，2018.

［5］ 马继兴.神农本草经辑注［M］.北京：人民卫生出版社，2013.

［6］ 陆再英，钟南山.内科学［M］.7版.北京：人民卫生出版社，2008.

［7］ 李时珍.本草纲目（校点本）［M］.2版.北京：人民卫生出版社，2004.

［8］ 南征.糖尿病中西医综合治疗［M］.北京：人民卫生出版社，2002.

［9］ 李志庸.张景岳医学全书［M］.北京：中国中医药出版社，1999.

［10］ 张景岳.景岳全书［M］.北京：中国中医药出版社，1994.

［11］ 李其忠，窦志芳.中医形体官窍理论与临床研究［M］.上海：上海科学技术出版社，2012.

［12］ 司廷林，徐灿坤，滕涛，等.齐鲁程冯内科学术流派临证精要［M］.济南：山东科学技术出版社，2022.

［13］ 徐云生，徐灿坤.糖尿病临床治验 名老中医冯建华学术经验辑要［M］.

北京：科学技术文献出版社，2016.
[14] 徐灿坤，司廷林，滕涛.壶天泌验录 名老中医冯建华医话医案集[M].济南：山东科学技术出版社，2021.
[15] 秦伯未.清代名医医案精华[M].陈钟颖，丁仁甫，标点.上海：上海科学技术出版社，1981.
[16] 吴敦序.中医基础理论[M].上海：上海科学技术出版社，1995.
[17] 余听鸿.余听鸿医案[M].上海：上海科学技术出版社，1963.
[18] 张电冲.中医“窍”理论研究[D].北京：中国中医科学院，2020.
[19] 刘素荣，程益春.消渴病病因病机证治纂要[J].中医药学刊，2004（4）：689-691.
[20] 王旭东，丁显平.2型糖尿病相关基因研究进展[J].中国优生与遗传杂志，2006（1）：4-5+3.
[21] 邹本良，王萌.肿瘤坏死因子α与2型糖尿病血管并发症发病关系的研究[J].实用糖尿病杂志，2005（5）：12-14.
[22] 毛斌，史玲，李晨曦.肥胖与2型糖尿病[J].实用全科医学，2006（1）：91-92.
[23] 潘长玉.代谢综合征认识和防治的新进展——评《国际糖尿病联盟关于代谢综合征定义的全球共识》[J].中华内分泌代谢杂志，2005（4）：298-300.
[24] 刘国良，赵宏.2型糖尿病新概念、新认识的演释与评估[J].实用糖尿病杂志，2005（5）：7-9.
[25] 钱秋海.活血化瘀防治糖尿病及并发症机制探讨[J].山东中医杂志，2002（3）：131-133.
[26] 李秀钧，邬云红.糖尿病是一种炎症性疾病?[J].中华内分泌代谢杂志，2003（4）：5-7.
[27] 陈长青，熊曼琪，李赛美.消渴病（糖尿病）的病机研究进展[J].中国

中医基础医学杂志，2002（10）：72–74.

［28］魏江磊.中风热毒论［J］.北京中医药大学学报，2003（1）：7–11.

［29］龙邦宏.活络汤治疗糖尿病周围神经病变［J］.湖北中医杂志，2002（1）：31.

［30］玉山江.糖尿病从热毒论治探要［J］.新疆中医药，2000（4）：7–8.

［31］王如沾，曲卫毅.论毒与糖尿病［J］.山东中医杂志，1999（8）：339–341.

［32］许陵冬，郭惠芳.化痰活血通络法治疗糖尿病肾病82例［J］.辽宁中医杂志，2000（1）：17–18.

［33］郭教礼，陈竹林.糖尿病从毒论治初探［J］.新疆中医药，1992（2）：9–12.

［34］陈宪民.络病初探［J］.山东中医杂志，1998（8）：5–6.

［35］王永炎.关于提高脑血管疾病疗效难点的思考［J］.中国中西医结合杂志，1997（4）：195–196.

［36］雷燕.络病理论探微［J］.北京中医药大学学报，1998（2）：17–22+71.

［37］易法银.叶桂论治络病特色［J］.中医杂志，1996（12）：713–715.

［38］黄世敬，尹颖辉.论“虚气流滞”［J］.北京中医药大学学报，1996（6）：22–24.

［39］周旭生，曹红，郑玉.通窍泄毒法治疗糖尿病的临床研究［J］.中国中医药科技，1995（4）：16–17.

［40］王伟明，王翠萍，郭宝荣.浅谈糖尿病从瘀论治［J］.山东中医杂志，1994（2）：52–53.